Anliegen der Schriftenreihe

Die Medizin gewinnt bei der weiteren Gestaltung der entwickelten sozialistischen Gesellschaft, insbesondere zur Erfüllung des sozialpolitischen Auftrages des Gesundheits- und Sozialwesens im Dienst an Leben und Gesundheit, eine immer größere Bedeutung. Diese Anforderungen sind mit wachsenden Ansprüchen an das Wissen und Können sowie an die ethisch-moralische und weltanschauliche Haltung der Ärzte, Schwestern und anderer Mitarbeiter verbunden. Um eine höhere Qualität und Effektivität zu erreichen, ist in Verbindung mit dem neuesten Stand medizinischer Erkenntnis die Anwendung und Entwicklung der marxistisch-leninistischen Philosophie und Gesellschaftswissenschaften unverzichtbar. Die Schriftenreihe „Medizin und Gesellschaft" will dazu einen Beitrag leisten, die medizinische Praxis und Forschung befruchten und den Meinungsstreit fördern. Dazu werden in ihr gesundheitspolitische Orientierungen begründet, ethisch-moralische Probleme behandelt, Entwicklungen der Arzt-Schwester-Patient-Beziehungen analysiert und Gesetzmäßigkeiten der Organisation, der Leitung und der Ökonomie des Gesundheits- und Sozialwesens dargestellt. Weiterhin bringt die Reihe Beiträge zur Gesundheitspolitik und ihrer Geschichte, zu Traditionen in der Medizin und zur Medizintheorie. Eine wichtige Aufgabe besteht in der kritischen Analyse des Gesundheitswesens im Kapitalismus sowie in der Auseinandersetzung mit der bürgerlichen Ideologie in weltanschaulichen Fragen der Medizin.

Die Schriftenreihe soll hierbei den Entwicklungsstand der Gemeinschaftsarbeit von Medizinern, Naturwissenschaftlern und Gesellschaftswissenschaftlern widerspiegeln und in einzelnen Bänden Ergebnisse der medizinrelevanten gesellschaftswissenschaftlichen Forschung dokumentieren. Sie unterstützt insbesondere die marxistisch-leninistische Kenntnisvertiefung in der Weiterbildung zum Facharzt und zur Vorbereitung auf die Promotion A. Sie hilft leitenden Kadern im Gesundheits- und Sozialwesen sowie den Lehrkräften im medizinischen Hochschulbereich und an den medizinischen Fachschulen, ihre Aufgaben zu erfüllen. Sie ist darüber hinaus ein Weiterbildungsangebot für alle gesellschaftlich interessierten Mitarbeiter des Gesundheits- und Sozialwesens.

Aus der umfangreichen Verantwortung, die den örtlichen Organen bei der Leitung, Planung und Organisation des Gesundheits- und Sozialwesens im Territorium obliegt, wurden für den vorliegenden Band wesentliche Aufgaben und Problemfelder ausgewählt und unter drei Gesichtspunkten in ihrer Komplexität dargestellt. Das betrifft die Stellung des Gesundheitswesens in der gesellschaftlichen Reproduktion, die Rolle der medizinischen Grundbetreuung als gesundheitspolitisches Grundanliegen und ausgewählte Aspekte der Leitung, Planung und Organisation der medizinischen und sozialen Betreuung im Territorium.

Die Herausgeber

MEDIZIN UND GESELLSCHAFT · 35

Herausgegeben von

Günter Baust, Alfred Keck, Rolf Löther, S. M. Rapoport, Horst Spaar

Wissenschaftlicher Beirat der Schriftenreihe:

Prof. Dr. phil. Horst Spaar, Berlin (Vorsitzender)
Prof. Dr. sc. oec. Alfred Keck, Berlin (Stellvertretender Vorsitzender)
MR Prof. Dr. sc. med. Joachim Rothe, Berlin (Stellvertretender Vorsitzender)
Prof. Dr. sc. phil. Winfrid Stange, Berlin (Stellvertretender Vorsitzender)
Prof. Dr. sc. med. Günter Baust, Halle
Prof. Dr. rer. oec. habil. Werner Beilicke, Berlin
Doz. Dr. phil. Joachim Copius, Greifswald
Prof. Dr. sc. med. Ingeborg Dahm, Berlin
Prof. Dr. sc. phil. Hans-Martin Dietl, Magdeburg
OMR Prof. Dr. sc. med. Heinz Eger, Bad Berka
Doz. Dr. phil. Günther Ehmann, Berlin
Prof. Dr. sc. oec. Wolfgang Franz, Erfurt
Dr. sc. phil. Friedrich Groth, Rostock
Prof. Dr. sc. phil. Norbert Grohs, Berlin
Dr. sc. med. Dr. phil. Susanne Hahn, Wintersdorf (Bez. Leipzig)
Prof. Dr. sc. med. Arno Hecht, Leipzig
MR Dr. med. Walter Hellmund, Dippoldiswalde
Prof. Dr. jur. Werner Hering, Berlin
Doz. Dr. sc. Erika Janda, Jena
OMR Prof. Dr. sc. med. Günter Jäschke, Berlin
Prof. Dr. phil. Horst Jentzsch, Dresden
Doz. Dr. sc. phil. Uwe Körner, Berlin (Sekretär der Schriftenreihe)
Prof. Dr. sc. Herbert Kreibich, Berlin
Prof. Dr. sc. phil. Rolf Löther, Berlin
Prof. Dr. sc. phil. Ernst Luther, Halle
Doz. Dr. sc. phil. Bernd Meyer, Berlin
OMR Prof. Dr. sc. med. Bodo Mros, Berlin
Prof. Dr. sc. med. Samuel Mitja Rapoport, Berlin
OMR Prof. Dr. sc. med. Joachim Schmidt, Dessau
Prof. Dr. sc. med. Peter Schwartze, Leipzig
Dr. Klaus-Peter Schwitzer, Berlin
MR Prof. Dr. sc. med. Helmut F. Späte, Halle
Prof. Dr. sc. Gerhard Straaß, Berlin
Prof. Dr. sc. phil. Achim Thom, Leipzig
Prof. Dr. sc. med. Dietrich Tutzke, Leipzig
Prof. Dr. sc. oec. Joachim Walther, Berlin
OMR Prof. Dr. sc. med. Otto Weiss, Berlin
Prof. Dr. sc. med. Dr. h. c. Kurt Winter †, Berlin

Medizinische und soziale Betreuung im Territorium

Ausgewählte Probleme
der Leitung, Planung und Organisation

Von einem Autorenkollektiv
unter Leitung von
Prof. Dr. sc. oec. Alfred Keck
Dr. oec. Peter Peuker
Prof. Dr. sc. med. Otto Weiss

mit 9 Abbildungen und 28 Tabellen

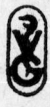

VEB Verlag Volk und Gesundheit Berlin 1989

Medizinische und soziale Betreuung im Territorium : ausgewählte
Probleme d. Leitung, Planung u. Organisation / von e. Autorenkoll.
unter Leitung von Alfred Keck ; Peter Peuker ; Otto Weiss. –
1. Aufl. – Berlin : Verl. Volk u. Gesundheit, 1989 – 203 S. : mit 9 Abb.
u. 28. Tab.

ISBN 3-333-00286-8

1. Auflage
© VEB Verlag Volk und Gesundheit Berlin, 1989
Lizenz-Nr. 210 (700/78/89)
LSV 2005
Lektor: Karin Hamann
Hersteller: Philine Metzler
Printed in the German Democratic Republic
Satz und Druck: Gutenberg Buchdruckerei und Verlagsanstalt Saalfeld,
Betrieb der VOB Aufwärts
Buchbinderische Weiterverarbeitung: VEB Druck und Kulturwaren Leipzig
Bestell-Nr. 534 542 4
01460

Autorenverzeichnis

Brückner, Christoph
OMR Prof. Dr. sc. med., Vorsitzender des Volkskammerausschusses für Gesundheitswesen

Drews, Peter
OMR Dr. med., Stellv. d. Bezirksarztes beim Rat des Bezirkes Schwerin

Engel, Elke
OMR Dr. med., Kreisarzt des Kreises Leipzig

Frey, Jürgen
OMR Dr. med., Kreisarzt der Stadt Erfurt

Harych, Horst
OMR Prof. Dr. sc. med., Direktor des Instituts für Sozialhygiene der Med. Akademie
Dresden

Heidel, Erika
Dr. oec., Lektor am Lehrstuhl Politische Ökonomie der Med. Akademie Erfurt

Heuschkel, Helmut
OMR Dr. med., Bezirksarzt des Bezirkes Halle

Hotze, Waltraud
MR Dr. med., Ärztlicher Direktor Vereinigte Kinderkrippen Erfurt

Keck, Alfred
Prof. Dr. sc. oec., Leiter des Lehrstuhls Politische Ökonomie, Planung und Ökonomie
des Gesundheitswesens der Akademie für Ärztliche Fortbildung der DDR, Berlin

Krause, Peter
OMR Dr. med., Kreisarzt der Stadt Halle

Leipold, Karin
MR Dr. med., Leiterin der Bezirksstelle für Rehabilitation des Bezirkes Suhl

Matthesius, Rolf
MR Dr. med., Leiter der Abt. Soziale Betreuung im Institut für Sozialhygiene und
Organisation des Gesundheitswesens (ISOG) „Maxim Zetkin" Berlin

Metzig, Heinz
OMR Prof. Dr. sc. med., Kreisarzt der Stadt Leipzig

Müller, Rudolf
OMR Dr. med., Bezirksarzt des Bezirkes Potsdam

Niebsch, Gerda
Prof. Dr. sc. med., Direktor des Instituts für Hygiene des Kindes- und Jugendalters, Berlin

Peuker, Peter
Dr. oec., Stellv. Abteilungsleiter der Abt. Planung und Ökonomie des Gesundheitswesens am Lehrstuhl Politische Ökonomie der Akademie für Ärztliche Fortbildung der DDR

Pönisch, Dagmar
MR Dr. med., Stellv. des Kreisarztes für medizinische Betreuung, Leipzig

Riedel, Dietmar
Dipl.-Phys., Wiss. Mitarbeiter der Abt. Medizinische Betreuung des Instituts f. Sozialhygiene und Organisation des Gesundheitswesens „Maxim Zetkin", Berlin

Riedel, Karin
Dipl.-Med., Wiss. Mitarbeiterin im Büro für Sozialhygiene des Magistrats von Berlin

Schädlich, Udo
MR Dr. med., Ärztlicher Direktor des Kreiskrankenhauses Auerbach

Schönebeck, Martina
Dr. rer. nat., Wiss. Mitarbeiterin der Abt. Soziale Betreuung des Instituts für Sozialhygiene und Organisation des Gesundheitswesens „Maxim Zetkin", Berlin

Waldschmidt, Sieglinde
Dipl. oec., Dipl. soz., Wiss. Mitarbeiterin der Abt. Soziale Betreuung des Instituts für Sozialhygiene und Organisation des Gesundheitswesens „Maxim Zetkin", Berlin

Weiss, Otto
Prof. Dr. sc. med., Stellv. Direktor des Instituts für Sozialhygiene und Organisation des Gesundheitswesens „Maxim Zetkin", Berlin

Wickleder, Rudi
MR Dr. med., Ärztlicher Direktor der SMH, Rat des Bezirkes Karl-Marx-Stadt

Zschaege, Ingeborg
OMR Dr. med., ehemaliger Direktor des Büros für Sozialhygiene beim Rat des Bezirkes Halle

Vorwort

Der XI. Parteitag der SED hat für das Gesundheits- und Sozialwesen die Erhöhung der Qualität und Effektivität der Arbeit sowie die Ausprägung des vorbeugenden Gesundheitsschutzes als gesamtgesellschaftliche Aufgabe in den Mittelpunkt gestellt. Gleichzeitig orientierte der Parteitag darauf, die medizinische
Grundbetreuung der Bürger jederzeit auf hohem Niveau zu sichern.
Die im Beschluß des Sekretariats des ZK der SED vom 12. Juni 1985 („Bitterfelder Beschluß") enthaltenen strategischen Orientierungen wurden vom XI. Parteitag der SED bekräftigt und weiterentwickelt. Mit den hier beschlossenen
gesundheitspolitischen Zielstellungen setzt die SED ihre langfristige Entwick-
lungsstrategie für die Ausgestaltung des Gesundheits- und Sozialwesens mit
hoher Kontinuität fort und trägt zugleich den neuen Aufgaben Rechnung, die
sich für diesen gesellschaftlichen Bereich des Reproduktionsprozesses aus der
weiteren Vervollkommnung der sozialistischen Produktionsverhältnisse sowie
dem raschen Fortschritt der Produktivkräfte in den vor uns liegenden Jahren
ergeben.
Die Kontinuität der Gesundheitspolitik der Partei der Arbeiterklasse übt eine
große mobilisierende Wirkung auf die Leistungsbereitschaft und die Leistungs-
entwicklung im Gesundheits- und Sozialwesen als Beitrag der über 585 000 Mitarbeiter zur Erfüllung der Hauptaufgabe in ihrer Einheit von Wirtschafts- und
Sozialpolitik aus.
Einmal mehr verdeutlichen gerade die seit dem XI. Parteitag der SED gefaßten
Beschlüsse des Politbüros des ZK der SED vom 16. 12. 1986 zum Gesundheitszustand der Bevölkerung, vom 22. 9. 1987 zur medizinischen Forschung sowie
vom 10. 11. 1987 zur weiteren Ausgestaltung der hausärztlichen Betreuung, welchen hohen Stellenwert die Partei der Arbeiterklasse dem Gesundheitsschutz
und der Arbeit des Gesundheits- und Sozialwesens beimißt.
Dabei richten sich die Hauptanstrengungen auf die weitere Verbesserung der
medizinischen Grundbetreuung, auf den Leistungsbereich, der am häufigsten von
den Bürgern in Anspruch genommen wird. Das ist eine langfristige Aufgabe, die
auf dem Grundsatz beruht, zuerst diejenigen Fragen und Probleme zu lösen,
die die Mehrheit der Bürger berühren.
Vor allem geht es darum, daß die hausärztliche Betreuung gewährleistet und
ausgebaut werden muß, bevor spezialisierte Aufgaben in Angriff genommen
werden. Das ist ein qualitativ neuer Anspruch insbesondere an die Fachärzte
für Allgemeinmedizin, die als Hausarzt die Schlüsselrolle einnehmen.
Übergeordnete Orientierung bleibt die ständige Erhöhung der Qualität und

Effektivität der medizinischen Arbeit. Sie gilt für alle Mitarbeiter, alle Leistungsbereiche, für die Leitung, Planung, Ökonomie und Organisation des Gesundheits- und Sozialwesens. Immer zwingender wird es notwendig, stärker die objektiv zunehmende Komplexität der medizinischen Betreuung und das Zusammenwirken mehrerer medizinischer Einrichtungen im Territorium bei der Behandlung der Patienten zu berücksichtigen. Daraus resultieren wachsende Anforderungen an die leitungsmäßige Beherrschung dieser komplizierten Prozesse, da heute kein Arzt und keine Gesundheitseinrichtung mehr allein, ohne Kooperation qualifizierte Arbeit zu leisten vermag. Das arbeitsteilige Zusammenwirken der Ärzte und medizinischen Einrichtungen ist ein Charakteristikum der modernen Medizin und notwendige Bedingung für hohe Qualität und Effektivität.

Von wachsender Bedeutung ist deshalb die Gewährleistung eines reibungslosen Zusammenwirkens der Gesundheitseinrichtungen eines Kreises unabhängig von ihrer unterschiedlichen staatlichen Unterstellung.

Die Entwicklung des Gesundheits- und Sozialwesens sowie die weitere Ausprägung des Gesundheitsschutzes als gesamtgesellschaftliches Anliegen werden dann erfolgreich gestaltet, wenn es gelingt, diese für die Bürger so wichtigen Fragen fest in die Gesamtentwicklung des Territoriums zu integrieren. Dafür tragen die Kreisärzte als Mitglieder der Räte und gesundheitspolitische Leiter des Gesundheits- und Sozialwesens im Territorium eine hohe Verantwortung. Gleichzeitig wird damit der hohe Rang hervorgehoben, der einer wesentlich zielstrebigeren analytisch-konzeptionellen Arbeit sowie dem zügigeren Treffen anstehender Entscheidungen beim Herangehen an die beschlossenen Schwerpunktaufgaben zukommt. Dabei bewährt es sich, in jedem Bezirk und jedem Kreis auf der Grundlage der gesundheitspolitischen Orientierungen des XI. Parteitages sowie der Beschlüsse des Politbüros des ZK der SED die Hauptrichtungen und Schwerpunktaufgaben für das Gesundheits- und Sozialwesen herauszuarbeiten und in langfristigen Entwicklungskonzeptionen festzulegen.

Der vorliegende Band 35 der Schriftenreihe „Medizin und Gesellschaft" wurde von einem größeren Autorenkollektiv aus Theorie und Praxis gestaltet und befaßt sich mit Erfahrungen und Aufgaben bei der Umsetzung der gesundheitspolitischen Orientierungen des XI. Parteitages der SED unter vorwiegend territorialem Aspekt, in Abstimmung mit dem Band 34.

Ausgehend von der umfangreichen Verantwortung der örtlichen Volksvertretungen und ihrer Organe für die Leitung, Planung und Organisation der medizinischen und sozialen Betreuung als fester Bestandteil komplexer Territorialentwicklung wurden wesentliche Problemfelder und Aufgabenkomplexe ausgewählt. Sie werden in ihrem inneren Zusammenhang unter drei Gesichtspunkten dargestellt:

- die Stellung des Gesundheits- und Sozialwesens in der gesellschaftlichen Reproduktion,
- die Rolle der medizinischen Grundbetreuung als das gesundheitspolitische Grundanliegen,
- ausgewählte Aspekte der Leitung, Planung und Organisation der medizinischen und sozialen Betreuung im Territorium.

Neben theoretischen Grundlagen aus der medizinbezogenen gesellschaftswissenschaftlichen Forschung, die vor allem in den ersten beiden Beiträgen dargestellt werden, vermittelt der Band Einblicke in einzelne Leistungsbereiche des territorialen Gesundheits- und Sozialwesens, zeigt Schwerpunkte und Richtungen ihrer Weiterentwicklung. Es wird deutlich, welche Rolle die Kreisebene mit dem Krankenhaus als Zentrum der Diagnostik, Therapie, der interdisziplinären Zusammenarbeit sowie des medizinisch-wissenschaftlichen Lebens bei der weiteren Ausgestaltung der medizinischen Grundbetreuung und der Erschließung der Potenzen für Leistungswachstum und -bereitschaft spielt.

Diese grundsätzlichen Orientierungen werden untersetzt durch Erfahrungsberichte über das leitungsmäßige Herangehen an die Verwirklichung der gesundheitspolitischen Aufgaben. Damit werden Formen, Wege und Methoden aufgezeigt, Qualität und Effektivität medizinischer Arbeit durch die immer bessere Ausnutzung der qualitativen Wachstumsfaktoren zielgerichtet zu erhöhen.

Der vorliegende Band wendet sich nicht nur an Leiter der verschiedenen Ebenen und Leistungsbereiche des Gesundheits- und Sozialwesens. Er verfolgt darüber hinaus das Anliegen, besonders den in der Aus-, Weiter- und Fortbildung befindlichen Mitarbeitern des Gesundheits- und Sozialwesens sowie weiteren Interessenten Einsichten und Kenntnisse in die komplexen Zusammenhänge zwischen medizinischer und sozialer Betreuung sowie Territorium zu vermitteln.

Der vorliegende Band unterstreicht schließlich auf seine Weise die weltanschauliche und Klassenposition des Gesundheitsschutzes im Sozialismus sowie die Vorzüge des sozialistischen Gesundheitsschutzes als Spiegelbild der sozialen Qualität unserer entwickelten sozialistischen Gesellschaft. Unter diesem Aspekt steht der vorliegende Band im unmittelbaren Kontext mit den publizierten Materialien der Wissenschaftlichen Konferenz aus Anlaß des 70. Jahrestages der Großen Sozialistischen Oktoberrevolution „Der Rote Oktober, die Vorzüge des sozialistischen Gesundheitsschutzes und die Anforderungen an das Gesundheits- und Sozialwesen bei der weiteren Gestaltung der entwickelten sozialistischen Gesellschaft", die im Band 36 erscheinen werden.

Dem aufmerksamen und interessierten Leser sind wir für dem Anliegen des Bandes dienende kritische Einschätzungen und die weitere Arbeit fördernde Kooperationsangebote dankbar.

Den Gutachtern, Herrn OMR Dr. sc. med. Schirmer, Herrn Prof. Dr. phil. Spaar sowie Herrn Prof. Dr. sc. oec. Walther sind wir für ihre wertvollen Hinweise und Anregungen zu Dank verpflichtet.

Alfred Keck,
Peter Peuker,
Otto Weiss

Inhaltsverzeichnis

Stellung des Gesundheitswesens
in der gesellschaftlichen Reproduktion –
Theoretische Grundlagen und praktische Inhalte

Gesundheitswesen und gesellschaftlicher Reproduktionsprozeß
A. Keck

Das vorliegende Buch widmet sich ausgewählten Fragen der Leitung und Planung der medizinischen und sozialen Betreuung der Bevölkerung im Territorium unseres Landes, das in 15 Bezirke, 38 Stadtkreise, 191 Landkreise und 7 567 Gemeinden untergliedert ist. Die in der DDR Ende 1986 gegebene Wohnbevölkerung von 16,6 Millionen verteilt sich auf 12,7 Millionen Stadtbevölkerung und 3,9 Millionen Landbevölkerung. Die durchschnittliche Bevölkerungsdichte beträgt 153 Einwohner je km^2. Das differenziert sich zwischen 3 035 Einwohnern je km^2 in Berlin, 311 in Karl-Marx-Stadt, 277 in Leipzig, 263 in Dresden, 204 in Halle,

Tabelle 1   Regionale Struktur in den Bezirken – ausgewählte Kennziffern aus dem Jahre 1985[1])

Bezirk	Kennziffern – Anteile der Bezirke am DDR-Ergebnis				
	Gebiet	Wohn-bevölke-rung	Berufs-tätige	Industrie-produktion	Fertig-gestellte Wohnungen
Hauptstadt Berlin	0,4	7,3	7,9	5,6	15,7
Cottbus	7,6	5,3	5,4	7,1	4,0
Dresden	6,2	10,7	10,7	11,0	9,4
Erfurt	6,8	7,4	7,5	7,2	6,5
Frankfurt	6,6	4,2	3,8	5,6	3,7
Gera	3,7	4,5	4,4	5,1	4,1
Halle	8,1	10,8	10,9	15,1	10,1
Karl-Marx-Stadt	5,5	11,3	11,4	12,9	12,1
Leipzig	4,6	8,3	8,3	7,8	9,3
Magdeburg	10,6	7,5	7,6	6,7	7,3
Neubrandenburg	10,1	3,7	3,6	1,8	2,9
Potsdam	11,6	6,7	6,4	5,5	5,2
Rostock	6,5	5,4	5,4	3,1	4,6
Schwerin	8,0	3,6	3,4	2,4	2,8
Suhl	3,6	3,3	3,5	3,2	2,3

[1]) Quelle: Statistisches Jahrbuch der DDR 1986, Staatsverlag Berlin 1986, S. 65/66

185 in Gera – als Auswahl genannt – und 68 in Schwerin bzw. 57 in Neubrandenburg. Das zeigt annäherungsweise, wie differenziert allein die demografischen Bedingungen der gesellschaftlichen Reproduktion sind. In ähnlicher Weise differenzieren sich auch andere Standortverteilungen der Produktivkräfte, was von nicht unerheblicher Bedeutung für das Entwicklungsniveau und ebenso die Dynamik medizinischer und sozialer Betreuung im Territorium ist (vgl. Tabelle 1). Auf solche Fragen wird in diesem Buch einzugehen sein. Indessen sind die Reproduktionsbedingungen nicht nur territorial unterschiedlich. Sie sind zugleich in den einheitlichen gesellschaftlichen Reproduktionsprozeß unseres Landes eingeordnet, der insbesondere durch die gemeinsamen gesellschaftlichen Grundlagen unseres Staates charakterisiert wird. Es besteht also ein wechselseitiger Zusammenhang und eine gegenseitige Bedingtheit zwischen den territorialen Komponenten des gesellschaftlichen Reproduktionsprozesses und seiner Ganzheit, der Totalität, wie Marx sagt, im Rahmen der sozialistischen Gesellschaft. Deshalb schien es uns geboten, den Lesern dieses Buches im ersten Abschnitt einen näheren theoretischen und methodischen Zugang zur Stellung des Gesundheits- und Sozialwesens im gesellschaftlichen Reproduktionsprozeß zu erschließen. Wir sehen uns hierzu nicht nur aus der unumstrittenen allgemeinen Auffassung veranlaßt, daß die Marxsche Reproduktionstheorie nach wie vor ihren hohen Wert für die Gestaltung der entwickelten sozialistischen Gesellschaft, ihrer planmäßigen und allseitigen Vervollkommnung hat. Das wäre schon ein gewichtiger Grund genug, einem solchen Buch das nachfolgende Kapitel voranzustellen. Es haben sich indessen gerade in der gegenwärtigen Entwicklungsetappe Merkmale und Kriterien der gesellschaftlichen Reproduktion herausgebildet, die sich immer stärker profilieren und von denen wir sagen müssen, daß sie von weitreichender Bedeutung für alle gesellschaftlichen Bereiche und Zweige der Volkswirtschaft sind. Solche Merkmale und Kriterien sind unter anderem:

Erstens ist „die Gestaltung der entwickelten sozialistischen Gesellschaft ein historischer Prozeß tiefgreifender politischer, ökonomischer, sozialer und geistig-kultureller Wandlungen" (1). Wissenschaftlicher, ökonomischer und sozialer Fortschritt sind untrennbar miteinander verbunden.

Zweitens ergibt sich daraus logisch und historisch konsequenterweise „die zunehmend soziale Orientierung der erweiterten sozialistischen Reproduktion", die selbst als ein Teil dieser tiefgreifenden Wandlungen „Tempo, Verlauf und Typ der erweiterten Reproduktion, die Qualität des ökonomischen Wachstums, seine Quellen sowie seine soziale Wirksamkeit bestimmt" (2).

Drittens nimmt bei einer solchen stärkeren sozialen Orientierung der gesellschaftlichen Reproduktion „die konstituierende Rolle des ökonomischen Grundgesetzes des Sozialismus (alles zu tun für die Wohlfahrt der Menschen, ihre Persönlichkeitsentwicklung und die weitere Ausprägung der Lebensqualität für die Menschen, A. K.) für die Existenz des Systems der ökonomischen Gesetze des Sozialismus und dessen weitere Ausbildung an Wirkungsintensität zu" (2). Das ist mit der überragenden Rolle der Hauptaufgabe in ihrer Einheit von Wirtschafts- und Sozialpolitik engstens verbunden, die die Marxsche Reproduktionstheorie als theoretische Wurzel hat.

Viertens sind damit neue Herausforderungen an die Triebkraftrolle der Dialektik zwischen Produktivkräften und Produktionsverhältnissen gestellt, die weit in die notwendige Vervollkommnung von Leitung, Planung, Organisation und Stimulierung hineinragen und keinen gesellschaftlichen Bereich und Zweig der Volkswirtschaft aussparen dürfen.

Fünftens verweisen die neuen Merkmale und Kriterien der gesellschaftlichen Entwicklung auf die Wirkung des Systemcharakters der intensiv erweiterten sozialistischen Reproduktion, der sich immer stärker entfaltet. Ihn zu kennen und zu beherrschen ist selbst ein Teil seiner Triebkraftfunktion, kann Leistungs- und Ergebniszuwachs erschließen helfen.

Alles das verweist nicht zuletzt auch darauf, daß die Produktivkraftentwicklung in untrennbarer Einheit von Mensch, Wissenschaft, Technik, Technologie, Organisation und Ressourcen einhergeht. Das ist nicht nur auf den ökonomischen Bereich beschränkt, sondern ragt weit in den sozialen Bereich und, über ihn wiederum vermittelt, in alle Bereiche der Gesellschaft hinein (3).

Der Reproduktionsprozeß in seiner Ganzheit

Wir gehen davon aus, daß die gesellschaftlichen Reproduktionsgrundlagen nach Marx immer eine Ganzheit bilden, was objektiv das komplexe Herangehen in der Leitung, Planung und Organisation erfordert. Er sagt: „Produktion, Distribution, Austausch, Konsumtion . . . sind . . . alle Glieder einer Totalität . . . Unterschiede innerhalb einer Einheit . . ., eine bestimmte Produktion bestimmt also bestimmte Konsumtion, Distribution, Austausch, die bestimmten Verhältnisse dieser verschiedenen Momente zueinander" (4).

Hierauf aufbauend haben wir in der Abbildung 1 skizziert, daß das Gesundheits- und Sozialwesen (GSW) – die wir hier explizit behandeln, auch wenn wir da und dort auf den Gesundheitsschutz als Ganzes verweisen müssen – zu allen vier Phasen des Reproduktionsprozesses enge Beziehungen des wechselseitigen Zusammenhanges und der gegenseitigen Bedingtheit haben.

Im wesentlichen ist die Verwendung der Mittel im Gesundheits- und Sozialwesen individuelle und gesellschaftliche Konsumtion. Die Rolle des Gesundheits- und Sozialwesens im gesellschaftlichen Reproduktionsprozeß richtig zu verstehen, heißt deshalb, die konsumtiven Prozesse im Reproduktionsgeschehen richtig zu beurteilen. Lenin sagt sehr treffend: „Die Konsumtionskraft der Gesellschaft (und dazu gehören auch die Leistungen und Ergebnisse des Gesundheits- und Sozialwesens, der Sozialversicherung, A. K.) und die Proportionalität der verschiedenen Produktionszweige sind keineswegs irgendwelche isolierten, selbständigen, nicht miteinander verbundenen Bedingungen. Im Gegenteil, ein bestimmter Stand der Konsumtion ist eines der Elemente der Proportionalität" (5).

Marx und Lenin haben mehrfach auf die aktive Rückwirkung der konsumtiven Prozesse auf die Produktion hingewiesen, die die oben erwähnte soziale Orientierung der gesellschaftlichen Reproduktion ausmachen. In seiner Einleitung zur Kritik der Politischen Ökonomie machte Marx deutlich, daß die Konsumtion das Bedürfnis zu neuer Produktion schafft, den idealen, innerlich treibenden Grund der Produktion. Mit seinem Einfluß auf die Verringerung von Morbidität und Mortalität, die Stabilisierung der physischen und psychischen Gesundheit, die Erhöhung der Lebenserwartung und die Vergrößerung des produktiv-aktiven

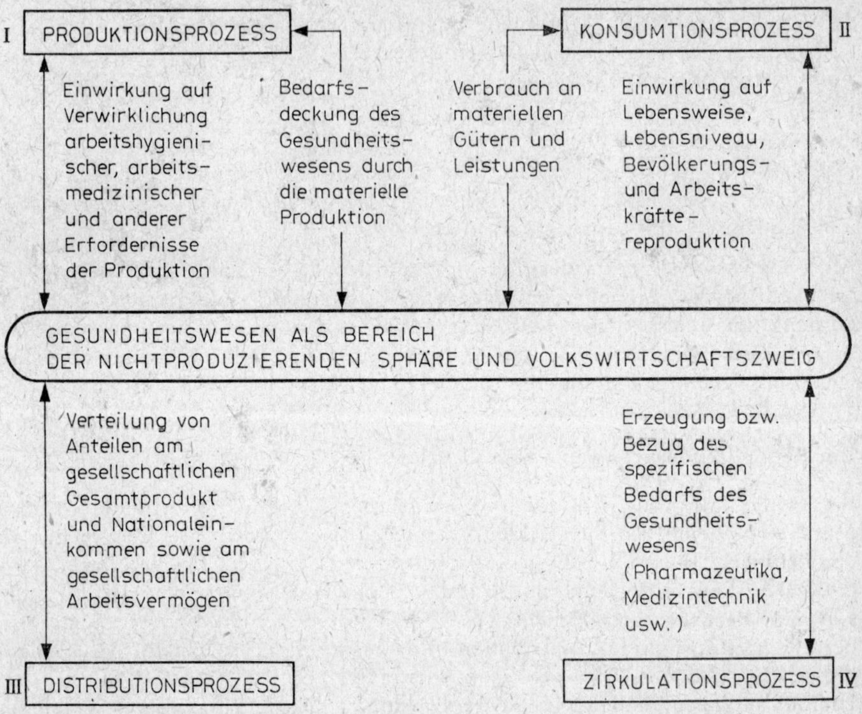

```
┌─────────────────────────┐                    ┌──────────────────────────┐
│ I │ PRODUKTIONSPROZESS  │◄──────      ──────►│ KONSUMTIONSPROZESS │ II  │
└─────────────────────────┘                    └──────────────────────────┘
```

| Einwirkung auf Verwirklichung arbeitshygienischer, arbeitsmedizinischer und anderer Erfordernisse der Produktion | Bedarfsdeckung des Gesundheitswesens durch die materielle Produktion | Verbrauch an materiellen Gütern und Leistungen | Einwirkung auf Lebensweise, Lebensniveau, Bevölkerungs- und Arbeitskräfte-reproduktion |

```
╭───────────────────────────────────────────────────────────────────────╮
│  GESUNDHEITSWESEN ALS BEREICH                                           │
│  DER NICHTPRODUZIERENDEN SPHÄRE UND VOLKSWIRTSCHAFTSZWEIG               │
╰───────────────────────────────────────────────────────────────────────╯
```

| Verteilung von Anteilen am gesellschaftlichen Gesamtprodukt und Nationaleinkommen sowie am gesellschaftlichen Arbeitsvermögen | Erzeugung bzw. Bezug des spezifischen Bedarfs des Gesundheitswesens (Pharmazeutika, Medizintechnik usw.) |

```
┌───────────────────────────────┐        ┌──────────────────────────────┐
│ III │ DISTRIBUTIONSPROZESS    │        │ ZIRKULATIONSPROZESS │ IV      │
└───────────────────────────────┘        └──────────────────────────────┘
```

Abb. 1 Die Stellung des Gesundheitswesens in den Phasen des Reproduktionsprozesses

Teils des Lebens trägt das Gesundheitswesen dazu bei, daß die Produktivität der gesellschaftlichen Arbeit, das Entwicklungstempo der Produktion, das verfügbare Nationaleinkommen und damit der Wohlstand des Volkes und gesellschaftlicher Reichtum in der DDR erhöht werden können. Eine gesunde und leistungsfähige Bevölkerung gehört zum Nationalreichtum unseres Volkes, ist Teil ökonomischer und sozialer Energien. Hinsichtlich der Maßstäbe für den Nutzeffekt der im Gesundheitswesen eingesetzten Ressourcen verweisen wir auf die Literatur (6, 7, 8, 9, 10).

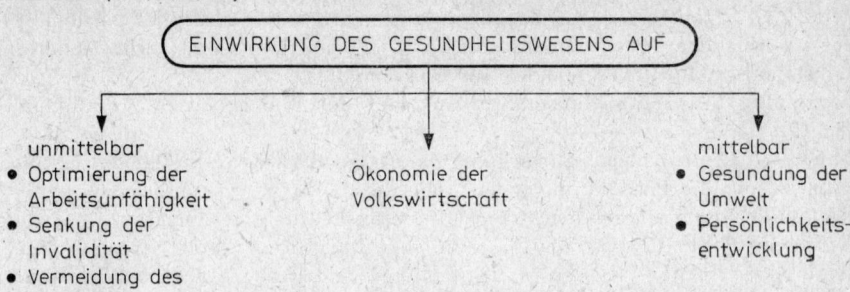

```
              ╭──────────────────────────────────────────────╮
              │  EINWIRKUNG DES GESUNDHEITSWESENS AUF         │
              ╰──────────────────────────────────────────────╯
```

unmittelbar
● Optimierung der Arbeitsunfähigkeit
● Senkung der Invalidität
● Vermeidung des Frühtodes

Ökonomie der Volkswirtschaft

mittelbar
● Gesundung der Umwelt
● Persönlichkeitsentwicklung

Abb. 2 Direkter und indirekter Einfluß des Gesundheitswesens im Reproduktionsprozeß

In zunehmendem Maße wird versucht, den Inhalt und den Charakter der Arbeit der medizinischen und sozialen Betreuung (7) und ebenso die Reproduktionsfunktionen des Gesundheits- und Sozialwesens näher zu bestimmen (8, 9, 11). Die Diskussionen sind hierzu leider noch nicht hinreichend abgerundet. Standpunkte und Ergebnisse sind indessen von großer Bedeutung für die Stabilität, Kontinuität, die Planmäßigkeit und Proportionalität sowie für die Rhythmik der erforderlichen und möglichen Reproduktion der personellen, kapazitiven, materiell-technischen, bildungsmäßigen, finanziellen und anderen Reproduktionsgrundlagen der beiden Volkswirtschaftszweige Gesundheits- und Sozialwesen im volkswirtschaftlichen wie auch im territorialen Maßstab gesehen.

Uns scheint es notwendig, hervorzuheben, daß es einseitig ist und diesem Bereich wenig dienlich, ihn da und dort einfach nur als passiven Verbraucher von in den materiellen Bereichen (Industrie, Bau-, Landwirtschaft usw.) erzeugtem Nationaleinkommen zu betrachten. Sicher verbraucht die medizinische und soziale Betreuung Nationaleinkommen und dies begründet in wachsendem Maße. Die hier verausgabte Arbeit durch Ärzte, Schwestern und andere Kräfte hat aber die unverwechselbare Aufgabe, über den Gesundheitszustand der Menschen aktiv auf die Förderung, Erhaltung, Entwicklung und Vervollkommnung der wichtigsten personellen Reproduktionsfaktoren zu wirken. Wie die Bildung ein anerkannter Wachstumsfaktor für volkswirtschaftliche Leistungskraft und Persönlichkeitsentwicklung geworden ist, so gilt das uneingeschränkt auch für die Dienste des Gesundheitswesens, die sich als Leistungen und Ergebnisse für den Menschen zeigen. Sowohl die Bildung wie auch die medizinischen und in gewisser Weise auch die sozialen Dienste, wenn auch differenziert zu betrachten, wirken entwicklungsfördernd auf den Menschen in seiner biotischen, psychischen und sozialen Einheit. Bildung und Gesundheit sind heute bedeutungsvolle, auf Leistungsfähigkeit gerichtete Entwicklungsfaktoren für den Menschen, die ihn nahezu lebenslang begleiten.

Es zeigt sich die historische Erfahrung, daß zur Sicherung der Reproduktion der Bevölkerung und insbesondere der Produktivkraft der arbeitsfähigen Menschen im leistungsfähigen Arbeitsalter zunehmend mehr an gesellschaftlichen Mitteln aufgewendet werden muß. Das hat einfach damit zu tun, daß in der Dialektik zwischen den sachlichen und subjektiven Faktoren unseres Lebensprozesses die menschliche Arbeitskraft immer teurer wird. Es kann zwar der Aufwand je vergegenständlichte Leistungseinheit in Form eines Produktes, eines Erzeugnisses mit dem Einzug von Wissenschaft und Technik in den Fertigungsprozeß gesenkt werden, nicht aber der gesellschaftliche Aufwand für die Menscherhaltung insgesamt und die allseitige Förderung des Individuums. Im Gegenteil, hier muß der Aufwand absolut und relativ zur jeweiligen Leistungseinheit wie Krankenversorgungstag, je Patient u. ä. zugleich steigen. Das ist eine unerläßliche „Investition" der Menschheit in den Menschen in seiner Ganzheit und Mannigfaltigkeit.

Selbst wenn es als richtig angesehen wird, daß der gesellschaftliche Reproduktionsaufwand für den Gesundheitszustand der Menschen steigen muß, was ja an körperliche, psychische und soziale Leistungsfähigkeit des Menschen gebunden ist (vgl. Definition der Gesundheit durch die WHO) ist immer noch relativ unerklärt, wo der Aufwand medizinisch, sozial und ökonomisch ausgeglichen am vorteilhaftesten erfolgen muß. Es steht das noch weiterhin abzuklärende

Optimierungsproblem, wie in der Vorbeugung, der Prophylaxe (selbst hier ist noch die Frage, in welchen Stufen der Vorbeugung: im Umweltschutz, in der Ernährung, im Wohnsektor, der Hygiene, dem Freizeitbereich, der gesunden Lebensführung bzw. der Dispensairebetreuung usw.), in der Diagnostik, der Therapie, in der umfassenden medizinischen und sozialen Rehabilitation. Man könnte es sich einfach machen und lediglich argumentieren, es wird das gemacht, was wissenschaftlich-technisch und ökonomisch realisierbar, sozial und humanistisch vertretbar ist. Das ist richtig, aber viel zu allgemein. Es wird niemand seine grundsätzliche Richtigkeit anzweifeln. Was man heute und morgen mehr denn je braucht, das ist die Erkenntnis von Gesetzmäßigkeiten, um Handlungsstrategien, Strategien, Prioritäten, Rang- und Reihenfolgen, verbunden mit dem Abwägen von Vorteilen, Nachteilen, von Nutzen, Risiken usw., zu besitzen. Das verlangt Bedarfsforschung, langfristige Trendberechnungen, epidemiologische Langzeitstudien, medizindemographische Schlußfolgerungen, Positionen zur Umsetzung von Innovationsprozessen, Substitutionsprozessen usw. in höhere Qualität und Effektivität medizinischer Betreuung. Eine solche skizzierte Arbeits-, Denk- und Verhaltensweise setzt der vereinfachenden Auffassung von der bloßen Verbraucherrolle der medizinischen und sozialen Betreuung eine aktiv gestaltende Position im Reproduktionsprozeß gegenüber. Das ist die logische Konsequenz aus der Tatsache, daß sich alle Bereiche des gesellschaftlichen Lebens und alle Zweige der Volkswirtschaft in einem wechselseitigen Zusammenhang und in gegenseitiger Bedingtheit verhalten. Die Reproduktionszeiten in der Menschentfaltung sind sehr langfristig. Sprunghafte Änderungen gibt es hier kaum. Oft braucht man für eine solide Zukunftsorientierung Einschätzungen für eine oder mehrere Generationsperioden.

Will man sich über die Stellung des Gesundheitswesens als einem kulturellsozialen Bereich in der Gesellschaft und als Zweig der Volkswirtschaft zugleich in der Reproduktion Klarheit verschaffen, dann muß man näheren Zugang zu den verschiedenen, miteinander verbundenen Faktoren (Zielorientierungen, Aufgaben) des Gesundheitswesens finden.

Zur Stellung des Gesundheitsschutzes in der Gesamtpolitik sowie zu den Funktionen des Gesundheitswesens in der entwickelten sozialistischen Gesellschaft der DDR erklärte der Minister für Gesundheitswesen:

„Wir verstehen unter Gesundheitsschutz jene Gesamtheit zielgerichteter Maßnahmen, Forderungen, Verhaltensweisen und Tätigkeiten der ganzen Gesellschaft, der Individuen und der Kollektive, die auf die Erhaltung, Förderung sowie die Wiederherstellung von Gesundheit und Leistungsfähigkeit der Menschen gerichtet sind. Sie werden in ihrer Komplexität und ihrem wechselseitigen Zusammenhang auf politischen und ideologischen, ökonomischen und technischen, kulturellen und erzieherischen, rechtlichen und moralischen Gebieten, und natürlich im und durch das Gesundheits- und Sozialwesen verwirklicht.

Damit wird aber zugleich ausgesagt, daß sozialistischer Gesundheitsschutz keine Ressortangelegenheit des Gesundheitswesens ist. Er wird vielmehr als fester Bestandteil der gesamtgesellschaftlichen Entwicklung und des individuellen Lebensprozesses verwirklicht und wird über die Planung, Leitung und Organisation des sozialistischen Reproduktionsprozesses immer weiter ausgestaltet. Deshalb muß der sozialistische Gesundheitsschutz, wie es in den Beschlüssen der Partei gefordert wird, immer besser in die Entwicklung aller Zweige und

Bereiche, aller Sphären und Territorien unserer Gesellschaft eingeordnet werden.

Die Entfaltung des sozialistischen Gesundheitsschutzes äußert sich letztlich in der Gestaltung der Arbeits- und Lebensbedingungen und der Ausprägung der Lebensweise im Sozialismus. Daraus resultiert für das sozialistische Gesundheitswesen zugleich eine viel größere Verantwortung im gesellschaftlichen Reproduktionsprozeß, als sie jedem Gesundheitswesen in der kapitalistischen Gesellschaft erwächst. Ist es doch derjenige Bereich, der im arbeitsteiligen Prozeß unserer Gesellschaft sich primär mit Fragen von Gesundheit der Menschen beschäftigt und damit gesellschaftliche und persönliche Initiativen im Interesse des Gesundheitsschutzes zu fördern, ja mit zu entwickeln hat. Daraus ergeben sich auch die spezifischen Funktionen des sozialistischen Gesundheitswesens. Welche sind das? Aus der Sicht der gesellschaftlichen Arbeitsteilung halte ich folgende vier für wesentlich:

1. die medizinische und soziale Betreuungsfunktion;
2. die hygienische und arbeitshygienische Beratungs- und Kontrollfunktion;
3. die spezifisch kulturell-erzieherische Funktion bei der Gestaltung des Gesundheitsschutzes und der Lebensweise;
4. die spezifisch wissenschaftliche Funktion für die Entwicklung der medizinischen Wissenschaft in Kooperation mit anderen Wissenschaften und der Technik sowie für die rasche Überführung deren Erkenntnisse in die Praxis.

Wir sollten uns stets bewußt sein, daß wir mit der Wahrnehmung dieser Funktionen in hoher Qualität und Effektivität

– im entscheidenden Maße das Sozialismusbild unserer Bürger beeinflussen,
– die Leistungskraft unserer Volkswirtschaft stärken,
– die Mitverantwortung der Bürger für Gesundheit und Leistungsfähigkeit erhöhen,
– unseren Beitrag zur Landesverteidigung leisten
– und das internationale Ansehen unseres Staates erhöhen und die Stärkung des Sozialismus in der Welt unterstützen (22)."

Die intersektorale Bedingtheit des Gesundheits- und Sozialwesens im volkswirtschaftlichen Reproduktionsprozeß

Aus diesen gesellschaftlichen Funktionen des kulturell-sozialen Bereichs Gesundheits- und Sozialwesen im gesellschaftlichen Reproduktionsprozeß wollten wir ableiten, daß es nicht nur ein ökonomisches Problem ist, gesellschaftliche Reproduktionsbedingungen allseitig und umfassend für hohe Qualität und Effektivität medizinischer und sozialer Betreuung zu gewährleisten. Wir vertreten die Meinung, daß der gesellschaftliche Reproduktionsprozeß umfassender als der volkswirtschaftliche Reproduktionsprozeß ist. Beim ersteren geht es auch um außerökonomische Reproduktionserfordernisse, -bedingungen und letztlich auch außerökonomische „Reproduktionsergebnisse" wie sie sich zum Beispiel in Indikatoren der Populationsentwicklung, speziell der medizinbezogenen Demografie, in medizinischen und soziologischen Indikatoren der Lebensqualität, der Ethik und des moralischen Verhaltens ausdrücken. Beim volkswirtschaftlichen Reproduktionsprozeß sind wir indessen stärker mit den zweiglichen, sozial-ökonomischen Beziehungen des Gesundheits- und Sozialwesens im Maße der Volkswirtschaft als Ganzem, mit der Rolle und Funktion dieser beiden Zweige in der Standortverteilung der Produktivkräfte und in der technischen und sozialen Infrastruktur der Bezirke, Kreise, Städte und Gemeinden konfrontiert. Die Abbildung 3 skizziert die intersektorale Bedingtheit des Gesundheitsschutzes.

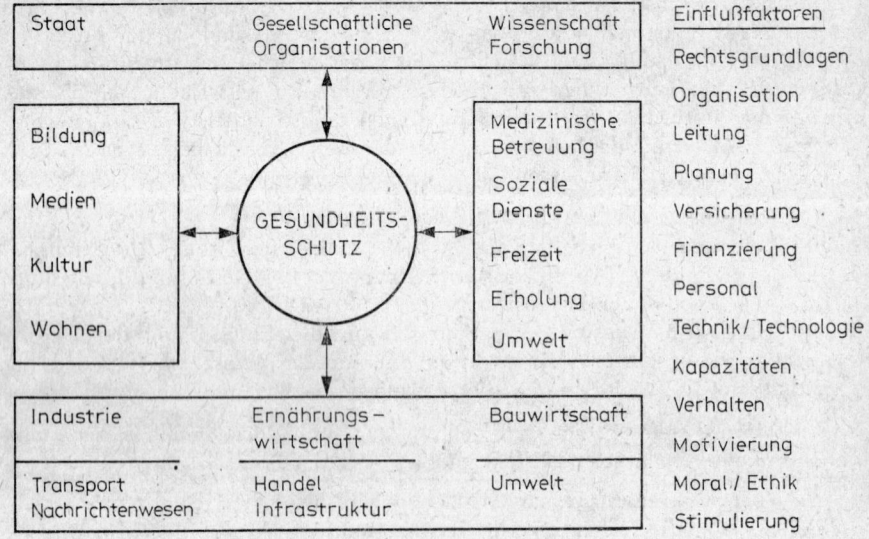

Abb. 3 Intersektorale Kooperation des Gesundheitsschutzes als gesamtgesellschaftliche Aufgabe und Verantwortung

Zur Volkswirtschaft der DDR gehören entsprechend der verbindlichen volkswirtschaftlichen Systematisierung Wirtschaftsbereiche, Wirtschaftszweige und Wirtschaftsgruppen. Das Gesundheits- und Sozialwesen gehört zum Wirtschaftsbereich 8 „Kulturelle und soziale Einrichtungen", wobei das Gesundheitswesen und das Sozialwesen zwei Wirtschaftszweige mit Untergliederung nach Wirtschaftsgruppen bilden (10), s. auch Tab. 2.

Unter dem Aspekt der volkswirtschaftlichen und territorialen Reproduktion der Bedingungen und Voraussetzungen für die Entwicklung des Leistungsumfanges der medizinischen und sozialen Betreuung, deren Qualität und Effektivität muß man sich über die Differenzierung ihrer Reproduktionsgrundlagen im klaren sein. Das Gesundheits- und Sozialwesen hat seine entscheidende materiell-technische Reproduktionsbasis im wachsenden Mehrprodukt (Umfang und Erzeugnisstruktur) der produzierenden Bereiche (vgl. hierzu auch Abbildung 4, die die zweigliche Verflechtung mit der materiellen Produktion charakterisiert).

Ihr Wachstum, ihre wissenschaftlich-technische Basis, die hier praktizierte Technologie, das Aufwand-Nutzen-Ergebnis-Verhältnis der hier für das Gesundheitswesen hergestellten und angebotenen Güter und Leistungen und andere Indikatoren der Qualität sind für den Umfang und die Leistungsfähigkeit der mate-

Tabelle 2   Wirtschaftsgruppen

Bezeichnung	Schlüsselnummer
Wirtschaftszweig Gesundheitswesen	8 400
– Stationäre Einrichtungen des Gesundheitswesens	8 442
– Kur- und Bäderwesen	8 443
– Ambulante Einrichtungen des Gesundheitswesens	8 444
– Hygiene und Gesundheitserziehung	8 445
– Medizinische und wirtschaftlich-technische Versorgungs-einrichtungen	8 446
– übrige Einrichtungen des Gesundheitswesens	8 449
Wirtschaftszweig Sozialwesen	8 500
– Heime des Sozialwesens	8 551
– Kinderkrippen und Dauerheime	8 552
– übrige Einrichtungen des Sozialwesens	8 559

Anmerkung: Diese Systematisierung ist nicht gleichbedeutend mit der Unterstellung im Rahmen des staatlichen Leitungssystems.

riell-technischen Basis des Gesundheits- und Sozialwesens ausschlaggebend. Nur eine leistungsfähige materielle Produktion ist in der Lage, den wachsenden Bedarf des Gesundheits- und Sozialwesens an Gütern und Leistungen im Umfang und in den qualitativen Parametern zu erfüllen. Diesen Bedarf muß das Gesundheits- und Sozialwesen in entscheidendem Maße mit bestimmen, und zwar zur volkswirtschaftlichen und territorialen Bilanzierung anmelden. Besonders kennzeichnend ist aber ebenso die immer engere und unmittelbarere Verflechtung mit anderen Bereichen und Zweigen der Volkswirtschaft. Es gibt kaum einen Volkswirtschaftszweig, der nicht durch soziale, technische, ökonomische, organisatorische Beziehungen mit dem Bedürfniskomplex Gesunderhaltung verbunden wäre.

In zunehmendem Maße spielen die qualitativen Wachstumsfaktoren die dominierende Rolle, und diese sind engstens mit dem Gesundheitszustand des Volkes und der Leistungsfähigkeit der Menschen verbunden. Darauf machte schon Engels aufmerksam, wenn er hervorhob, daß in der Geschichte das bestimmende Element die „Reproduktion des wirklichen Leben" ist, das, was die Allseitigkeit und Mannigfaltigkeit der Reproduktion in der menschlichen Gesellschaft im allgemeinen und der sozialistischen Gesellschaft in ganz besonderem Maße ausmacht (vgl. hierzu auch K. Seidel in Aktuelle Probleme der Gesundheitspolitik, Literaturquelle 3). Gesundheits- und Sozialwesen haben aber auch nicht wenige Reproduktionsbedingungen in anderen kulturell-sozialen Zweigen der Volkswirtschaft wie z. B. im Bildungswesen, was dem Gesundheitswesen Arbeitskräfte aus-, weiter- und fortbildet. Dazu gehören auch die Wohnungswirtschaft, Körperkultur und Sport, das Erholungswesen und andere. Gerade das macht es erforderlich, die Wechselbeziehungen der kulturell-sozialen Bereiche insgesamt und territorialspezifisch zu kennen und leitungsmäßig zu beherrschen. Wir verweisen hier auf das Buch: Die Leitung und Planung der kulturell-sozialen Bereiche (11) und die nachfolgenden Beiträge in diesem Heft. Sich auf die Posi-

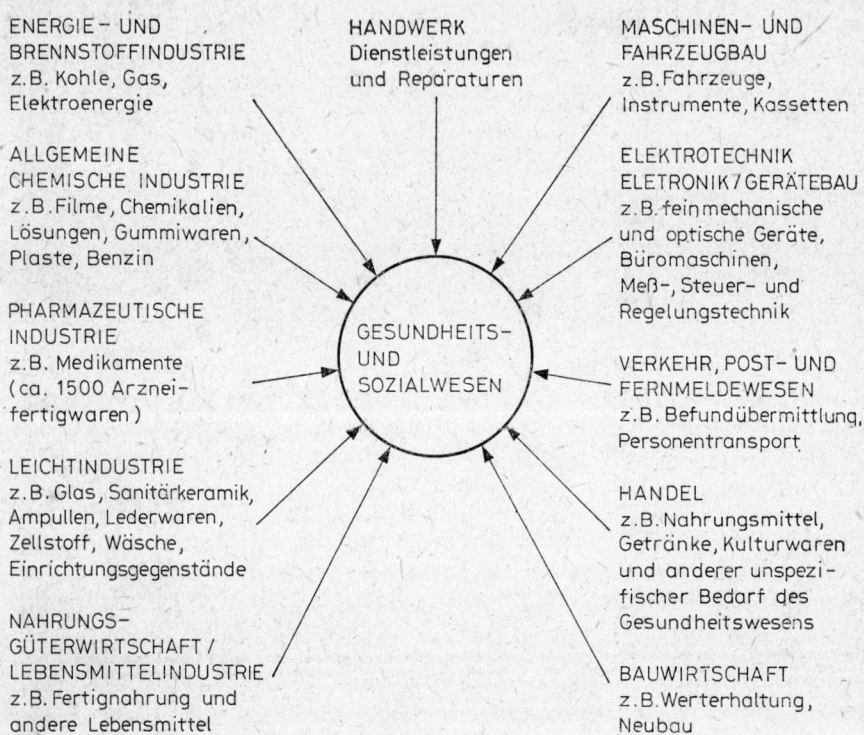

ENERGIE- UND
BRENNSTOFFINDUSTRIE
z.B. Kohle, Gas,
Elektroenergie

ALLGEMEINE
CHEMISCHE INDUSTRIE
z.B. Filme, Chemikalien,
Lösungen, Gummiwaren,
Plaste, Benzin

PHARMAZEUTISCHE
INDUSTRIE
z.B. Medikamente
(ca. 1500 Arznei-
fertigwaren)

LEICHTINDUSTRIE
z.B. Glas, Sanitärkeramik,
Ampullen, Lederwaren,
Zellstoff, Wäsche,
Einrichtungsgegenstände

NAHRUNGS-
GÜTERWIRTSCHAFT /
LEBENSMITTELINDUSTRIE
z.B. Fertignahrung und
andere Lebensmittel

HANDWERK
Dienstleistungen
und Reparaturen

GESUNDHEITS-
UND
SOZIALWESEN

MASCHINEN- UND
FAHRZEUGBAU
z.B. Fahrzeuge,
Instrumente, Kassetten

ELEKTROTECHNIK
ELETRONIK / GERÄTEBAU
z.B. feinmechanische
und optische Geräte,
Büromaschinen,
Meß-, Steuer- und
Regelungstechnik

VERKEHR, POST- UND
FERNMELDEWESEN
z.B. Befundübermittlung,
Personentransport

HANDEL
z.B. Nahrungsmittel,
Getränke, Kulturwaren
und anderer unspezi-
fischer Bedarf des
Gesundheitswesens

BAUWIRTSCHAFT
z.B. Werterhaltung,
Neubau

Abb. 4 Beziehungen des Gesundheitswesens zu den produzierenden Zweigen der Volkswirtschaft (Auswahl)

tion zu stellen, daß das Gesundheits- und Sozialwesen selbst überhaupt keine eigene volkswirtschaftliche und territoriale Reproduktionsbasis hat, wäre nicht exakt. Das Gesundheits- und Sozialwesen bildet z. B. seine Kader in bedeutendem Umfang weiter und trägt damit zur Reproduktion des gesellschaftlichen Arbeitsvermögens entscheidend bei. Mittlerweile werden nicht wenige eigene Leistungen – nicht nur immaterieller, sondern auch materieller Natur – erbracht, die aus eigener Kraft des Gesundheitswesens die Reproduktion von Kapazitäten, Kräften und Mitteln stärken. Auch der volkswirtschaftliche Reproduktionsanteil

Tabelle 3   Einnahmen und Ausgaben des Gesundheits- und Sozialwesens für das Planjahr 1987 – in Mio Mark –

Einnahmen	Ausgaben	Verhältnis Spalte 1 zu 2 in Prozent	Zuschuß aus dem Staatshaushalt
8 888,8[1]	14 889,4	59,7 %	6 000,6

[1] darunter Bezahlung der Leistungen des Gesundheitswesens durch die Sozialversicherung (7 192,0)

Quelle: Gesetz zum Staatshaushaltsplan 1987, GBl. Teil I 36/86

des Gesundheits- und Sozialwesens im finanziellen Bereich ist bei Gewährleistung der Unentgeltlichkeit des Zugangs des Bürgers zu qualifizierter medizinischer Betreuung in den Einrichtungen nicht klein.

Mit dem Gesetz über den Staatshaushaltsplan wird alljährlich mittels des staatlichen zentralen Haushaltsausgleichs gesichert, daß die finanzielle Reproduktion für die Bezirke zur Gewährleistung der Planaufgaben, darunter auch des Gesundheits- und Sozialwesens gegeben ist. Bei 53,1 Mrd. Mark für die Haushaltspläne der Hauptstadt der DDR, Berlin, und die Bezirke wurden für den Plan 1987 rund 19,5 Mrd. Mark als Anteil an den Gesamteinnahmen des Staatshaushaltes vorgesehen = 36,7 Prozent. Das differenziert sich zwischen den Bezirken entsprechend der Standortverteilung der Produktivkräfte, den Planaufgaben, insbesondere den zweckgebundenen Investitionen, den unterschiedlichen Möglichkeiten eigener Finanzierungsquellen der Bezirke und anderen Kriterien. Aber gerade im staatlichen Finanzierungssystem läßt sich deutlich erkennen, daß der volkswirtschaftliche Reproduktionsprozeß im Sozialismus in seiner Ganzheit bewußt und planmäßig gelenkt wird (12). Ein hohes Wachstum an produziertem Nationaleinkommen – bedarfsgerecht strukturiert – sowie das im Inland physisch real verteilbare Nationaleinkommen ist für die planmäßig proportionale Entwicklung des Gesundheits- und Sozialwesens eine unverzichtbare Grundbedingung der erweiterten Reproduktion. Natürlich entscheiden dann noch immer Rangfolgen, Prioritäten usw. bei der Verteilung des wachsenden Nationaleinkommens über Zuwachsraten bei Investitionen, Arbeitskräften und Finanzen.

Mit Sicherheit kann es kein Wachstum im Gesundheits- und Sozialwesen auf Dauer geben, wenn es keine stabile Entwicklung der volkswirtschaftlichen Leistungskraft gibt. Das bezieht sich nicht nur auf die Volkswirtschaft als Ganzes, sondern auch auf die Zweigstruktur und die Entwicklung 'der technischen und sozialen Infrastruktur in allen Territorien.

Im Rahmen des komplexen Wohnungsbaus wurden 1985 darüber hinaus 535 Mio Mark für Kinderkrippen, Ambulatorien, Polikliniken, Feierabend- und Pflegeheime und andere Einrichtungen des Gesundheits- und Sozialwesens ausgegeben. Im Rahmen des Kultur- und Sozialfonds der Betriebe, der Forschung,

Tabelle 4 Entwicklung des Nationaleinkommens und der Ausgaben für das Gesundheits- und Sozialwesen und die Sozialversicherung (13)

Jahre	Nationaleinkommen – produziertes – in Preisen 1985 und Mrd. Mark	Ausgaben des Gesundheits- und Sozialwesens (ohne Renten) in Mrd. Mark	Ausgaben der Sozialversicherung in Mrd. Mark	Spalte 3 u. 4 in %
1950	30,4	1,4	4,6	19,7
1960	79,4	4,2	9,6	17,4
1970	121,6	5,9	15,0	17,2
1980	193,6	9,5	29,4	20,1
1985	241,9	12,5	32,5	18,6
1986	252,2	13,1	34,2	18,8
1987	261,5	15,1	35,2	19,2

der Bildung usw. wurden weitere Mittel, die auf das Bedürfnis nach Gesundheit gerichtet sind, ausgegeben. Die wachsende intersektorale Bedingtheit von Gesundheits- und Sozialwesen ist ein besonderes Wesensmerkmal der Stellung des Gesundheits- und Sozialwesens im gesellschaftlichen Reproduktionsprozeß. Das drückt sich in besonderer Weise in der medizinischen und sozialen Betreuung der Bevölkerung im Territorium aus, worauf in nachfolgenden Beiträgen noch differenzierter eingegangen wird.

Aspekte des neuen Typs der gesellschaftlichen Reproduktion

In seinem Hauptwerk „Das Kapital" sagte Karl Marx: „Welches immer die gesellschaftliche Form des Produktionsprozesses auch sein mag, er muß kontinuierlich sein oder periodisch stets von neuem dieselben Stadien durchlaufen. So wenig eine Gesellschaft aufhören kann zu konsumieren, so wenig kann sie aufhören zu produzieren. In einem stetigen Zusammenhang und dem beständigen Fluß seiner Erneuerung betrachtet, ist jeder gesellschaftliche Produktionsprozeß daher zugleich Reproduktionsprozeß." (14)

Grob gesehen, unterscheiden wir nach Karl Marx zwischen einfacher Reproduktion – bloße Wiederholung des Produktionsprozesses auf derselben Stufenleiter – und erweiterter Reproduktion, der Vermehrung bzw. dem effektiveren Einsatz von Arbeitskräften, Arbeitsmitteln und Arbeitsgegenständen. Die intensiv und extensiv erweiterte Reproduktion charakterisiert Marx wie folgt: „In kürzeren oder längeren Abschnitten findet so Reproduktion statt, und zwar – vom Standpunkt der Gesellschaft betrachtet – Reproduktion auf erweiterter Stufenleiter; extensiv, wenn das Produktionsfeld ausgedehnt; intensiv, wenn das Produktionsmittel wirksamer gemacht wird." (15)

Reproduziert werden die Produktivkräfte immer in ihrem systemhaften Zusammenhang, in ihrer gegenseitigen Bedingtheit. Das vollzieht sich stets in einer bestimmten sozialökonomischen Form, die auf das Niveau, das Wachstumstempo der Volkswirtschaft und ihre konkreten Proportionen aktiv einwirkt. Mit anderen Worten: Jeder Reproduktionstyp wird durch die historische Entwicklung der Produktivkräfte und Produktionsverhältnisse geprägt, so auch der bei der weiteren Gestaltung der entwickelten sozialistischen Gesellschaft in der DDR (2, 16, 17, 18, 19).

Um welche Problematik geht es hierbei insbesondere?

Die intensiv erweiterte Reproduktion ist heute zweifelsohne zur bestimmenden Grundlage für das dauerhaft stabile, dynamische Wachstum unserer Volkswirtschaft geworden. Die objektiv erforderliche Wachstumsrate des Nationaleinkommens für 1986–1990 auf 125 % hängt entscheidend von der umfassenden Intensivierung, von der höheren Ergiebigkeit des gesamten volkswirtschaftlichen Ressourceneinsatzes ab. Das Wachstum ist allerdings nicht nur eine „reine ökonomische Kategorie". Sie ist eine sozialökonomische Grundkategorie der Gesellschaft als Ganzes und schließt das Gesundheits- und Sozialwesen ein.

Nachfolgend möchten wir uns etwas näher mit der Problematik des Reproduktionstyps befassen.

Notkin spricht davon, daß die wirtschaftliche Entwicklung in unserem Jahrhundert die Möglichkeit eröffnet, im gesamtwirtschaftlichen Maßstab vom vorwiegend intensiven Typ zum allseitig intensiven Typ der erweiterten Reproduktion

überzugehen. „Vorwiegend intensiv erweiterte Reproduktion bedeutet, daß an einer oder mehreren Ressourcen mehr eingespart wird, als dafür an anderen Ressourcen zusätzlich aufgewendet werden muß. Bei vorwiegend intensiv erweiterter Reproduktion wird hauptsächlich lebendige Arbeit eingespart." (16) Immer deutlicher wurde in den letzten Jahren, wie stark nahezu alle Ressourcen in der Volkswirtschaft limitiert sind, vor allem der Umfang der lebendigen Arbeit, bedingt durch die Bevölkerungsentwicklung (1960 = 17,2 Mio., 1986 = 16,6 Mio Einwohner). Es sind Grenzen für die zweigliche und territoriale Umverteilung des gesellschaftlichen Arbeitsvermögens gezogen. Betrachtet man die demografischen Verhältnisse, dann wird deutlich, daß mit 91 % berufstätigen Frauen ein Beschäftigungsgrad (einschließlich Lehrlinge und Studierende) erreicht wurde, der über diesen Weg kaum weitere Arbeitskräfteressourcen erschließen läßt. Bereits 1986/87 mußte der gesamte Zuwachs des Nationaleinkommens aus der Steigerung der Arbeitsproduktivität erbracht werden. Immer zwingender wird, daß alle Zweige der Volkswirtschaft angehalten sind – was sich z. B. auch in der Schwedter Initiative „Weniger Arbeitskräfte produzieren mehr" ausdrückt – ihre quantitativen und qualitativen Arbeitspotentiale effektiver, mit höherem Endergebnis für die Produktion, den Export und die Versorgung der Bevölkerung mit Gütern und Leistungen einzusetzen und zu nutzen. Zu beachten ist in diesem Zusammenhang, daß es recht große Unterschiede in der Fondsintensität (lebendige und vergegenständlichte Arbeit) zwischen den Zweigen und Leistungsbereichen gibt, ja in nicht wenigen Fällen sogar objektiv geben muß. So vollzieht sich z. B. in solchen Zweigen wie dem Bildungswesen und dem Gesundheits- und Sozialwesen die wachsende Bedürfnisbefriedigung vorrangig über die höhere Wirkung der lebendigen Arbeit – der wachsenden Erkenntnisse, Kenntnisse, größeren Fähigkeiten, Fertigkeiten, Erfahrungen, hohen Arbeitshaltungen und Moralnormen usw. der dort tätigen Menschen –. Diese Priorität der lebendigen Arbeit ändert auch nichts an der Tatsache, daß sich die materiell-technische Basis in Umfang, Qualität und Effektivität erweitert und vervollkommnet. Diese Tatsache hat dazu geführt, daß der Anteil der Arbeitskräfte des Gesundheits- und Sozialwesens an der Gesamtzahl der Berufstätigen der Volkswirtschaft sich von weniger als 2 % im Jahre 1950 auf 6,7 % im Jahre 1987 erhöhte und sich weiter erhöhen wird.
Die Beurteilung des konkret-historischen Charakters des jeweilig vorherrschenden volkswirtschaftlichen Reproduktionstyps, in seinem Werden und Entstehen und seinem Übergang in andere Typen bzw. seiner Verflechtung mit anderen Formen ist für die Theorie und Praxis von gleicher hoher Bedeutung. Heinrichs, Notkin, Koziolek, Reinhold und andere sagen sehr treffend, daß der Typ der intensiv erweiterten Reproduktion in seiner Entstehung weit in eine Periode zurückreicht, in der noch überwiegend extensiv reproduziert wurde. Alles Neue entwickelt sich im Früheren. Bevor neue Qualitäten entstehen, bevor etwas zum Wesentlichen, zum Gesetzmäßigen wird, bedarf es oft längerer Zeitabschnitte, dann aber oft mit „Zeitdruck". Gewichtig ist, daß Theorie und Praxis sich auf das Neue rechtzeitig, langfristig orientierend einstellen. Für solche Bereiche wie die der medizinischen und sozialen Betreuung ist gerade der langfristige Zeitaspekt von besonders enormer Bedeutung für Leitung, Planung und Organisation. Man muß davon ausgehen, daß zwischen dem wachsenden gesellschaftlichen Aufwand für die Erhaltung, Förderung, Wiederherstellung von Gesundheit

und Leistungsfähigkeit bis in das hohe Alter – der sich in den letzten 35 Jahren verneunfacht hat – und zwischen den Ergebnissen z. B. dem Gesundheitszustand der Bevölkerung als Ganzem und dem von sozialen Gruppen kein Zeitvergleich von kurzer Dauer brauchbar ist. Strategien und Programme zur Bekämpfung und Ausrottung von Krankheiten, zur Senkung vorzeitiger Sterblichkeit wie z. B. der Säuglings- und Müttersterblichkeit, zur Förderung des vorbeugenden Gesundheitsschutzes, des Schutzes der Werktätigen am Arbeitsplatz usw. benötigen ganz ohne Zweifel zeitlich einen bedeutenden gesellschaftlichen „Fondsvorschuß", bevor die Ergebnisse für Gesundheitszustand und Lebenserwartung in neue Qualitäten zum Nutzen nicht nur des einzelnen Bürgers und Patienten, sondern auch der Ganzheit der Gesellschaft in Form von gewonnenen Lebens- und Leistungsjahren und anderen sozialen Indikatoren umschlagen können. Aus reproduktionstheoretischen Gesichtspunkten kann man die Aufwendungen des Staates, der Sozialversicherung, der Betriebe und gesellschaftlichen Organisationen für die medizinische und soziale Betreuung dem Charakter nach als „langfristige Investitionen" in den Gesundheitszustand und in die Leistungsfähigkeit der Bevölkerung und speziell die Produktivität der arbeitenden Menschen – in, wie Lenin sagt, die Wohlfahrt der Menschen – ansehen. Man kann die Effektivität und soziale Wirksamkeit eines Gesundheits- und Sozialwesens in seiner Ganzheit zweifelsohne nur unter größeren Zeiträumen (m. E. etwa einer Generationsperiode) hinreichend beurteilen, was auch auf das erforderliche methodische Instrumentarium der Prognose, langfristigen Planung und Ökonomie des GSW verweist. Gerade das Erfordernis, Prognosezeiträume stärker in soziale Entscheidungen einzubeziehen, wenn man sich mit Möglichkeiten dauerhaft stabiler, reproduktiver, höherer Leistungsmöglichkeit befassen will, läßt es geboten erscheinen, sich mit verändernden Verhältnissen von extensiven und intensiven Entwicklungslinien und -faktoren, so auch im Gesundheits- und Sozialwesen näher vertraut zu machen. Wie bei allen neuen Entwicklungsprozessen mit Langzeitcharakter, mit hoher gesellschaftlicher Komplexität kommt man dabei nicht umhin, die Relativität gegenwärtiger Erkenntnisse zu betonen. Gleichzeitig muß man sie ernsthaft und verantwortlich weiter verfolgen. Alle Erfahrungen zeigen, daß oft auf lange Zeit extensive und intensive Wachstumsfaktoren, die immer in ihrer quantitativen und qualitativen Einheit zu sehen sind, sich gleichzeitig entwickelt haben und daß dies in bestimmten Gebieten der Reproduktion heute noch so ist. Diese Mischform dürfte auch auf das Gesundheits- und in besonderer Weise auf das Sozialwesen zutreffen. Beide Zweige der Volkswirtschaft haben nicht wenige extensive Erneuerungen über Arbeitskräfte, Kapazitäten, Material und Leistungen sowie über finanzielle Mittel erfahren und erhalten diese richtigerweise noch. Und doch ist das, wenn man die Leistungsbereiche – stationär, ambulant usw. – genau analysiert, schon nicht mehr dem Typ der Reproduktion der materiell-technischen Basis früherer Jahrzehnte vorwiegend extensiver Entwicklung entsprechend. Da es häufig zu Mißverständnissen kommen kann, muß darauf verwiesen werden, daß wir uns hier nicht der ärztlichen und pflegerischen Arbeit am Patienten zuwenden, wenn wir uns Zugang zur Stellung des Gesundheits- und Sozialwesens in der Reproduktion der Volkswirtschaft verschaffen. Es geht um die Einschätzung der Zweige Gesundheits- und Sozialwesen im volkswirtschaftlichen und auch territorialen Reproduktionsprozeß. Im übrigen ist es so, daß es in der Reproduktion der

Volkswirtschaft eines Landes, wie Heinrichs und andere sagen, in einem konkreten Zeitabschnitt nicht mehrere vorherrschende Reproduktionstypen geben kann (vgl. Literaturquelle 2). Der vorherrschende Reproduktionstyp ist für die Volkswirtschaft unteilbar. Diese Auffassung stützt sich auf die von Marx immer wieder betonte Totalität der Phasen des Reproduktionsprozesses, der Einheit von Produktivkräften und Produktionsverhältnissen. Denkbar ist m. E., daß es eine unterschiedliche Ausprägung im Verhältnis zwischen extensiven und intensiven Wachstumsfaktoren für die Entwicklung von Leistungen und Ergebnissen gibt. Um keinerlei Einseitigkeiten aufzusitzen, muß man hervorheben, was Marx zum Zusammenhang zwischen einfacher und erweiterter Reproduktion gesagt hat. Er betonte, daß die einfache Reproduktion – vor allem unter den Bedingungen der wissenschaftlich-technischen Revolution – logischerweise immer auch ein Moment erweiterter Reproduktion ist. Zudem sind Elemente der erweiterten Reproduktion auch stets der einfachen Reproduktion immanent (Ersatz auf höherem technisch-ökonomischem Niveau). Wir finden diesen Intensivierungseffekt übrigens in unserer praktischen Tätigkeit bei allen Aufwandsressourcen, in der Rekonstruktion, Modernisierung von Gesundheitsbauten, der besseren Auslastung von medizinischen und anderen Geräten, Kapazitäten der medizinischen und sozialen Betreuung usw. wieder. Bevor wir uns notwendigerweise mit dem neuen Typ der Reproduktion in der Volkswirtschaft genauer befassen, müssen wir den Ressourcenaufwand näher charakterisieren.

Als Ressourcenaufwand ist immer die Gesamtheit des *einmaligen Aufwandes* (als vorgeschossener Fonds) und des *laufenden Aufwandes*, des laufenden Verbrauchs zu sehen. Die Optimierung zwischen beiden Formen des Aufwandes ist selbst eine Rationalisierung.

Zum *Ressourcenaufwand* gehören:

- die eingesetzte lebendige Arbeit, die durch die Anzahl der Arbeitskräfte, deren Arbeitszeit, Arbeitsintensität und Qualifikation charakterisiert wird;
- der Aufwand an Arbeitsmitteln, der sich im Umfang der Grundfonds und deren Wirksamkeit ausdrückt;
- die Arbeitsgegenstände wie Roh- und Hilfsstoffe, Energieträger und bezogene Teile;
- der Aufwand an Naturressourcen (Grund und Boden, Vorkommen an Mineralien usw.).

Diese Gruppierung ist für alle Zweige der Volkswirtschaft bedeutungsvoll, wenn es darum geht, die Ansatzpunkte für den ressourcensparenden Typ der Reproduktion zu finden und zu gestalten, bzw. Ansatzpunkte für die Rationalisierung und die wissenschaftliche Arbeitsorganisation (WAO) in den einzelnen Leistungsprozessen und Leistungsbereichen zu bestimmen. Wie wird der Typ der allseitig intensiven oder auch der umfassenden Intensivierung in der Volkswirtschaft charakterisiert? Der Typ der allseitig intensiven Reproduktion wird oft ganz allgemein als der umfassend ressourcensparende, als der innovationsorientierte, auf Wissenschaft und Technik beruhende Typ usw. charakterisiert, verbunden mit der Minimierung des Brennstoff- und Energieaufwandes. In der Tat erstreckt sich dieser Typ in der materiellen Produktion auf Einsparungseffekte je Einheit gesellschaftliches Produkt für *sämtliche Ressourcen* (Arbeitskräfte, Arbeitsmittel und Arbeitsgegenstände, Energie und die natürlichen Reichtümer). Indem er auch den rationellen Umgang mit Energie und den natürlichen Reichtümern einschließt, ist mit ihm weit auf die menschliche Zukunft orientiert, werden ganz neue Entwicklungsdimensionen und Herausforderungen auch im Verhältnis Ökologie – Technik – Ökonomie (2) gestellt. Es geht hier ganz ohne Zweifel um eine grundlegende volkswirtschaftliche *Optimierung*, um die *Minimierung* des Einsatzes an vergangener und lebendiger Arbeit und Einsparung von Naturressourcen, um ein Maximum an Endergebnissen in hoher Qualität für die Produktion, den Export und die Konsumtion zu erzielen. Letztlich ist damit der untrennbare Zusammenhang zwischen der Intensivierung und der Effektivität angesprochen. Die Effektivität als das Verhältnis von Leistung bzw. Ergebnis: Aufwand in einem beliebigen Zeitvergleich ist zunehmend zur tempo- und strukturbestimmenden Reproduktionskategorie geworden (2, 17, 18, 19).

Betrachtet man den ganzen Reichtum der mit dem Programm der SED formulierten Gesellschaftskonzeption in allen ihren 10 Merkmalen (1), dann begreift man, warum die umfassende sozialistische Intensivierung als Haupttyp der gesellschaftlichen Reproduktion charakterisiert wird, deren Gesetzmäßigkeiten sich primär aus dem Wesen des Sozialismus und aus der objektiven Notwendigkeit stabilen und dynamischen Wirtschaftswachstums und aus den inneren und äußeren Bedingungen seiner Reproduktion ergeben.

Umfassend ist der neue Typ der Reproduktion vor allem aus folgenden Gründen: (vgl. auch H. Koziolek und andere, 18)

- Die dialektischen Wechselbeziehungen zwischen der allseitigen Entwicklung aller Produktivkräfte und progressiver sozialistischer Produktionsverhältnisse werden immer enger, wachstumsorientierender auf soziale Ergebnisse gerichtet. Der Vorzug sozialistischen Eigentums wird zunehmend zur gesellschaftlichen Triebkraft, was in breitem Maße ökonomisches Denken und Handeln im Umgang mit gesellschaftlichem Eigentum einschließt.

- Sie (die umfassende Reproduktion) ist sichtbarer Ausdruck des hohen Reifegrades des Vergesellschaftungsprozesses in der Volkswirtschaft der DDR (Arbeitsteilung, Spezialisierung, Kooperation, Kombination und Zentralisation). So arbeiten heute in 127 zentralgeleiteten Industriekombinaten 2,7 Mio Arbeiter und Angestellte = 84 % aller Beschäftigten der Industrie.

- Die Wirkungssphäre der ökonomischen Gesetze des Sozialismus erstreckt sich immer umfassender auf den gesamten Kreislauf der Reproduktion – die Produktion, Distribution, Zirkulation und Konsumtion – und somit auch auf alle Bereiche, Zweige der Volkswirtschaft und deren Territorialstruktur sowie betrieblichen Einheiten. Das setzt neue Maßstäbe an die planmäßige Proportionalität, die Ökonomie der Zeit, die materielle Interessiertheit und die allseitige Sicherung der Bedürfnisbefriedigung. Erler und Keck sind darauf mit Bezug zum Gesundheitswesen näher eingegangen (7).

- Sie (die umfassende Reproduktion) ist der Hauptweg für den objektiv notwendigen, stabilen und dynamischen Zuwachs an volkswirtschaftlicher Leistungskraft, für höhere Arbeitsproduktivität als den in letzter Instanz Entscheidendem des Sieges des Sozialismus über den Kapitalismus, für höhere Qualität und Effektivität der gesellschaftlichen Arbeit und wachsende Bedürfnisbefriedigung.

- Die Dialektik zwischen objektiven und subjektiven Entwicklungsfaktoren, darunter speziell die heutige und künftige Qualifikation, die bessere Leitungs-

und Planungstätigkeit, höhere Erkenntnisse, Kenntnisse, Fähigkeiten und Fertigkeiten zur Leitung, Planung und Organisation des Reproduktionsprozesses, von leistungsfähigen und produktiven Arbeits- und Forscherkollektiven werden immer bedeutungsvoller für eine stabile, dynamische gesellschaftliche Entwicklung.

● Immer deutlicher wird, daß gerade das Gesetz der Ökonomie der Zeit mit dem Fortschreiten der sozialistischen Entwicklung zunehmendes Gewicht erlangt und in der Praxis vielseitig in Erscheinung tritt: so als Verringerung von Zeitaufwand, sachkundiges Finden sozialökonomisch günstiger Zeitpunkte, Verkürzung von Realisierungszeiträumen, als höhere Auslastung von Arbeitszeit, bessere zeitliche Auslastung hochwertiger Geräte, in Form des raschen Umschlages vorgeschossenen Bildungsaufwandes der Gesellschaft in praktischen Nutzen, in sozialökonomische Wirksamkeit usw., als höhere Kontinuität, planmäßige Proportionalität im Zeitaufwand und seiner Verwendung usw. (2, 17, 18, 19).

● Umfassend ist die Reproduktion auch deshalb, weil die Schaffung und Verbreitung geschlossener Stoffkreisläufe heute eine unerläßliche Bedingung ist, um überall mit den begrenzten Ressourcen einen höchstmöglichen Nutzen für die Bedürfnisbefriedigung der Menschen zu erreichen. Eine leistungsfähige Sekundärrohstoffwirtschaft spielt deshalb überall – auch im GSW – eine dominante Rolle!

● Die Nutzung der Erkenntnisse von Wissenschaft und Technik spielt eine immer zentralere Rolle in allen Phasen des Reproduktionsprozesses. Sie verflechten sich eng mit allen anderen objektiven und subjektiven Reproduktionsbedingungen, werden selbst, wie die Effektivität und Qualität, zu dominierenden Reproduktionsfaktoren, zu Intensivierungsquellen. 1986 wurden 10,5 Mrd. Mark für Wissenschaft und Technik eingesetzt, 1971 = 4,5 Mrd. Mark. Forschungsökonomie, Wissenschaftsorganisation lassen Leistungsreserven erschließen.

● Umfassend ist die Intensivierung übergreifend deshalb, weil sie immer stärker die untrennbare Einheit zwischen Vorzügen, Werten und Triebkräften des Sozialismus mit den Macht- und Eigentumsverhältnissen herausfordert, einhergeht mit der vollen Entfaltung sozialistischer Demokratie und der Initiative der Volksmassen, insbesondere im sozialistischen Wettbewerb. Sie ist umfassend, weil der ökonomische und soziale Fortschritt immer mehr eine untrennbare Einheit geworden sind, auf Persönlichkeitsentwicklung, sozialistische Lebensweise orientiert, da der Mensch im Zentrum allen Tuns steht.

Natürlich haben sich auch die Möglichkeiten für die umfassende Intensivierung in der Volkswirtschaft der DDR wesentlich erhöht (neue Ergebnisse von Wissenschaft und Technik, hoher Grundfondsbestand, – 1970 = 733 Mio Mark, 1986 = 1 600 Mio Mark – neue Methoden und Verfahren der Planung, höherer Organisationsgrad der Produktion, des Dienstleistungsbereichs, höhere Kenntnisse, Fähigkeiten wie Fertigkeiten der Kader, höhere Mittel für Rationalisierung usw.). Als Intensivierungseffekt der erweiterten Reproduktion der Volkswirtschaft fungiert im Sozialismus das gesamte verwendbare Nationaleinkommen, was im Jahre 1990 die 300-Mrd.-Mark-Grenze überschreiten wird. Von der Höhe des Nationaleinkommens hängt es ab, wie die laufenden Bedürfnisse der Bevölkerung befriedigt werden können und welche Möglichkeiten die sozialistische Wirtschaft hat, im Interesse der Hebung des Lebensniveaus erweitert zu reproduzieren. Eine Maximierung des Konsumtionsfonds, der auch größere stabile Reproduktionsbedingungen für das Gesundheits- und Sozialwesen erschließt, setzt optimale Proportionen zwischen Produktion, Konsumtion und Akkumulation voraus, die vom Gesundheits- und Sozialwesen mit beeinflußt werden (vgl. Abb. 2). Das bedeutet, mit Akkumulationsmitteln sparsam umzugehen – also hohe Investitionseffektivität zu gewährleisten, die Grundmittelwirtschaft rationell zu gestalten u. ä. – damit das Lebensniveau der Bevölkerung weiter erhöht werden kann.

Schon Karl Marx hat darauf hingewiesen, daß außer den materiellen Konsumgütern stets eine Menge von Dienstleistungen existiert und damit die Menge der konsumierbaren Gebrauchswerte in jedem Augenblick größer ist als die Menge der materiellen Konsumgüter. Bei der Gestaltung der entwickelten sozialistischen Gesellschaft hängt der Volkswohlstand nicht nur von den materiellen Konsumgütern ab, sondern zunehmend von den Leistungen der nichtproduzierenden Sphäre. Das ist in den letzten Jahren vermehrt Gegenstand wissenschaftlicher Untersuchungen geworden (11).

Was zeigt sich hier unter anderem aus reproduktionstheoretischen Gesichtspunkten?

Die historisch-logische Analyse zeigt, daß zu den Merkmalen des umfassenden sozialökonomischen Prozesses der Intensivierung die Tendenz der unablässigen Ausweitung auf die verschiedenen Bereiche der gesellschaftlichen Produktion gehört. Naturgemäß ist die Intensivierung primär auf die Sphäre der materiellen Produktion gerichtet. Erst wenn ein bestimmtes Entwicklungsniveau der materiellen Produktion erreicht ist, entsteht die Möglichkeit und Notwendigkeit nach geistiger und anderer nichtproduktiver Tätigkeit und das in wachsendem Maße. In der historischen Entwicklung gesehen, ist die Verselbständigung der nichtproduzierenden Sphäre bekanntlich im Prozeß der gesellschaftlichen Arbeitsteilung bereits Ausdruck der Intensivierung in der Volkswirtschaft. Ohne diesen Prozeß wachsender Arbeitsteilung mit zunehmender Intensivierung der materiellen Produktion wäre es nicht denkbar gewesen, den nichtproduzierenden Bereich aus dem gesellschaftlichen Mehrprodukt solche umfangreichen Mittel zuzuführen, die unter anderem dazu führten, daß 1986 über 21 % = 1,8 Mio (1949 = 12,4 %) aller Berufstätigen der Volkswirtschaft hier tätig sind mit einem Grundmittelbestand von etwa 457 Mrd. Mark, gegenüber 143,7 Mrd. Mark im Jahre 1950.

Im kulturell-sozialen Bereich vollzieht sich gleichfalls objektiv der wachsende Vergesellschaftungsprozeß in Form der Arbeitsteilung, der Spezialisierung, Konzentration, Kombination, Kooperation und der Zentralisation. Indessen sind diese Aspekte der Vergesellschaftungsprozesse bei allen Gemeinsamkeiten in den Gesetzmäßigkeiten nicht gleichermaßen ausgeprägt wie im produzierenden Bereich und auch noch nicht hinreichend analysiert. So mißt sich m. E. der Fortschritt des Vergesellschaftungsprozesses im Gesundheitswesen darin, wie es gelingt, den Gesundheitszustand des Menschen und seine Leistungsfähigkeit sowie sein Wohlbefinden bis in das hohe Alter allseitig und umfassend zu gewährleisten. Wenn auch die medizinische und andere Arbeit teilbar ist, spezialisiert vor sich gehen kann, der Mensch ist und bleibt eine konkrete biologische, psychische und soziale Einheit mit Name, Adresse und Geschlecht. Historisch-logisch entsteht das Problem der Intensivierung von Leistungsprozessen der nichtproduzierenden Sphäre also später als im produzierenden Bereich. Erst wenn die Gesellschaft über eine quantitativ hinreichend entwickelte Sphäre der nichtmateriellen Produktion mit einer entwickelten personellen, materiell-technischen Basis, einer in den territorialen Gebieten entsprechend den gewachsenen Bedürfnissen der Bevölkerung ausgewogenen Standortverteilung kulturell-sozialer Versorgungskapazitäten, einer entsprechenden Zahl von Beschäftigten mit hoher Bildung und Erfahrung, hohen Kenntnissen und Fertigkeiten, einem ausgewogenen Reifegrad im Verhältnis von Spezialisierung, Arbeitsteilung und integrativer Kooperation zwischen den verschiedenen Bereichen, Zweigen, Einrichtungen, Berufsgruppen usw. verfügt, tritt das Problem und schrittweise auch das gesellschaftliche Erfordernis intensiver Entwicklung von Bedingungen und Voraussetzungen der nichtproduzierenden Sphäre und deren Glieder sowie vor allem deren aktiver Rückkopplung auf höhere Qualität und Effektivität der materiellen Produktion immer stärker in den Vordergrund. Bisher vollzog sich die Entwicklung des kulturell-sozialen Bereichs, darunter auch des Gesundheits- und Sozialwesens, vordergründig über den Weg extensiver Faktoren, wenngleich es schon immer partielle Züge von intensiver Entwicklung von Kapazitäten, des gesellschaftlichen Arbeitsvermögens, der Organisation und diagnostischen sowie therapeutischen Methoden und Verfahren gegeben hat. Indessen: die umfassende Intensivierung ist ein objektiver Faktor unseres gesamten gesellschaftlichen Voranschreitens. Koziolek und Reinhold sagen dazu: „Um die intensiv erweiterte Reproduktion als prinzipiell neuen Wachstumstyp der Volkswirtschaft durchzusetzen, genügt es nicht, einzelne Inseln hoher Effektivität zu schaffen, vielmehr muß die Intensivierung umfassend sein; sie muß alle Bereiche der Wirtschaft und alle Phasen des Reproduktionsprozesses erfassen." (ND vom 11. 3. 1987).

Die kulturell-sozialen Bereiche haben zunehmend ihren eigenen spezifischen Beitrag zur Entwicklung der Produktivkräfte und der Produktionsverhältnisse zu erbringen. Es wird ein weiterer aktiver Beitrag zur Steigerung der volkswirtschaftlichen Leistungskraft, insbesondere über die Reproduktion des gesellschaftlichen Arbeitsvermögens, die Population und die Arbeitskraft als der Hauptproduktivkraft notwendig. Deshalb müssen sich die kulturellen und sozialen Bereiche gleichfalls den Fragen höherer Effektivität, den qualitativen Wachstumsfaktoren, der Anwendung und Nutzung von Schlüsseltechnologien stellen, um auch hier mit den gegebenen Ressourcen ein Maximum an Bedürfnisbefriedigung für die Menschen zu erlangen.

Karl Seidel sagt: „Als Schlüssel für die weitere notwendige Qualitäts- und Effektivitätserhöhung orientiert der XI. Parteitag die Mitarbeiter des Gesundheits- und Sozialwesens vor allem darauf, die qualitativen Faktoren des Leistungswachstums voll zu erschließen und noch konsequenter zu nutzen. Dazu ist es auch in nächster Zeit erforderlich:

1. stets eine hohe Wissenschaftlichkeit im prophylaktischen, diagnostischen, therapeutischen und rehabilitativen Handeln, in der gesamten medizinischen Arbeit zu gewährleisten, das Wissen und Können der Ärzte, Schwestern und anderen Mitarbeiter durch ein hohes Niveau in Ausbildung und Erziehung

sowie in der Weiter- und Fortbildung ständig zu vervollkommnen, Niveau, Umfang und Potential der medizinischen Forschung sowie des wissenschaftlichen Lebens in den Gesundheitseinrichtungen konsequent zu fördern und so auch im Gesundheitswesen der objektiv wachsenden Rolle der Wissenschaft noch besser zu entsprechen;

2. das Verantwortungsbewußtsein der Mitarbeiter und ihre Einstellung zur Arbeit im sozialistischen Gesundheitswesen auf der Grundlage einer klaren Haltung zum sozialistischen Staat weiter zu festigen und immer stärker auch politisch zu motivieren sowie eine den Prinzipien der sozialistischen Ethik und Moral entsprechende Berufsauffassung weiter herauszubilden;

3. die Fähigkeit der Leiter zu fördern, die gestellten Aufgaben konsequent und ideenreich zu verwirklichen, die richtigen Schwerpunkte zu setzen, eine lebendige Arbeit mit den Kadern zu pflegen, die Kräfte und Mittel effektiv einzusetzen sowie planmäßig zu entwickeln und so die Kollektive zu hohen Leistungen zu führen;

4. die eigenen Initiativen der Mitarbeiter zur Erfüllung und Überbietung der gestellten Aufgaben allseitig zu fördern und zu unterstützen, die Erfahrungen der Besten konsequenter zu verallgemeinern, den sozialistischen Wettbewerb politisch zu führen und auf die Erfüllung der Schwerpunktaufgaben zu richten, die Initiativen der Jugend stärker herauszufordern und den jungen Mitarbeitern anspruchsvolle Aufgaben zu stellen sowie das Zusammenwirken der staatlichen Leiter mit der Gewerkschaft, dem Jugendverband, dem DRK der DDR, der Volkssolidarität und weiterer gesellschaftlicher Organisationen noch enger zu gestalten." (21)

Natürlich werden jetzt und auch in naher Zukunft diese oder jene Gebiete der medizinischen und sozialen Betreuung weiter extensiv wachsen. Dazu wird auch territorial eine unterschiedliche Entwicklung, oft eng verbunden mit dem komplexen Wohnungsbau usw. vor sich gehen müssen, um unbegründete Betreuungs- und Versorgungsunterschiede zu reduzieren. Insofern wird die Reproduktion der Volkswirtschaft und ihrer Bereiche und Zweige weiter extensive und intensive Faktoren beinhalten. Ausgehend vom Aufwand an Arbeitskräften und Grundfonds dürfte der Anteil der intensiven Entwicklung am Leistungszuwachs des Gesundheitswesens heute noch geringer sein als der der extensiven Entwicklung. In welchem Tempo sich hier Änderungen vollziehen, muß noch näher untersucht werden. Es ist indessen geboten, sich damit auseinanderzusetzen, worin sich medizinische und soziale Betreuungsprozesse von denen der Produktion generell und damit auch hinsichtlich der Intensivierungsproblematik unterscheiden. Meines Erachtens muß man dabei unter anderem folgendes hervorheben:

1. Eine Aufwandssenkung an lebendiger Arbeit und auch in vielen Fällen hinsichtlich des laufenden Aufwandes an vergegenständlichter Arbeit ist je Leistungs- und bzw. Ergebniseinheit in der medizinischen und sozialen Betreuung im allgemeinen nicht oder kaum möglich, was sicher zwischen Haupt- und Nebenprozessen differenziert zu betrachten ist. Prinzipiell muß m. E. der Aufwand tendenziell steigen, unter Beachtung von Qualität und Effektivität.

2. Die Aufwendungen für die medizinische und soziale Betreuung sind nicht in direkter Form an eine Art Rückflußproblematik, also an eine sogenannte Fondseffektivität zu binden, wie das bei der Herstellung von Waren und

Dienstleistungen, die zum Verkauf angeboten werden, möglich und erforderlich ist. Die Wirkungen dieser Aufwendungen für den Menschen und seine Gesundheit unterliegen in hohem Maße außerökonomischen Beurteilungskriterien (vgl. Seidel, 3).

3. Es kommt grundsätzlich nicht darauf an, Zeit aus der Patientenbetreuung freizusetzen, sondern Zeit für den Patienten zu gewinnen, was im Einzelfall durchaus bedeuten kann, daß die gleiche oder sogar höhere Wirksamkeit ärztlicher und pflegerischer Arbeit mit weniger Zeitaufwand erreicht werden kann, wenn dies wirkungsvolle Methoden, Verfahren, Techniken, Arbeitsorganisation usw. im Dienste der Gesundheit des Patienten möglich machen.

4. Die ökonomisch-technischen Sicherungsprozesse für den die Betreuung unmittelbar durchführenden medizinischen Hauptprozeß wirken oft unmittelbarer und direkter auf die Bedürfnisse der Menschen (Patienten und Mitarbeiter) ein, als in Zweigen der produzierenden Bereiche, wo Produzent und Konsument zeitlich und örtlich stark voneinander getrennt sind und über das gesellschaftliche System der Distribution und Zirkulation zusammengeführt werden. Medizinische Leistungen am und für den Patienten lassen sich weniger über Ort, Zeit und Raum transportieren, kaum langzeitig speichern, lagern, usw., so wie das bei Produkten zur modernen und kostengünstigen Produktion von materiellen Gütern möglich und zunehmend mit der Intensivierung in den produzierenden Bereichen erforderlich ist. Die medizinische und soziale Betreuung muß möglichst dort sein, wo die Bürger wohnen und arbeiten, allgemein zugänglich. Damit wird das Probem von unzumutbaren Wegezeiten usw. aufgeworfen, die Problematik der Bürgernähe dieser Leistungen angesprochen. Damit wird auch auf bestimmte Grenzen von Konzentration, Spezialisierung und Zentralisierung im Gesundheits- und Sozialwesen verwiesen. Hier gilt m. E. das Primat der Betreuungs- und bzw. Versorgungsfunktion, ohne die ökonomische Funktion des vernünftigen Umgangs mit immer begrenzten Ressourcen im Dienste der Menschen und ihrer Gesundheit zu unterschätzen.

5. Der volkswirtschaftliche Begriff ressourcensparender Typ dürfte allerdings für Teilprozesse der Reproduktion der materiell-technischen Basis des Gesundheitswesens durchaus nutzbar sein (Heizölablösung, vernünftiger Umgang mit Verwaltungsmaterial, Optimierung der Transportleistungen usw.).

Die Problematik der Stellung des Gesundheits- und Sozialwesens im gesellschaftlichen Reproduktionsprozeß muß noch weiter erforscht werden. In nachfolgenden Beiträgen wird differenzierter auf die Problemstellungen eingegangen.

Literatur

1. Vgl. Programm der SED, Dietz-Verlag, Berlin 1976, S. 25 ff.
2. Autorenkollektiv: Umfassende Intensivierung und Reproduktionstheorie, Dietz-Verlag, Berlin 1987, S. 9 ff.
3. Vgl. Autorenkollektiv: Aktuelle Probleme der Gesundheitspolitik und die Aufgaben der Parteiorganisation, Dietz-Verlag, Berlin 1985
4. Marx, K.: Einleitung zur Kritik der Politischen Ökonomie, 1857, Marx/Engels Werke Bd. 13, Dietz-Verlag Berlin 1957, S. 630/631
5. Lenin, W. I.: Notizen zur Frage der Theorie der Märkte, 1898, Werke Bd. 4, Dietz-Verlag, Berlin 1974, S. 48–50

6. Vgl.: Planung und Ökonomie des Gesundheitswesens, Verlag Die Wirtschaft, Berlin 1981, S. 37–57
7. Erler, H., Keck, A.: Zur Wirkung und Ausnutzung ökonomischer Gesetze und Kategorien im Gesundheitswesen, Fischer, Jena 1981
8. Keck, A.: Die Stellung des Gesundheitswesens in der gesellschaftlichen Reproduktion, Z. f. ärztl. Fortbild. 80 (1986) 555–558
9. Caquelin, J.: Politökonomische Grundlagen der Ökonomie des Gesundheitswesens im Sozialismus, Dissertation B, Hochschule für Verkehrswesen, Dresden 1984
10. Definitionen und Kennziffern für Planung, Rechnungsführung und Statistik, Staatsverlag, Berlin 1986
11. Autorenkollektiv: Die Leitung und Planung der kulturell-sozialen Bereiche, Verlag Die Wirtschaft, Berlin 1984
12. Vgl. Gesetz über den Staatshaushaltsplan 1987, GBl. Teil I Nr. 36, S. 471/472
13. Nach Statistischem Taschenbuch der DDR 1987, Staatsverlag der DDR Berlin 1987, S. 25, 108
14. Marx, K.: Das Kapital, Erster Band Marx/Engels Werke, Bd. 23, Dietz-Verlag Berlin 1975, S. 591
15. Marx, K.: Das Kapital, Bd. 3 MEW Bd. 25
16. Notkin, A.: Intensivierung und Effektivität der erweiterten Reproduktion, aus: Fragen der Wirtschaft 1981, Heft 9, S. 86–96
17. Effektivität der Volkswirtschaft in der intensiv erweiterten Reproduktion, Abhandlungen der Akademie der Wissenschaften der DDR, Veröffentlichungen der Wissenschaftlichen Räte W 3/1985, Akademie Verlag, Berlin 1985
18. Koziolek, H.: Aktuelle Fragen der marxistisch-leninistischen Reproduktionstheorie, Vorlesungen und Schriften, Parteihochschule „Karl Marx" beim ZK der SED, Berlin 1985
   – Umfassende Intensivierung und Infrastruktur, Sitzungsberichte der Akademie der Wissenschaften der DDR, Gesellschaftswissenschaften 2 G 1986, Akademie Verlag, Berlin 1986
   – Reproduktion und Nationaleinkommen, Verlag Die Wirtschaft, Berlin 1979
19. Koziolek, H., u. a.: Reproduktion und Infrastruktur, Verlag Die Wirtschaft Berlin 1986
20. Keck, A.: Intensivierung und Rationalisierung – Grundlage für stabiles und dynamisches Wachstum der Volkswirtschaft und sozialen Fortschritt, Z. f. ärztl. Fortbild. (1986), S. 777–778
21. Seidel, K.: Kommunisten gehen voran und reißen andere mit, in: humanitas 19/87, S. 3
22. Hauptreferat des Ministers für Gesundheitswesen der DDR zur Wissenschaftlichen Konferenz anläßlich des 70. Jahrestages der Großen Sozialistischen Oktoberrevolution am 20. 11. 1987

Kommunalpolitisches Wirken für eine niveauvolle medizinische Betreuung in den Städten und Gemeinden
P. Peuker

Wenn vom Gesundheitswesen große Bürgernähe in seiner gesamten Tätigkeit gefordert wird, so ist das in besonderem Maße ein hoher Anspruch an die bürgernahe Arbeitsweise der Volksvertretungen sowie ihrer Räte und Fachorgane in den Städten und Gemeinden.
Ihnen obliegt die Förderung und Koordinierung aller Aktivitäten im Territorium zur Verwirklichung der gesundheitspolitischen Aufgaben als fester Bestand-

teil der Kommunalpolitik. Darauf wurde bereits im „Bitterfelder Beschluß" (1) orientiert. Wie alle seitdem gesammelten Erfahrungen in den Bezirken und Kreisen zeigen, arbeiten immer mehr örtliche Volksvertretungen auf der Grundlage langfristiger Ratsbeschlüsse sowie komplexer Entwicklungskonzeptionen erfolgreich auf notwendige enge Kooperationsbeziehungen mit Kombinaten, Betrieben, Genossenschaften und Gesundheitswesen im jeweiligen Territorium hin. Das Gesetz über die örtlichen Volksvertretungen in der DDR vom 4. Juli 1985 räumt dafür umfassende Rechte und Befugnisse ein, die jeweils spezifische Verantwortung im territorialen Reproduktionsprozeß für die Leistungs- und Funktionsfähigkeit der Einrichtungen der Betreuung und Versorgung konsequent und initiativreich wahrzunehmen (2).

Zur Verantwortlichkeit und Einflußnahme der örtlichen Volksvertretungen in den Städten und Gemeinden auf die Inanspruchnahmebedingungen der medizinischen Betreuung

Für den Bürger entscheidende Kriterien der Beurteilung der medizinischen Betreuung in der jeweiligen Stadt oder Gemeinde sind vor allem die Stabilität und Kontinuität der Tätigkeit der Gesundheitseinrichtungen, ihre Erreichbarkeit und Zugänglichkeit, ihre Funktions- und Arbeitsweise in Übereinstimmung mit den konkreten territorialen Anforderungen und Bedingungen.
Territoriale Bedingungen der gesellschaftlichen Reproduktion sind ganz allgemein die Gesamtheit der spezifischen örtlichen Gegebenheiten für ein störungsfreies Funktionieren der komplexen ökonomischen, sozialen und geistigen Prozesse in den Städten und Gemeinden, einschließlich aller daraus resultierenden territorialen Beziehungen und Verflechtungen. Dieser territoriale Aspekt der gesellschaftlichen Reproduktion durchzieht alle Sphären, Bereiche, Zweige und Ebenen der Volkswirtschaft. Er ist Gegenstand vor allem der territorialen Planung und Ökonomie sowie Bestandteil der Volkswirtschaftsplanung (3).
Die territorialen Bedingungen der gesellschaftlichen Reproduktion bilden einen unauflösbaren wechselseitigen Zusammenhang. Sie umfassen die Gesamtheit der Bedingungen und Erfordernisse der Reproduktion und unablässigen Vervollkommnung

- der sozialistischen Produktionsverhältnisse in ihrer Totalität;
- des wissenschaftlich-technischen Fortschritts;
- der materiell-technischen sowie Energie- und Rohstoffbasis der Volkswirtschaft;
- des Menschen, einschließlich des gesellschaftlichen Arbeitsvermögens;
- der Naturressourcen und der natürlichen Umwelt.

Das konkrete Erscheinungsbild der territorialen Bedingungen der gesellschaftlichen Reproduktion wird geprägt von der jeweiligen Territorialstruktur, den territorialen Proportionen und Verflechtungen sowie dem dynamischen Wechselverhältnis von Standortanforderungen und Gebietsbedingungen. Sie gelten als die Hauptproportionen komplexer Territorialentwicklung.
Die Bedürfnisse und der Bedarf von Bevölkerung, Betrieben und Einrichtungen nach bestimmten territorial gebundenen Ressourcen sowie produktiven und konsumtiven Leistungen sind die jeweiligen Standortanforderungen. Ihnen stehen als Rahmen zur Befriedigung der Bedürfnisse und des Bedarfs entsprechende

territoriale Möglichkeiten und Strukturen als konkrete Gebietsbedingungen gegenüber. Sie sind in den jeweiligen Territorien und Gebieten historisch entstanden bzw. natürlich gewachsen; quantitativ, qualitativ sowie strukturell durch Unterschiede charakterisiert. Sie können Ergebnis sowohl planmäßig gewollter Differenzierung sein, als auch temporär unproportionaler Entwicklung und Gestaltung ihrer Verflechtung und Wechselbeziehungen.

Die territorialen Bedingungen sowie Teilstrukturen in den jeweiligen Territorien berühren unmittelbar, differenziert und spezifisch die subjektiven sowie materiell-gegenständlichen Voraussetzungen und Faktoren der medizinischen Betreuung. Qualität und Effektivität der Arbeit im Gesundheitswesen, Stabilität und Kontinuität der medizinischen Betreuung, Zugänglichkeit, Inanspruchnahmebedingungen sowie Funktionsfähigkeit der Einrichtungen, Arbeits- und Lebensbedingungen der Mitarbeiter, ihre Verhaltens-, Denk- und Arbeitsweisen, sozialen Aktivitäten und demokratische Mitwirkung am gesellschaftlichen Leben werden von den territorialen Bedingungen in den Städten und Gemeinden nachhaltig beeinflußt. In ihrer Verflechtung bilden sie den materiell-räumlichen Rahmen der komplexen Arbeits- und Lebensbedingungen der Mitarbeiter des Gesundheitswesens, der Tätigkeit und des Funktionierens der Einrichtungen der medizinischen Betreuung (4).

Diese komplexen Zusammenhänge und Wechselbeziehungen fordern die Fachorgane Gesundheits- und Sozialwesen der örtlichen Räte zur Fähigkeit und Bereitschaft zu weitgespannter Kooperation im Territorium heraus. Sie erfordert verstärkt eigenes Bemühen, den mit dem Gesetz über die örtlichen Volksvertretungen in der DDR (GöV) gewachsenen Handlungsspielraum für die Einflußnahme auf die Inanspruchnahmebedingungen und Funktionstüchtigkeit der Einrichtungen des Gesundheitswesens im Territorium voll auszuschöpfen.

Eine wesentliche Seite dieser Einflußnahme seitens der örtlichen Volksvertretungen besteht darin, daß jede Änderung der Funktionsweise sowie die Festlegung der Öffnungszeiten der Einrichtungen des Gesundheits- und Sozialwesens der Zustimmung der Räte der jeweiligen Städte und Gemeinden bedarf (§ 87 Abs. 1 des GöV).

Dazu zählen im weiteren Sinne auch die Öffnungszeiten bzw. die Arbeitsbereitschaft außerhalb der normalen Dienstzeit der Einrichtungen. Wie die Sprechstundenzeiten sowie die Funktionsweise von Hausbesuchs- und Bereitschaftsdiensten festgelegt werden, hat sich in erster Linie nach den Betreuungsbedürfnissen und -erfordernissen im Territorium zu richten und nicht nur nach Gesichtspunkten, die von Auffassungen und Meinungen im Gesundheitswesen allein getragen werden. Es handelt sich hier in jeder Beziehung um „öffentliche Angelegenheiten". Sie bürgernah zu regeln bedeutet, notwendige Festlegungen vorher mit den örtlichen Räten abzustimmen. Schließlich müssen auch vom Gesundheitswesen die konkreten territorialen Gegebenheiten und Erfordernisse, wie zum Beispiel Produktionsstruktur, Arbeits- und Schichtrhythmus der Werktätigen in den verschiedenen Bereichen gründlich berücksichtigt werden.

Eine solche konkrete territoriale Gegebenheit mit Einfluß auf die schnelle und wegezeitsparende Zugänglichkeit und Inanspruchnahme medizinischer Betreuung ist zum Beispiel der öffentliche Nahverkehr, vor allem der innerstädtische Personenverkehr. Das zeigt sich besonders bei der Nutzung der Früh-, Spät- und Wochenendsprechstunden.

Ihre Inanspruchnahme besonders durch Patienten aus dem Umland der Kreisstädte sowie ländlichen Gebieten hängt maßgeblich ab von der Fahrplangestaltung und den Linienführungen der Kraftverkehrsbetriebe. Hier räumt das GöV den Räten der Städte und Gemeinden das Recht ein, auf die erfordernisgerechte Erarbeitung von Fahrplänen Einfluß zu nehmen, bei der Festlegung von Linienführungen mitzuwirken sowie die Haltestellen in ihrem Territorium zu bestätigen (§ 71 Abs. 2 des GöV).

Schnelle und leichte Erreichbarkeit und Zugänglichkeit der medizinischen Betreuung im Territorium sind unmittelbar abhängig von den Standorten der jeweiligen Einrichtungen. Dieser Zeitaspekt ist besonders bedeutsam in der medizinischen Grundbetreuung. Aus Standortfestlegungen sowie der konkreten Standortsituation der Einrichtungen des Gesundheitswesens resultieren für die Bürger spezifische Betreuungsbereiche und Zugangsmöglichkeiten der ambulanten und stationären medizinischen Betreuung. Die gesundheitspolitischen Orientierungen in den Beschlüssen und Maßnahmeplänen der Sozialistischen Einheitspartei Deutschlands und des Ministeriums für Gesundheitswesen zielen auf die Integration fachärztlicher Betreuung in leistungsfähigen Zentren. Neben dem Neubau von Polikliniken und Ambulatorien im Rahmen des komplexen Wohnungsbaus zählt dazu auch die nahräumliche Konzentration verschiedener ambulanter Facharztdisziplinen mit drei und mehr Arbeitsplätzen vor allem im Rahmen innerstädtischer Gestaltungskonzeptionen. Das Streben nach höherer Qualität und Effektivität in der medizinischen Arbeit schließt ein, ungeeignete Einrichtungen in Form isolierter Einzelarbeitsplätze oder ehemals geschaffener Provisorien schrittweise aufzugeben.

Entscheidungen über Standortfragen auf dem Gebiet der medizinischen Betreuung berühren stets staatsbürgerliche Rechte und staatliche Gewährleistungspflichten zum Schutze von Gesundheit und Arbeitskraft, die im Artikel 35 der Verfassung der DDR garantiert werden. Es handelt sich hierbei um die Komplexität und Einheit von Vorbeugen, Erkennen und Behandeln von Krankheiten, von Pflege, Fürsorge, Betreuung und Rehabilitation, eingeschlossen auch das Recht auf ärztliche Hausbesuche sowie medizinische Betreuung in der Wohnung.

Standortfragen greifen somit tief in die medizinischen Betreuungsbedingungen im Territorium ein. Dieser generelle Zusammenhang findet im Bericht des ZK der SED an den XI. Parteitag Hervorhebung in der Forderung, bei der Standortwahl von Einrichtungen der Betreuung und Versorgung stets größte Sorgfalt walten zu lassen.

Die örtlichen Volksvertretungen in den Städten und Gemeinden nehmen ihren Einfluß auf Standortfragen der medizinischen Betreuung in ihrem Territorium dadurch wahr, daß sie an der analytisch-konzeptionellen Arbeit der Räte der Kreise zur Vorbereitung und Durchführung geplanter Vorhaben im komplexen Wohnungsbau und der Stadtentwicklung mitwirken (§ 45 Abs. 1 in Verbindung mit § 8 Abs. 3 des GöV). Ausdrücklich legt das Gesetz fest, daß die übergeordneten Räte und deren Fachorgane Gesundheits- und Sozialwesen verpflichtet sind, über die Schaffung und Entwicklung von medizinischen und sozialen Einrichtungen sowie deren Betreuungsbereiche in Abstimmung mit den jeweiligen örtlichen Räten zu entscheiden. (§ 55 Abs. 3 des GöV). Die Grundlinien der langfristigen Stadt- und Gemeindeentwicklung, deren fester Bestandteil die medizinische und soziale Betreuung ist, erarbeiten die Volksvertretungen der Städte und Gemeinden unter enger Einbeziehung der Bürger in Abstimmung mit dem Rat des Kreises (§ 63 Abs. 2 des GöV). Schließlich nehmen sie ihren Einfluß auf Standortfragen der medizinischen Betreuung auch dadurch wahr, daß sie für die Erteilung von Standortgenehmigungen im Territorium verantwortlich sind (§ 63 Abs. 5 des GöV).

Zugänglichkeit und Inanspruchnahmebedingungen der medizinischen Betreuung im Territorium sind für den Bürger Ausdruck der sozialen Qualität seines Gesundheitswesens. Er beurteilt sie nach der Fähigkeit der Leitungen und Mitarbeiter der Einrichtungen, stabil und kontinuierlich die mit dem Betreuungs- und Funktionsprofil festgelegten Leistungen und Dienste jederzeit zuverlässig gewährleisten zu können. Das betrifft besonders das breite Spektrum jener Gebiete, die von den Bürgern am häufigsten und im breiten Umfang in Anspruch genommen werden. Grundanliegen ist und bleibt hier die Gewährleistung der medizinischen Grundbetreuung auf hohem Niveau. Zur Durchsetzung dieser Orientierung haben die Räte der Städte und Gemeinden das Recht, die Tätigkeit und Arbeitsweise der Einrichtungen des Gesundheitswesens im Territorium zu kontrollieren. Dabei stützen sie sich auf die Rahmenkrankenhausordnung (5) sowie auf die Pläne der Einrichtungen (6). Die Leiter von Gesundheitseinrichtungen sind verpflichtet, über die Erfüllung der ihnen gestellten Aufgaben vor den Räten der Städte und Gemeinden Rechenschaft abzulegen (§ 78 Abs. 1 des GöV). Auf Funktionstüchtigkeit, Betreuungskultur und Arbeitsbedingungen in den Einrichtungen des Gesundheitswesens wirken maßgeblich und nachhaltig der Zustand der Gebäude sowie Niveau und Brauchbarkeit der versorgungswirtschaftlichen und technischen Ausstattungen ein. Speisenversorgung, Transportwesen, Wäschereien, Heizung, Reinigung u. a. nehmen hier eine Schlüsselstellung ein. Nicht umsonst ist deshalb in der Direktive des XI. Parteitages der SED fest verankert, durch Rekonstruktion und Modernisierung die Betreuungsbedingungen und Funktionsfähigkeit der bestehenden Einrichtungen planmäßig zu verbessern.

Im Rahmen ihrer Gesamtverantwortung für die Betreuung und Versorgung der Bevölkerung legen die Räte der Städte und Gemeinden die Rang- und Reihenfolgen bei der Durchführung von Baumaßnahmen zur Erhaltung von Gebäuden und baulichen Anlagen fest. Sie sind berechtigt, von den ihnen nicht unterstellten Kombinaten und Betrieben des Bauwesens über die Durchführung der im Territorium erfolgenden Maßnahmen des Neubaus, der Rekonstruktion, Modernisierung und Erhaltung von Wohnbauten und gesellschaftlichen Einrichtungen Rechenschaft zu verlangen (§ 66 Abs. 2 des GöV). Änderungen der planmäßig zugewiesenen Baukapazitäten durch übergeordnete Organe bedürfen der Zustimmung der betreffenden Volksvertretung (§ 66 Abs. 3 des GöV).

Eine wesentliche Gewähr dafür, den mit dem GöV staatsrechtlich erweiterten Handlungsspielraum und Einfluß der Volksvertretungen auf die Verbesserung der Inanspruchnahme sowie Funktionsfähigkeit der Gesundheitseinrichtungen voll zu erschließen, ist die leitende, koordinierende und organisierende Tätigkeit der Räte und deren Fachorgane. Dem verantwortungsvollen und konstruktiven Wirken der Kreisärzte und Mitarbeiter in den Abteilungen Gesundheits- und Sozialwesen kommt hierbei eine wachsende Rolle zu. Ein Schlüssel für deren erfolgreiche und wirksame Arbeit besteht darin, noch effektiver die reichen politischen Erfahrungen und das fachliche Wissen, die demokratischen Impulse und Aktivitäten der Abgeordneten und berufenen Bürger in den ständigen Kommissionen Gesundheits- und Sozialwesen für die Verwirklichung der gesundheitspolitischen Aufgaben im Territorium zu nutzen.

Entsprechend den qualitativ höheren Anforderungen an die staatliche Arbeit und sozialistische Demokratie sind mit dem GöV auch die Tätigkeitsformen und Arbeitsweise der ständigen Kommissionen als Organe der Volksvertretungen staatsrechtlich weiter ausgestaltet worden. Besonders kommt das im § 14 des GöV zum Ausdruck. Er räumt den Kommissionen u. a. die Befugnis ein, den Mitgliedern der Räte, den Leitern von Betrieben und Einrichtungen sowie den Vorsitzenden von Genossenschaften Empfehlungen zu geben. Über das Ergebnis solcher Empfehlungen sind die Kommissionen innerhalb von 14 Tagen zu informieren.

Viele ständige Kommissionen Gesundheits- und Sozialwesen leisten auf dieser Grundlage zunehmend eigenständige Beiträge zur Verbesserung der Inanspruchnahmebedingungen für eine niveauvolle medizinische Betreuung. Hauptrichtungen dieses gesundheits- und kommunalpolitischen Wirkens sind vor allem (7):

- die Erläuterung von Beschlüssen der Volksvertretung und übergeordneter Organe in Arbeitskollektiven und Hausgemeinschaften verbunden mit Rechenschaftslegungen über die Abgeordnetentätigkeit und Eingabenbearbeitung;
- Arbeitsbesuche, operative Visiten und Informationsaustausche in Einrichtungen des Gesundheits- und Sozialwesens zu Problemen der Plandurchführung, der Wettbewerbsergebnisse sowie der Verbesserung der Arbeits- und Lebensbedingungen der Mitarbeiter;
- Mitwirkung an der territorialen und betrieblichen Koordinierung gesundheitspolitischer Aufgaben und Maßnahmen, die als Bestandteil territorialer Rationalisierung und Gemeinschaftsarbeit zwischen Staatsorganen, Betrieben und Gesundheitswesen zu lösen sind;
- Förderung des Erfahrungsaustauschs zwischen Vertretern des Gesundheitswesens, gesellschaftlicher Kräfte sowie Betrieben und Einrichtungen im Territorium zur Verwirklichung von Aufgaben des Gesundheitsschutzes als gesamtgesellschaftliches Anliegen.

Die Wirksamkeit und Breite der Tätigkeit der ständigen Kommissionen, ihre Ausstrahlungskraft in den betrieblichen und territorialen Abgeordnetengruppen, im Wahlkreisaktiv und anderen gesellschaftlichen Gremien nimmt in dem Maße zu, wie die Räte und die Kreisärzte Standpunkte und Empfehlungen der Kommissionen und Abgeordneten aufgreifen, sich ihren initiativreichen Vorschlägen und Hinweisen zum Gesundheitsschutz und zur medizinischen Betreuung unverzüglich zuwenden, diese schnell prüfen und ohne Umschweife beantworten.

Dabei sind seit dem „Bitterfelder Beschluß" überall dort beachtliche Fortschritte erreicht worden, wo die gesundheitspolitischen Aufgaben als fester Bestandteil der politischen Führung und staatlichen Leitung der Gesamtprozesse im Territorium verwirklicht werden (8).

Zu den Formen und Methoden hierbei erfolgreichen Wirkens zählen operative Arbeitsbesuche des ganzen Ratskollektivs bzw. gemeinsame Visiten von Ratsmitgliedern und Abgeordneten in Einrichtungen und Kollektiven des Gesundheitswesens. Weiterbildungsveranstaltungen für ärztliche Leiter, auf denen

1. Sekretäre der Kreisleitungen der SED bzw. Vorsitzende von Räten der Kreise über aktuelle politische Probleme und kommunalpolitische Schwerpunktaufgaben sprechen, sind wirksame Formen der politisch-ideologischen Einflußnahme im Gesundheitswesen. Bewährte Arbeitspraktiken vieler Volksvertretungen, das gesamtgesellschaftliche Anliegen des Gesundheitsschutzes als gemeinsame Aufgabe aller Partner in den Blickpunkt territorialer Gemeinschaftsarbeit und kommunalvertraglicher Aktivitäten zu rücken, sind Seminare der Räte mit Betriebsleitern, thematische Konferenzen, ökonomische oder Rationalisierungskonferenzen in Gesundheitseinrichtungen mit geladenen Gästen aus dem Territorium, gesundheitspolitische Vorträge anläßlich des „Tages des Abgeordneten" oder des „Treffpunkts Wähler", wie auch die öffentlichen Abrechnungen des Leistungsvergleichs im territorialen Gesundheitswesen.

Für die Ausprägung vertrauensvoller Beziehungen zwischen Gesundheitswesen und Territorium bewährt sich die Tätigkeit gesellschaftlicher Beiräte bei ambulanten medizinischen sowie sozialen Einrichtungen in den Wohngebieten von Städten (9).

Ganztägige Bürgermeisterberatungen mit operativen Einsätzen in Gesundheitseinrichtungen, Fragestunden in Arbeitsberatungen der Ratsvorsitzenden mit Bürgermeistern „Bürgermeister fragen – der Kreisarzt antwortet", sind vielerorts bewährte Formen staatlicher Leitungstätigkeit, durch planmäßiges und koordiniertes Zusammenwirken Probleme des Gesundheitswesens anzupacken, die nur mit der Hilfe aller Räte der Städte und Gemeinden, also mit der Kraft des ganzen Kreises langfristig zu lösen sind. Die Rekonstruktion und Modernisierung größerer Gesundheitseinrichtungen steht hier im Vordergrund. Alle bisherige Praxis bestätigt einhellig, daß es sich hierbei um Prozesse der Leitung und Planung handelt, die durch zunehmende Komplexität und langfristige Zeithorizonte gekennzeichnet sind. Sie erfordern hohe Sachkunde und strategischen Weitblick des Kreisarztes. Notwendig ist vor allem eine stärkere Zuwendung zur analytischen und langfristig konzeptionellen Arbeit durch die Fachorgane Gesundheits- und Sozialwesen der örtlichen Räte. Nicht von ungefähr hob Erich Honecker in der Rede vor den 1. Sekretären der Kreisleitungen der SED im Februar 1987 die Notwendigkeit hervor, die Funktionsfähigkeit der Abteilungen Gesundheits- und Sozialwesen zu erhöhen. Das ist zugleich ein hoher Anspruch an das Qualifikationsniveau der hier tätigen Mitarbeiter.

Wahrnehmung der kommunalpolitischen Verantwortung für eine niveauvolle Betreuung und Versorgung der Bevölkerung in den Städten und Gemeinden (10) – und dazu zählen zweifelsfrei die Inanspruchnahmebedingungen und Funktionsfähigkeit der Gesundheitseinrichtungen – ist auf bloßen Zuruf nicht möglich und auch keine „Einbahnstraße". Alle mit der harmonischen Einordnung des Gesundheitsschutzes und der medizinischen Betreuung in die komplexe Territorialentwicklung verbundenen Leitungs- und Planungsprozesse machen die Arbeit mit langfristigen Entwicklungskonzeptionen zu einem zwingenden Erfordernis. Darauf wird bereits im „Bitterfelder Beschluß" verwiesen und im Maßnahmeplan zur Entwicklung des Gesundheitsschutzes und der medizinischen und sozialen Betreuung im Zeitraum 1986 bis 1990 (11) ist die Ausarbeitung einheitlicher Entwicklungskonzeptionen des Gesundheits- und Sozialwesens als eine Aufgabe der Räte der Bezirke und Kreise hervorgehoben worden.

Schwerpunkte langfristiger analytisch-konzeptioneller Arbeit, die sich schließlich in komplexen Entwicklungskonzeptionen des territorialen Gesundheits- und Sozialwesens im Bezirk und Kreis niederschlägt, vermittelt gedanklich folgendes Rahmenschema.

Schema 1 Gliederung einer langfristigen Entwicklungskonzeption des territorialen Gesundheitswesens

I. Stellung der Konzeption der langfristigen Entwicklung der medizinischen und sozialen Betreuung im System der komplexen Territorialentwicklung II. Kurzdarstellung der mit Priorität zu behandelnden Aufgaben, beabsichtigten Maßnahmen, erforderlichen Kräfte und Mittel sowie der Verantwortungsträger
III. Funktionen und Einfluß der Tätigkeit des territorialen GSW auf Bevölkerung und Gesundheitszustand IV. Schwerpunkte des Gesundheitsschutzes als gesamtgesellschaftliche Aufgabe – gesunde Lebensweise und Gesundheitserziehung – Hygiene der Arbeits- und Lebensbedingungen – Arbeits- und Gesundheitsschutz – Umweltschutz – medizinische Prävention V. Entwicklung der medizinischen und sozialen Betreuung in der Einheit von Vorbeugen, Erkennen, Behandeln von Erkrankungen sowie Dispensairebetreuung und Rehabilitation; Einheit von stationärer und ambulanter medizinischer Betreuung, von medizinischer Grund-, spezialisierter und hochspezialisierter Betreuung usw.
VI. Entwicklung des Arbeitsvermögens der medizinischen und sozialen Betreuung nach Berufen, Einrichtungen, Aus- und Weiterbildung, territoriale Sicherung des Ersatz- und Erweiterungsbedarfs VII. Reproduktion der materiell-technischen Basis sowie der territorialen Bedingungen der medizinischen und sozialen Betreuung (Rekonstruktion, Modernisierung, Erweiterung und Neuanschaffung der materiell-gegenständlichen Bedingungen der medizinischen Betreuung und Versorgung) VIII. Entwicklung des finanziellen Bedarfs des GSW nach Ausgabenarten und Leistungsarten
IX. Ausgewählte gesundheitspolitische Aufgaben und bereichsübergreifende Programme

Ausgehend vom bisherigen Erfahrungsstand in der Arbeit mit langfristigen Entwicklungskonzeptionen des territorialen Gesundheitswesens lassen sich folgende zusammenfassende Schlußfolgerungen ziehen:

1. Die von den Volksvertretungen beschlossenen langfristigen Entwicklungsrichtungen der medizinischen und sozialen Betreuung im Territorium sind für den Rat und das Fachorgan Gesundheits- und Sozialwesen Leitungs- und Planungs-

grundlage für die Profilierung der Einrichtungen der medzinischen und sozialen Betreuung, für ihre Koordinierung und Kooperation im Rahmen eines abgestuften Netzes, unabhängig von ihrer staatlichen Unterstellung.

2. Die mit dem übergeordneten Rat und Fachorgan abgestimmte langfristige Entwicklung des Gesundheits- und Sozialwesens im jeweiligen Territorium ermöglicht eine genauere und stabilere Jahresplanung.

3. Die Volksvertretungen in den Städten und Gemeinden werden besser befähigt und in die Lage versetzt, vorausschauend Aktivitäten und Initiativen zur Erhöhung der Leistungsfähigkeit der Einrichtungen des Gesundheits- und Sozialwesens zu planen und auszulösen und dafür Vorlauf im Rahmen territorialer Rationalisierung und Gemeinschaftsarbeit zu schaffen.

4. Die Ratsarbeit und die Tätigkeit der Fachorgane bei der Umsetzung der konzipierten Vorhaben und Maßnahmen gewinnt an Komplexität. Die einzelnen Ratsbereiche sind besser in der Lage, den erforderlichen Bedarf des Gesundheits- und Sozialwesens an territorialen Ressourcen zu bestimmen und ihn langfristig in die territorialen Proportionen und Bilanzen einzuordnen.

5. Die Entwicklungskonzeption ist Leitungs- und Planungsgrundlage für langfristige Entscheidungen und Maßnahmen zur Sicherung des Arbeitskräftebedarfs des Gesundheits- und Sozialwesens aus dem gesellschaftlichen Arbeitsvermögen des Territoriums, zur Seßhaftmachung der Kader und damit zur Erhöhung der Kaderstabilität, zur Aus-, Weiter- und Fortbildung der Kader und den qualifikationsgerechten, aufgaben- und funktionsbezogenen Mitarbeitereinsatz.

Langfristige komplexe Entwicklungskonzeptionen des Gesundheits- und Sozialwesens sind wichtige Führungsdokumente der Räte, mit denen in den Bezirken und Kreisen der intersektoralen Bedingtheit des Gesundheitsschutzes und Gesundheitswesens in effektiver Weise Rechnung getragen wird.

Ihre Ausarbeitung bedarf eines hohen Maßes an analytischer Arbeit und langfristiger Vorausschau. Sie stützt sich auf Ergebnisse und Erkenntnisse der Leistungsbewertung sowie von Leistungsvergleichen, auf die schöpferische und ideenreiche Mitwirkung der Mitarbeiter, Bürger sowie gesellschaftlicher Kräfte in den Städten und Gemeinden. Das abgestimmte Zusammenwirken bei der Wahrnehmung von Führungs- und Leitungsaufgaben sowie Aktivitäten und Impulse sozialistischer Demokratie vermittelt gedanklich das folgende Schema.

Territoriale Rationalisierung und Gemeinschaftsarbeit für ein effektives Gesundheitswesen

Die Sicherung und konsequente Fortsetzung des im Gesundheitswesen bisher Erreichten hängen zunehmend immer mehr davon ab, wie es gegenwärtig und künftig gelingt, ein enges und effektives Zusammenwirken des Gesundheitswesens in den Kreisen, Städten und Gemeinden – oft über die Grenzen des eigenen Territoriums oder Versorgungsbereichs hinaus – zu gewährleisten und sich der territorialen Rationalisierung und Gemeinschaftsarbeit mit Staatsorganen, Kombinaten, Betrieben, Genossenschaften und Einrichtungen zu stellen.

Vor allem vom Gesundheitswesen selbst erfordert das die Fähigkeit und Bereitschaft zur weitgespannten Kooperation und setzt verstärkt eigenes Bemühen voraus. Nicht nur jeweils dann, wenn es um zwingende Tagesprobleme oder tech-

Schema 2 Organisationskonzept des abgestimmten Zusammenwirkens bei der Ausarbeitung von Entwicklungskonzeptionen des GSW

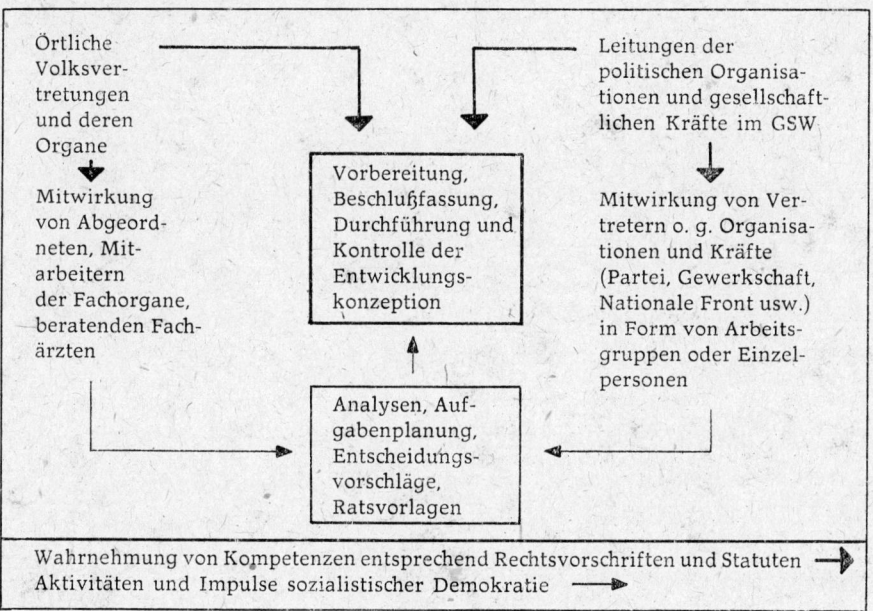

Örtliche Volksvertretungen und deren Organe
↓
Mitwirkung von Abgeordneten, Mitarbeitern der Fachorgane, beratenden Fachärzten

Vorbereitung, Beschlußfassung, Durchführung und Kontrolle der Entwicklungskonzeption

Leitungen der politischen Organisationen und gesellschaftlichen Kräfte im GSW
↓
Mitwirkung von Vertretern o. g. Organisationen und Kräfte (Partei, Gewerkschaft, Nationale Front usw.) in Form von Arbeitsgruppen oder Einzelpersonen

Analysen, Aufgabenplanung, Entscheidungsvorschläge, Ratsvorlagen

Wahrnehmung von Kompetenzen entsprechend Rechtsvorschriften und Statuten ➡
Aktivitäten und Impulse sozialistischer Demokratie ➡

nische Sicherstellungsprozesse oder sonstige Momentansituationen geht; sondern vor allem aus der Erkenntnis, daß auch hier ein völlig neues Herangehen an die Lösung der gestellten Aufgaben erforderlich ist, um mit dem zur Verfügung stehenden umfangreichen Potential einen größeren Nutzen für die Gesundheit der Bürger zu erreichen (12).

Dabei findet der Nutzen in erster Linie in mehr Gesundheit und Leistungsfähigkeit, sozialer Sicherheit und Geborgenheit, in mehr persönlichem Wohlergehen und Glück seinen Ausdruck; in einem Nutzen also, der nicht unmittelbar mit ökonomischen Parametern meßbar ist (13).

Die territoriale Rationalisierung (14) ist Bestandteil und wesentlicher Hauptweg der komplexen sozialistischen Rationalisierung und eine spezifische Form der Intensivierung. Sie umfaßt die Gesamtheit von Wegen, Methoden und Verfahren zur rationellen Gestaltung der Standortbedingungen, Gebietsbeziehungen sowie zur effektiven Nutzung der territorialen Ressourcen.

Das erfolgt insbesondere durch die weitere Vertiefung der territorialen Arbeitsteilung und Kooperation, durch die Vervollkommnung der territorialen Verflechtungen in ihrer intersektoralen Bedingtheit sowie durch territoriale Bilanzierung und Optimierung (15).

Die bedarfsgerechte stabile und kontinuierliche Verfügbarkeit territorialer Ressourcen ist auch im Infrastrukturbereich im zunehmenden Maße durch Rationalisierung und Intensivierung zu sichern (16). Vor allem wegen der überdurchschnittlich hohen Fondsintensität, der Langlebigkeit und relativ festen Standortbildung der Anlagen und Einrichtungen der Infrastruktur besteht ein vorrangiger Weg ihrer rationellen und effektiven Nutzung in der Modernisierung und Rekonstruktion des Vorhandenen sowie der partiellen Erneuerung von Verschlissenem an ausgewählten Standorten.

Territoriale Rationalisierungs- und Intensivierungsprozesse, die sich auch im Gesundheitswesen objektiv vollziehen, setzen sich hier in enger Verzahnung von Leistungsgeschehen und unmittelbarer Inanspruchnahme durch. Intensivierung im Gesundheitswesen kann niemals bedeuten, Zeit *aus* der medizinischen Betreuung zu gewinnen, sondern Zeit *für* die Betreuung und Versorgung von Patienten freizusetzen (17).

Territoriale Rationalisierungs- und Intensivierungseffekte in diesem Sinne resultieren aus sinnvoller, den Gesetzmäßigkeiten der medizinischen Betreuung folgender Arbeitsteilung und Kooperation, Zentralisation und Konzentration, Spezialisierung und Kombination auf ausgewählten Gebieten.

Aber auch aus der begründeten Verringerung des Verbrauchs spezifischer territorialer Ressourcen sowie von Leistungen der technischen Infrastruktur ist das Gesundheitswesen in gesamtvolkswirtschaftliche Intensivierungseffekte integriert. Das erfolgt beispielsweise durch wassersparende und umweltschonende Verfahren, rationelle Energie- und Wärmeanwendung, konsequente Transportoptimierung, rationelle betriebliche oder zwischenbetriebliche Arbeitsteilung und Kooperation in den versorgungswirtschaftlichen und betriebstechnischen Sicherstellungsprozessen der medizinischen Betreuung sowie auf anderen Gebieten.

Die Hauptrichtungen und Schwerpunkte territorialer Rationalisierung und Gemeinschaftsarbeit – wie sie auch für das Gesundheitswesen von Bedeutung sind – werden zusammengefaßt in der folgenden Übersicht dargestellt.

Schema 3   Territoriale Rationalisierung und Gemeinschaftsarbeit erfordert und umfaßt:

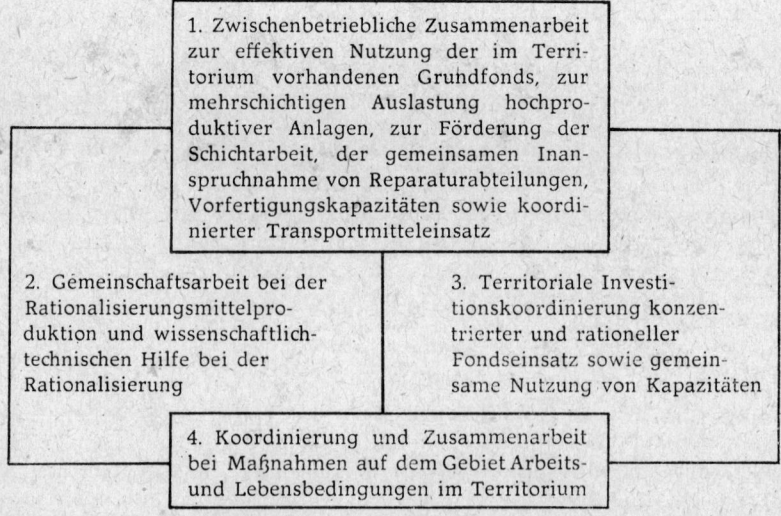

1. Zwischenbetriebliche Zusammenarbeit zur effektiven Nutzung der im Territorium vorhandenen Grundfonds, zur mehrschichtigen Auslastung hochproduktiver Anlagen, zur Förderung der Schichtarbeit, der gemeinsamen Inanspruchnahme von Reparaturabteilungen, Vorfertigungskapazitäten sowie koordinierter Transportmitteleinsatz

2. Gemeinschaftsarbeit bei der Rationalisierungsmittelproduktion und wissenschaftlich-technischen Hilfe bei der Rationalisierung

3. Territoriale Investitionskoordinierung konzentrierter und rationeller Fondseinsatz sowie gemeinsame Nutzung von Kapazitäten

4. Koordinierung und Zusammenarbeit bei Maßnahmen auf dem Gebiet Arbeits- und Lebensbedingungen im Territorium

Über durchgängige, komplexe und vor allem langfristige Lösungen zur rationellen Gestaltung der Struktur, Organisation und effektiven Arbeitsweise des
Gesundheitswesens im Territorium kann heute aus der Sicht einer einzelnen Einrichtung allein nicht mehr entschieden werden. Territoriale Rationalisierung
sprengt das Arbeitsfeld innerbetrieblicher Arbeitsbereiche und den Rahmen bis-
heriger territorialer Betreuungs- und Versorgungsgebiete. Dabei hängen Inhalt
und Umfang gemeinsam zu lösender Aufgaben sowie die dabei zum Einsatz
kommenden Formen und Methoden ihrer Realisierung wesentlich ab von den
konkreten territorialen Bedingungen und spezifischen Besonderheiten. Sie werden besonders geprägt von der vorhandenen Territorialstruktur und der Standortverteilung der Produktivkräfte. Daraus resultieren schließlich die Mannigfaltigkeit und Spezifik der Möglichkeiten und Wege, die qualitativen Faktoren des
Leistungsanstiegs auch im Rahmen territorialer Rationalisierung und Gemeinschaftsarbeit immer besser zu erschließen.

In den letzten Jahren durchgeführte komplexe Analysen zeigen, daß hierbei die
Kreisebene das Hauptfeld intensiver Zusammenarbeitsbeziehungen zwischen
Gesundheitswesen und Territorium ist (18). Welche Konsequenzen daraus für
die leitungsmäßige Beherrschung dieser komplexen Zusammenhänge durch die
Einrichtungen und Fachorgane des Gesundheits- und Sozialwesens im Kreis
resultieren, sollen folgende ausgewählte Beispiele verdeutlichen.

Heute hat es bereits ein einzelnes Kreiskrankenhaus bei der Durchführung seiner komplexen Aufgaben im Durchschnitt mit mehr als 14 Partnern im Territorium zu tun, zu denen zeitlich und sachlich unterschiedlich vielfältige Infor-
mations-, Abstimmungs-, Bilanzierungs- sowie Kooperations- und Vertragsbeziehungen bestehen.

Mehr als die Hälfte aller Zusammenarbeitskontakte besteht zu den örtlichen
Staatsorganen. Die Räte der Kreisstädte sind hier dominant. Das ergibt sich aus
der Rolle und Funktion der Kreisstadt für die Betreuung und Versorgung der
Bevölkerung des Umlands. Von einer Abteilung Gesundheits- und Sozialwesen
des Rates des Kreises sind gegenwärtig in der Planungsarbeit mit fast 50 verschiedenen Partnern im Territorium Informations-, Abstimmungs-, Bilanzierungs-
sowie Vertragsbeziehungen auslösende Kontakte abzuwickeln. Wie die folgende
Tabelle zeigt, entfällt die Hälfte davon auf die Fachorgane des eigenen sowie
übergeordneten Rates: insbesondere auf die Kreisplankommission, das Kreis-
bauamt, die Abteilungen Finanzen, Örtliche Versorgungswirtschaft, Wohnungspolitik, Handel und Versorgung sowie auf das Amt für Arbeit.

Die in der Praxis am häufigsten vorkommenden Schwerpunktrichtungen territorialer Rationalisierung und Gemeinschaftsarbeit innerhalb des Gesundheitswesens im Kreis werden in nachstehender Übersicht unter langfristigen, mittel-
fristigen Realisierungsaspekten auswahlweise dargestellt.

*Langfristige Schwerpunkte auf der Grundlage komplexer Entwicklungs-
konzeptionen:*

- Abstimmung und Abgrenzung des Profils und der Aufgaben zwischen den Einrichtungen der medizinischen und sozialen Betreuung;
- Konzentration von Aufgaben und Diensten der hochspezialisierten Betreuung
  in Zentren;

Tabelle 5 Verteilung der Abstimmungspartner und -kontakte des Fachorgans GSW des Rates des Kreises im Planungsprozeß
(Vgl. 4. Forschungsseminar „Leitungstätigkeit und Arbeitsorganisation/WAO im Gesundheitswesen", Protokollband, AfÄF der DDR, Berlin 1980)

Abstimmungs- gebiete	Abstimmungskontakte		Beteiligte
	innerhalb des eigenen Leitungsbereichs	außerhalb des GSW	
Planteile: Kapazitäten und Leistungen; Arbeitskräfte; Investitionen und Grundmittel	Fachabteilung, Einrichtungen, Organe und Bereiche des GSW im Territorium	(staatl. Organe, Bilanzorgane, Vertragspartner)	zusammen
1. in der konzeptionellen Planungsphase	74	65	34 Partner
2. im unmittelbaren Planungsprozeß	105	90	34 Partner
zusammen:	179 Kontakte 20 Partner	155 Kontakte 28 Partner	
davon entfallen nach der Häufigkeit:	139 Kontakte auf 5 Partner (vorwiegend im eigenen und übergeordneten Fachorgan)	90 Kontakte auf 6 Partner (vorwiegend Fachorgane des eigenen und übergeordneten Rates)	

- Zentralisation von Diensten und Leistungen in ausgewählten Einrichtungen mit erweiterter Aufgabenstellung;
- Kooperation bei der Nutzung, Schaffung sowie beim Einsatz von Fonds und Ressourcen an den Schwerpunkten, wo sie im Interesse der Patienten am dringendsten benötigt werden und von größtem Nutzen sind.

Mittelfristige Schwerpunkte mit überbetrieblichem Charakter:

- Spezialisierung auf bestimmte Erkrankungen, Behandlungsmethoden und Pflegeaufgaben;
- Kooperation und Aufgabenteilung (Koordination) in der Labor-, Röntgen- und Funktionsdiagnostik, Zahntechnik, der Arzneimittel-, Blutkonserven- und Sterilgutversorgung;
- Bereitstellung zeitweilig freier Kapazitäten, Schichtauslastung hochleistungsfähiger Ausstattungen oder Arbeitsplätze;
- Durchführung gemeinsamer Bereitschaftsdienste, Zentraler Dienste, Hol- und Bringedienste kooperierender Einrichtungen;
- Zusammenarbeit in der Aus- und Weiterbildung, bei der Entwicklung des wissenschaftlichen Lebens;

- Zentralisation auf dem Gebiet der Information, Abrechnung und Statistik, Computereinsatz u. ä.;
- Kooperation auf dem Gebiet der wirtschaftstechnischen Versorgung, besonders Materialwirtschaft, Lagerwirtschaft, Textilversorgung, Werkstätten, Fuhrpark, Wartung, Instandsetzung, Regieabteilungen.

Relativ kurzfristig realisierbare Schwerpunkte:

- überbetriebliche Erfahrungsaustausche und Leistungsvergleiche im Gesundheits- und Sozialwesen des eigenen Territoriums bzw. mit vergleichbaren Einrichtungen im Bezirk;
- gegenseitiger Austausch bzw. Abstimmung von Planinformationen, -aufgaben bzw. -auflagen sowie von Maßnahmeplänen und Entwicklungskonzeptionen;
- Bildung zeitweiliger oder auch ständiger überbetrieblicher bzw. -kreislicher Arbeits- bzw. Koordinierungsgruppen zur Lösung ausgewählter gesundheitspolitischer Schwerpunkte, die mehrere Einrichtungen/Bereiche im Territorium betreffen.

Bei der Vorbereitung und Durchführung solcher und ähnlicher Schwerpunktrichtungen territorialer Rationalisierung und Gemeinschaftsarbeit haben sich in den vergangenen Jahren bewährte Formen und Methoden entwickelt, über die besonders in den Zeitschriften „humanitas", „organisation", „Kommunalpolitik aktuell" sowie „Der sozialistische Staat" informiert wird (19).
Dabei sind bei grundsätzlich einheitlicher gesundheitspolitischer Ausgangsposition und Zielstellung unterschiedliche Herangehensweisen sowie eine Vielfalt differenzierter Formen und Methoden festzustellen.
Eine genaue Typisierung der Zusammenarbeitsbeziehungen zwischen Gesundheitswesen und Territorium beziehungsweise innerhalb des Gesundheitswesens ist schwer möglich. Dennoch lassen sich Gemeinsamkeiten allgemeiner Leitungs- und Planungsschritte herausarbeiten, die auf S. 48 modellhaft in einer Ablauftechnologie zur Unterstützung der Leitungs- und Planungsarbeit der Kreisärzte und ihrer Mitarbeiter in den Fachorganen Gesundheits- und Sozialwesen dargestellt sind.
In ihrer Bedeutung für das Gesundheits- und Sozialwesen zeichnen sich in der Praxis zwei Grundtypen territorialer Gemeinschaftsarbeit ab, wobei Mischformen nicht selten sind (20).
Zum einen gibt es Formen territorialer Gemeinschaftsarbeit mit komplexer Aufgabenstellung. Dazu zählen die organisierten und planmäßigen Kooperationsbeziehungen innerhalb des Gesundheits- und Sozialwesens, die Zusammenarbeitsbeziehungen mehrerer Partner und Bereiche im Kreismaßstab und auf Bezirksebene, wie beispielsweise in den Bezirken Dresden und Halle.
Mit der Bildung eines Kooperationsrates der Kreise Großenhain, Riesa und Meißen wurde im Bezirk Dresden eine geeignete Form gefunden, das notwendige überkreisliche Zusammenwirken der örtlichen Staatsorgane und Einrichtungen des Gesundheitswesens im Interesse wachsender Leistungsfähigkeit und Qualität der medizinischen Betreuung von vornherein stabil und effektiv zu gestalten.
Die Tätigkeit und Arbeitsweise des Kooperationsrates richtet sich nach übereinstimmenden Ratsbeschlüssen der drei Räte der Kreise. Ihm gehören die Kreis-

Schema 4 **Ablauftechnologie (Modell).** Allgemeine Planungs- und Leitungsschritte bei der Einordnung des Gesundheits- und Sozialwesens in territoriale Zusammenarbeitsbeziehungen im Rahmen territorialer Rationalisierung/Gemeinschaftsarbeit

Rat des Bezirkes, Abt. Gesundheits- u. Sozialwesen

Ausarbeitung und Übergabe von Orientierungen für Aufgaben, Vorhaben und Maßnahmen auf dem Gebiet des Gesundheitsschutzes sowie der medizinischen und sozialen Betreuung die durch territoriale Gemeinschaftsarbeit und Rationalisierung im Bezirk zu lösen sind

Problem- und Planberatungen
mit Leitern bezirks- und zentralgeleiteter Einrichtungen, mit Kreisärzten und gesellschaftlichen Gremien im Bezirk

Abstimmungs-, Koordinierungs- u. Informationsaktivitäten
mit den Ratsbereichen, Kooperationspartnern, gesellschaftlichen Kräften u. Schwerpunktkreisen

Rat des Kreises, Abt. Gesundheits- u. Sozialwesen

Umsetzung der bezirklichen Orientierungen sowie von Schlußfolgerungen und Ergebnissen eigener analytischer Arbeit in Vorschläge und konzeptionelle Vorstellungen für die Einordnung des Gesundheitsschutzes und der medizinischen und sozialen Betreuung in die territorialen Zusammenarbeitsbeziehungen als fester Bestandteil der Kommunalpolitik im Territorium
Straffe Leitung dieser Prozesse durch den Kreisarzt nach einheitlichen Grundsätzen.

Abstimmungs,- Koordinierungs- und Informationsaktivitäten mit:
– Ratsbereichen des eigenen bzw. übergeordneten Rates,
– Betrieben, Genossenschaften und Einrichtungen,
– Bürgermeistern der Städte und Gemeinden,
– Leitungen von Gemeindeverbänden, Kooperations- bzw. Koordinierungsräten, territorialen Interessengemeinschaften, kommunalen Zweckverbänden, zwischenbetrieblichen Einrichtungen und Gemeinschaften usw.

Problemdiskussionen, Beratungen und Abstimmungen zu gemeinsamen Maßnahmen mit:
– Leitern der nachgeordneten und nicht unterstellten Einrichtungen des GSW,
– beratenden bzw. beauftragten Fachärzten,
– Vorsitzenden der ständigen Kommissionen GSW des Kreistages bzw. d. Stadtverordnetenversammlungen/Gemeindevertretungen,
– Arbeitsgruppe Gesundheitswesen der SED-Kreisleitung,
– Gewerkschaft Gesundheitswesen,
– Vertretern gesellschaftlicher Gremien, zeitweiligen oder ständigen Arbeitsgruppen o. Aktivs

breite Öffentlichkeitsarbeit
zur Mobilisierung von Aktivitäten und Initiativen für die umfassende Erschließung territorialer Ressourcen zur Vervollkommnung und vollen Ausnutzung der qualitativen Faktoren des Leistungsanstiegs der medizinischen und sozialen Betreuung in den Städten und Gemeinden des Kreises

Beratungen, Aussprachen in Kombinaten, Betrieben, Genossenschaften und Einrichtungen im Kreis,
Nutzung der betrieblichen Abgeordnetengruppen

Auftreten in Ausschüssen der Nationalen Front, in Tagungen der Wahlkreisaktivs, Nutzung der territorialen Abgeordnetengruppen

Etappe der Diskussion, Ausarbeitung und Bestätigung der Pläne und betrieblichen Dokumente in den Wirtschaftseinheiten des Territoriums (etwa im Mai des jeweiligen Jahres)

schriftlicher Informationsaustausch zwischen Betrieben und örtlichen Staatsorganen unter aktiver Einschaltung des Kreisarztes und der Fachabteilung GSW über gegenseitig planmäßig vorgesehene Vorhaben und Maßnahmen zur Entwicklung leistungsfördernder Arbeits- und Lebensbedingungen im Territorium

Erarbeitung und Koordinierung gemeinsamer Vorhaben und Maßnahmen zur Entwicklung und Vervollkommnung leistungsfördernder territorialer Reproduktionsbedingungen;
Übergabe von Vorschlägen und Angeboten zur materiellen, finanziellen und anderweitigen Beteiligung an gemeinsamen Vorhaben und Maßnahmen

Verantwortlich
für die Organisation des Informationsaustausches, die Abstimmung und Koordinierung gemeinsamer Vorhaben/Maßnahmen:

Räte der Städte und Gemeinden

Federführung
Kreisplankommissionen/Stellv. Bürgermeister für Planung und Koordinierung
in Zusammenarbeit mit der Ständigen Kommission Territoriale Rationalisierung; für Belange des Gesundheitsschutzes/med. und soziale Betreuung

Kreisarzt/Stadtrat für GSW unter Einbeziehung der Ständ. Kommissionen GSW

Zeitraum
etwa im Monat April des Planvorjahres

Beratung und Bestätigung
der gemeinsamen Maßnahmen und Vorhaben
durch die

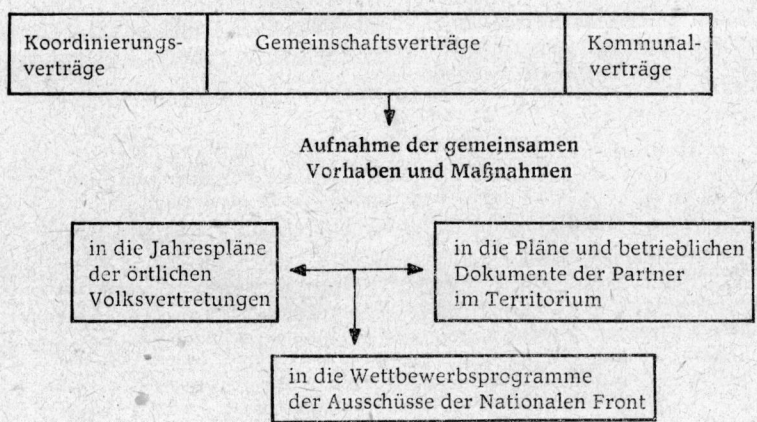

örtlichen Staatsorgane
in den Städten
und Gemeinden

Leitungen und
gewerkschaftlichen
Gremien der
Wirtschaftseinheiten

Ausschüsse der
Nationalen Front

Abschluß von Vereinbarungen
über im gegenseitigen Einvernehmen zu lösende Aufgaben

Koordinierungs- verträge	Gemeinschaftsverträge	Kommunal- verträge

Aufnahme der gemeinsamen
Vorhaben und Maßnahmen

in die Jahrespläne
der örtlichen
Volksvertretungen

in die Pläne und betrieblichen
Dokumente der Partner
im Territorium

in die Wettbewerbsprogramme
der Ausschüsse der Nationalen Front

Untersetzung der vereinbarten Kooperations-,
Koordinierungs- und Leistungsbeziehungen durch:

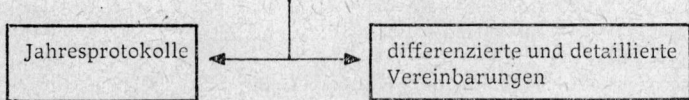

Jahresprotokolle

differenzierte und detaillierte
Vereinbarungen

ärzte an, die Ärztlichen Direktoren, der Kreisapotheker sowie der Justitiar des Kreisgesundheitswesens.

Aufgabe des Kooperationsrates ist es, besonders alle erforderlichen Profilierungsmaßnahmen analytisch-konzeptionell vorzubereiten, Entscheidungsalternativen zu beraten und die Durchführung zu koordinieren; Kapazitäts- und Leistungsreserven der einzelnen Kreise und Einrichtungen untereinander nutzbar zu machen; die komplexen Entwicklungskonzeptionen der einzelnen Kreise gemeinsam zu beraten und abzustimmen; Vorschläge für den effektiven Einsatz und die rationelle Nutzung der Fonds der medizinischen Betreuung im Kooperationsbereich zu unterbreiten sowie deren Realisierung in ausschließlicher Kompetenz der jeweiligen Volksvertretungen nach einheitlichen Grundsätzen zu koordinieren und zu kontrollieren.

Im Bezirk Halle wurde durch einen Beschluß des Rates des Bezirkes der Koordinierungsrat „Mansfelder Land" gebildet (21). Er hat die Aufgabe, die Gemeinschaftsarbeit zwischen dem Mansfeld Kombinat „Wilhelm Pieck" und den örtlichen Staatsorganen in den Kreisen weiterzuentwickeln.

Lösungswege dafür sind: Zusammenarbeit zwischen den Staatsorganen über die Grenzen der Kreise Eisleben, Hettstedt und Sangerhausen hinweg; Gemeinschaftsarbeit zwischen den Einrichtungen der Kreise, unabhängig von deren Unterstellung; engere und planmäßigere Kooperation zwischen den Staatsorganen, dem Mansfeld Kombinat und anderen Betrieben bei künftig zu lösenden Aufgaben auf dem Gebiet der territorialen Rationalisierung, der Wohnungspolitik und Wohnungswirtschaft, des Gesundheits- und Sozialwesens, des geistig-kulturellen Lebens, der Reparaturen und weiterer kommunaler Dienste und Leistungen.

Der Koordinierungsrat wird vom Generaldirektor des Kombinats geleitet. Ihm gehören die Vorsitzenden der drei Räte der Kreise an sowie mehrere berufene Arbeitsgruppen zur Vorbereitung und Durchsetzung von Entscheidungen über zu vereinbarende Maßnahmen, die die Grundlage für lang- oder mittelfristige Kommunalverträge bilden.

Der Arbeitsgruppe Gesundheitswesen gehören die drei Kreisärzte an, geleitet wird sie vom Ärztlichen Direktor des Betriebsgesundheitswesens des gesamten Mansfeld Kombinates. Die nunmehr gemeinsam zu durchdenkenden Maßnahmen und zu treffenden Entscheidungen, um mit den in allen drei Kreisen vorhandenen Potenzen und Reserven spürbare Verbesserungen für die über 208 000 Bürger zu erzielen, beinhalten u. a. solche Aufgaben wie

– Sicherung der Zugänglichkeit der ambulanten Sprechstunden und Funktionsabteilungen außerhalb der Arbeitszeit der Werktätigen;

– Maßnahmen zur Verbesserung der hausärztlichen Betreuung;

– Rekonstruktion des Bergarbeiterkrankenhauses;

– abgestimmte stationäre medizinische Betreuung und Nutzung von Medizintechnik zwischen den Kreisen;

– Festlegungen zur Schließung von Lücken in der Rehabilitationskette sowie zur Förderung geschädigter Kinder;

– gemeinsame Maßnahmen zur Verbesserung der komplexen Betreuung von Bürgern im höheren Lebensalter.

Verallgemeinerungsfähige Erfahrungen territorialer Zusammenarbeit unter den spezifischen Bedingungen vorwiegend landwirtschaftlicher Gebiete vermitteln die Ergebnisse territorialer Gesundheitskonferenzen, wie sie seit Jahren in verschiedenen Gemeindeverbänden zum Beispiel des Bezirkes Neubrandenburg durchgeführt werden (22).

An diesen Gesundheitskonferenzen, die in der Regel in den Wintermonaten stattfinden, nehmen alle Bürgermeister, LPG-Vorsitzenden, Leiter von Betrieben und Einrichtungen, Vertreter gesellschaftlicher Organisationen der zum Gemeindeverband gehörenden Städte und Gemeinden teil. Unter Federführung der Landambulatorien beraten Gesundheitswesen und Partner im Territorium über Ergebnisse, Schlußfolgerungen und Empfehlungen zur Verbesserung der Arbeits-, Lebens- und Betreuungsbedingungen, über die gesundheitsfördernde Umgestaltung von Arbeitsplätzen in der Landwirtschaft bzw. in Klein- oder Mittelbetrieben, über die Einflußnahme auf die Verringerung von Ausfallzeiten durch Arbeitsunfähigkeit, über die Erhöhung der Wirksamkeit der betrieblichen Kommissionen für Gesundheits-, Arbeits- und Brandschutz und schließlich über die Möglichkeiten zur besseren Befähigung der Werktätigen und Bürger im Gemeindeverband, selbst mehr für die eigene Gesundheit und Leistungsfähigkeit zu tun. Im Ergebnis dieser Konferenzen suchen immer mehr Betriebsleiter, Arbeitsschutzinspektoren und Gewerkschaftsfunktionäre von sich aus den Kontakt zum Gesundheitswesen, holen den Rat der Ärzte und Gemeindeschwestern ein, und machen von deren Angebot Gebrauch, gemeinsam für den Gesundheitsschutz der Werktätigen zu wirken.

Viele Erfahrungen fließen auf diesen ländlichen Gesundheitskonferenzen, wie zum Beispiel in Penzlin oder Burow, zusammen und helfen, gemeinsam Standpunkte und Lösungswege zur Reservenmobilisierung im Rahmen kommunalvertraglicher Zusammenarbeit, Bürgerinitiativen sowie des Wettbewerbs der Städte und Gemeinden zu finden.

Als eine zweite Form des abgestimmten Vorgehens von örtlichen Staatsorganen, Betrieben, Genossenschaften und Einrichtungen im Territorium erweisen sich nach nunmehr 20jähriger Praxis die Kommunalverträge als besonders wirksam im Prozeß territorialer Gemeinschaftsarbeit.

Das nachstehende Schema 5 gibt einen Überblick, auf welche Aufgabengebiete sich kommunalvertraglich zu vereinbarende Maßnahmen konzentrieren sollten (GöV § 4 Abs. 3).

Im Schema 6 werden Gliederung sowie zu vereinbarende Rechte und Pflichten als allgemeiner Rahmen eines Kommunalvertrages dargestellt.

Das kommunalvertragliche Zusammenwirken im Territorium und die Pflicht der Betriebe zur Zusammenarbeit mit den örtlichen Volksvertretern ergibt sich aus verschiedenen Rechtsvorschriften.

Die folgenden Ausführungen sollen zum besseren Verständnis der Zusammenhänge beitragen, die in der Leitungs- und Planungsarbeit der Fachorgane sowie von den Leitern des Gesundheits- und Sozialwesens zu beachten sind, wenn es um die Einordnung von Belangen der medizinischen und sozialen Betreuung in die territoriale Gemeinschaftsarbeit und Reservenmobilisierung geht.

Es werden insbesondere die Aufgaben, Rechte, Pflichten und Möglichkeiten aufgezeigt, die sich aus dem Gesetz über die örtlichen Volksvertretungen vom

Schema 5

Verbesserung der Arbeiterversorgung
sowie der Wohnbedingungen

altersgerechte
Kinder- und Schüler-
speisung

Berufs- und Schüler-
verkehr

Aus- und Weiterbildung

Entwicklung des
polytechnischen
Unterrichts

Kinderbetreuung

gemeinsame
Maßnahmen
und Vorhaben
auf den
Gebieten

Reparatur- und
Dienstleistungen

medizinische und
soziale Betreuung

Schutz der natür-
lichen Umwelt

Verschönerung der
Wohngebiete

des Ferien- und
Erholungswesens

geistig-kulturelles
sowie sportliches Leben

Schema 6

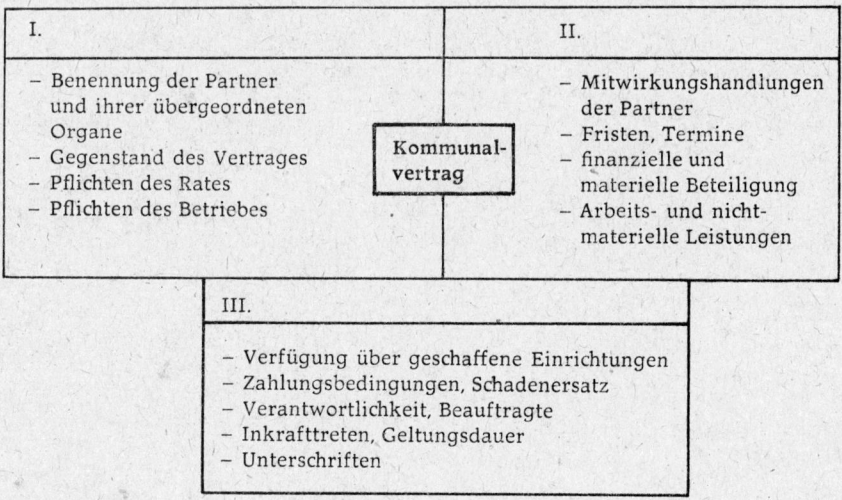

I.		II.
– Benennung der Partner und ihrer übergeordneten Organe – Gegenstand des Vertrages – Pflichten des Rates – Pflichten des Betriebes	**Kommunal-vertrag**	– Mitwirkungshandlungen der Partner – Fristen, Termine – finanzielle und materielle Beteiligung – Arbeits- und nicht-materielle Leistungen

III.

– Verfügung über geschaffene Einrichtungen
– Zahlungsbedingungen, Schadenersatz
– Verantwortlichkeit, Beauftragte
– Inkrafttreten, Geltungsdauer
– Unterschriften

4. Juli 1985 für die Planung, Leitung und Organisation dieser Prozesse als fester Bestandteil sozialistischer Kommunalpolitik ergeben.
Viele Quellen wurden bewußt wörtlich zitiert und aneinandergereiht. Sie stehen in der Leitungspraxis in der benötigten Abfolge und Zusammenfassung nicht zur Verfügung. Deshalb soll die vorgenommene Systematisierung in Verbindung mit dem Schema 5 ein schnelles und übersichtliches Verstehen der sachlichen, politischen und rechtlichen Zusammenhänge und Prozesse territorialer

Gemeinschaftsarbeit und die sinnvolle Nutzung ihrer vielfältigen Wege, Formen und Methoden erleichtern (23).

Das ernsthafte Studium des Gesetzes vom 4. Juli 1985, der Planungsordnung sowie weiterer einschlägiger Quellen zu dieser Problematik ist trotz der zitierten Stellen eine unerläßliche Voraussetzung dafür, Aufgaben, Befugnisse und Einfluß der örtlichen Staatsorgane für die stetige Vervollkommnung der territorialen Bedingungen der medizinischen und sozialen Betreuung zuverlässig und umfassend wahrnehmen zu können.

Zur Zusammenarbeit zwischen den Volksvertretungen und den Betrieben im Territorium als einer entscheidenden Bedingung erfolgreicher Kommunalpolitik heißt es im Gesetz:

„Die örtlichen Volksvertretungen arbeiten mit den Kombinaten, Betrieben, Genossenschaften und Einrichtungen mit dem Ziel zusammen, alle territorialen Ressourcen für die Leistungs- und Effektivitätsentwicklung der Volkswirtschaft zu erschließen, eine mit den Zweigen und Bereichen abgestimmte ökonomische, soziale und geistig-kulturelle Entwicklung im Territorium zu gewährleisten und die Arbeits- und Lebensbedingungen der Bürger weiter zu verbessern. Zur Erfüllung und gezielten Überbietung der staatlichen Pläne entwickeln sie die territoriale Rationalisierung." (GöV § 4 Abs. 1).

Die Pflicht der Betriebe zur Zusammenarbeit ist wie folgt geregelt: „Die Betriebe, Genossenschaften und Einrichtungen unterbreiten den örtlichen Volksvertretungen Vorschläge für gemeinsame Maßnahmen im Territorium." (GöV § 4 Abs. 1).

Das Kombinat „hat zu gewährleisten, daß sich die Kombinatsbetriebe an gemeinsamen Maßnahmen zur Verbesserung der Arbeits- und Lebensbedingungen in den Territorien beteiligen."

(Verordnung vom 8. November 1979 über die volkseigenen Kombinate, Kombinatsbetriebe und volkseigenen Betriebe, GBl. I Nr. 38 S. 395 § 21 Abs. 4).

„Der Kombinatsbetrieb ist für die Verbesserung der kulturellen, sozialen und gesundheitlichen Betreuung, der Arbeiterversorgung, insbesondere der Schichtarbeiter, verantwortlich. Er hat das gesellschaftliche Leben in den Städten, Stadtbezirken und Gemeinden, insbesondere durch die gemeinsame Nutzung kultureller, sportlicher, sozialer und medizinischer Einrichtungen, zu fördern."

(Verordnung vom 8. November 1979 § 21 Abs. 5).

Die Betriebe, Betriebsteile, Genossenschaften und Einrichtungen sind verpflichtet, ihre Möglichkeiten für die Verbesserung der Arbeits- und Lebensbedingungen der Bürger zu nutzen und zur Förderung der massenpolitischen Arbeit in den Wohngebieten beizutragen.

Die Koordinierungspflicht der Räte ist wie folgt festgelegt: „Zur Erfüllung ihrer kommunalpolitischen Aufgaben wirken die örtlichen Volksvertretungen mit den Betrieben, Betriebsteilen, Genossenschaften und Einrichtungen zusammen."

(GöV § 4 Abs. 3).

„Die Räte der Städte und Gemeinden koordinieren die Maßnahmen zur Entwicklung der Arbeits- und Lebensbedingungen im Territorium."

(GöV § 63 Abs. 3).

Voraussetzung für die Koordinierung der Maßnahmen im Territorium ist das Informiertsein des Rates über die Aktivitäten der Betriebe und umgekehrt. Dazu ist der Rat „berechtigt, von den Betrieben, Genossenschaften und Einrichtungen

Informationen über planmäßig vorgesehene Aufgaben zur Entwicklung der Arbeits- und Lebensbedingungen zu fordern, und übergibt ihnen Informationen über geplante Maßnahmen im Territorium." (GöV § 63 Abs. 3).

Dieser Informationsaustausch kann ständig stattfinden. In der Phase der Erarbeitung der Jahresplanentwürfe in den Monaten Mai/Juni des Planvorjahres hat dieser Informationsaustausch aber schriftlich zu erfolgen.

„Die Räte der Städte und Gemeinden informieren die Betriebe, Einrichtungen und sozialistischen Genossenschaften über ihre Vorhaben zur Entwicklung des gesellschaftlichen Lebens im Territorium sowie über die im Planungszeitraum vorgesehenen Aufgaben und Maßnahmen zur Versorgung und Betreuung der Bevölkerung.

Die Betriebe, Einrichtungen und sozialistischen Genossenschaften haben die Räte der Städte und Gemeinden rechtzeitig über die in ihren Planentwürfen enthaltenen Aufgaben für die Entwicklung der Arbeits- und Lebensbedingungen zu informieren."

(Anordnung vom 7. Dezember 1984 über die Ordnung der Planung der Volkswirtschaft der DDR 1986 bis 1990, Teil P – Territorialplanung – Ziffer 3.1.7. Abs. 2 und Abs. 3 Satz 1 GBl. Sonderdruck Nr. 1 190 p S. 10).

„Der Planteil Arbeits- und Lebensbedingungen der Betriebe und Genossenschaften ist mit den Räten der Städte und Gemeinden abzustimmen."

(GöV § 63 Abs. 3).

„Alle Betriebe, Einrichtungen und sozialistischen Genossenschaften haben ihre Maßnahmen und Vorhaben zur Entwicklung der Arbeits- und Lebensbedingungen der Werktätigen mit den für sie zuständigen Räten der Städte und Gemeinden abzustimmen."

(Planungsordnung Teil P, Ziffer 3.1.7. Abs. 3 Satz 2).

„Die örtlichen Räte sind für die Koordinierung und territoriale Abstimmung der Maßnahmen zur Entwicklung der Arbeits- und Lebensbedingungen der Bürger ihres Territoriums verantwortlich. Die Räte der Kreise (Kreisplankommissionen) treffen dazu mit den Räten der Städte und Gemeinden die notwendigen organisatorischen Festlegungen zur Durchführung der Koordinierungsarbeiten mit den Betrieben, Einrichtungen und sozialistischen Genossenschaften."

(Planungsordnung Teil P, Ziffer 3.1.7. Abs. 1).

„Die mit den Kombinaten, Betrieben, Genossenschaften und Einrichtungen vereinbarten Maßnahmen sind in die Jahrespläne des Territoriums und in die betrieblichen Pläne aufzunehmen."

(GöV § 4 Abs. 2).

„Die Jahrespläne der Städte und Gemeinden enthalten... gemeinsame Maßnahmen der Betriebe, Einrichtungen und Genossenschaften mit den Räten der Städte und Gemeinden zur Entwicklung der Arbeits- und Lebensbedingungen, zur Verschönerung der Städte und Dörfer sowie zum Umweltschutz, zur Sauberkeit und Hygiene."

(Planungsordnung Teil P, Ziffer 4.2.2. Abs. 3 S. 16).

Vor der Aufnahme von Maßnahmen der Zusammenarbeit in die Pläne der Partner bzw. ihrer übergeordneten Organe bedarf es differenzierter und ggf. detaillierter Vereinbarung der Partner. „Die Räte schließen Kommunalverträge und Vereinbarungen ab."

(GöV § 4 Abs. 1).

„Zur Verwirklichung ihrer Verantwortung schließen die Räte der Städte und Gemeinden mit volkseigenen Betrieben und Kombinaten, sozialistischen Genossenschaften, Kooperationsgemeinschaften der Landwirtschaft, Betrieben mit staatlicher Beteiligung und anderen Betrieben und Einrichtungen (im folgenden Betriebe genannt), die im Territorium der Stadt oder Gemeinde ihren Sitz haben oder mit ihr so eng verbunden sind, daß diese Beziehungen wesentlich die Entwicklung der Arbeits- und Lebensbedingungen der Bürger bestimmen, Verträge über beiderseitige Leistungen zur Verbesserung der Arbeits- und Lebensbedingungen der Werktätigen ab."

(Verordnung vom 17. Juli 1968 über die Gestaltung der Vertragsbeziehungen zwischen den Räten der Städte und Gemeinden und den Betrieben zur weiteren Verbesserung der Arbeits- und Lebensbedingungen der Werktätigen, GBl. II Nr. 83 S. 661 § 3 Abs. 1).

„Über den gemeinsamen Einsatz von Mitteln und Kapazitäten sind durch den Kombinatsbetrieb mit anderen Betrieben und mit den Räten der Städte, Stadtbezirke und Gemeinden entsprechend den Rechtsvorschriften Verträge abzuschließen."

(Verordnung vom 8. November 1979 § 21 Abs. 5).

Alle zwischen den Räten der Städte und Gemeinden und den Betrieben abzuschließenden Verträge haben kommunalvertraglichen Charakter. Sie werden durch Inhalte geprägt, die mit dem GöV und mit der Verordnung vom 17. 7. 1968 vorgegeben sind. Dazu gehören:

1. Gegenstand der Verträge ist die Verbesserung der Arbeits- und Lebensbedingungen der Bürger und die Gewährleistung der kommunalpolitischen Arbeit.
2. Die vertraglich festgelegten Maßnahmen sind Bestandteil der Pläne der Partner. Ihre Finanzierung erfolgt aus den dafür festgelegten Quellen.
3. Die Leiter der Betriebe und die Räte sind den Volksvertretungen über die Erfüllung der Verträge rechenschaftspflichtig.
4. Bei Änderung oder Aufhebung des Vertrages hat der Partner, der die Umstände dafür verursacht hat, dem anderen Partner die notwendigen Aufwendungen zu ersetzen. Die Partner können Sanktionen vereinbaren.

Bei der Organisierung der Beziehungen zwischen den örtlichen Volksvertretungen und den Betrieben nimmt die Vereinbarung über die langfristige Zusammenarbeit einen wichtigen Platz ein. Die Vereinbarung wird von den zuständigen planungsverantwortlichen Organen der örtlichen Volksvertretungen (Rat des Bezirkes, Rat des Kreises) mit den Kombinaten und anderen Partnern, deren Einfluß auf die territoriale Entwicklung erheblich ist, abgeschlossen. Sie kann auch von den Räten der Städte als Grundlage für weitere untersetzende Verträge genutzt werden.

In den Vereinbarungen sind Grundsätze und Gegenstand, die Art und Weise der Organisation der gegenseitigen Beziehungen und die Verantwortlichkeit bei Pflichtverletzungen zu regeln sowie die Beauftragten der Partner für die einzelnen Aufgaben zu benennen. Rechtsgrundlagen für die Vereinbarungen bilden die Regelungen über Koordinierungsverträge.

(Gesetz vom 25. März 1982 über das Vertragssystem in der sozialistischen Wirtschaft – Vertragsgesetz – GBl. I Nr. 14 S. 293 §§ 34–36).

Wichtigstes Instrument zur konkreten Erfüllung der gemeinsamen Maßnahmen der Städte und Gemeinden mit den Betrieben ist der Kommunalvertrag.

„In die Kommunalverträge sind Aufgaben zur territorialen Rationalisierung, zur Verbesserung der Arbeits- und Lebensbedingungen und zur Entwicklung des gesellschaftlich-politischen und geistig-kulturellen Lebens aufzunehmen." GöV § 63 Abs. 4).

Ausdrücklich ist auch festgelegt: „Die Räte der Städte und Gemeinden vereinbaren in den Kommunalverträgen mit den Betrieben, Genossenschaften und Einrichtungen die Übernahme von Aufgaben der Rekonstruktion, Modernisierung sowie der Erhaltung von Wohnungen im Territorium." (GöV § 63 Abs. 4).

Der Kommunalvertrag ist ein Koordinierungsinstrument zur Lösung gemeinsamer Aufgaben der örtlichen Volksvertretungen und der Betriebe. Es werden materielle und finanzielle Leistungen sowie Arbeitsleistungen nach Art, Umfang und Termin vereinbart. Es werden Fonds von Staatsorganen und Betrieben zusammengeführt. Die Leistungen, die die Betriebe erbringen, können aus eigenen Quellen finanziert werden. Quellen für die Finanzierung von Leistungen im Kommunalvertrag sind:

- Haushaltsmittel der Volksvertretungen
- planmäßig erwirtschaftete Mittel der Betriebe (Kultur- und Sozialfonds, Verfügungen darüber nur im Zusammenwirken mit der Gewerkschaft)
- Leistungsfonds der Kombinate und Betriebe.

Die Mittel des Leistungsfonds können verwendet werden für die Finanzierung von Maßnahmen zur Sicherung der Verbesserung der Arbeits- und Lebensbedingungen der Werktätigen bis zur Höhe von 150 Mark jährlich je Arbeiter und Angestellten (VbE).

Zu den Maßnahmen zur Sicherung und Verbesserung der Arbeits- und Lebensbedingungen der Werktätigen zählen u. a.:

- die Versorgung und Betreuung von Schichtarbeitern;
- die soziale und kulturelle Betreuung, die Erholung und Freizeitgestaltung sowie das betriebliche Wohnungswesen (einschließlich Instandhaltungsleistungen an betrieblichen Betreuungseinrichtungen und Werkwohnungen);
- die in Kommunalverträgen vereinbarte teilweise Finanzierung von Investitionen der Räte der Städte und Gemeinden durch Betriebe entsprechend den Rechtsvorschriften.

Das sind Investitionen und Werterhaltungsmaßnahmen im Rahmen des Wettbewerbs „Schöner unsere Städte und Gemeinden – Mach mit!"

- zur Schaffung von Kindergarten- und Kinderkrippenplätzen,
- zur Verbesserung der Abwasserableitung und Abwasserbehandlung,
- zur Erweiterung der Trinkwasserversorgung in ländlichen Gebieten,
- für andere Vorhaben der Verbesserung der Arbeits-, Wohn- und Lebensbedingungen der Werktätigen, darunter der Werterhaltung an Wohngebäuden und zur Förderung der materiellen Bedingungen der Jugendarbeit bis zur Höhe von 75 TM je Vorhaben.

(Anordnung vom 14. April 1983 über die Planung, Bildung und Verwendung des Leistungsfonds der volkseigenen Betriebe GBl. 1 Nr. 11 S. 121 in der Fassung der Verordnung vom 25. Juni 1985 über die Anpassung von Rechtsvor-schriften an das Gesetz über die örtlichen Volksvertretungen in der DDR, GBl. I Nr. 22 S. 253 § 4 Abs. 4, 5).

Das Erschließen territorialer Reserven für eine niveauvolle medizinische Betreuung in den Städten und Gemeinden muß in der staatlichen Leitungstätigkeit einer jeden Volksvertretung und eines jeden Rates einen festen Platz einnehmen.

Dabei muß von den Leitern und den Mitarbeitern im Gesundheitswesen in erster Linie selbst all das in Ordnung gebracht werden, was noch nicht einer rationellen und effektiven Tätigkeit und Arbeitsweise im Interesse hoher Qualität und Wirksamkeit der medizinischen Betreuung entspricht. Die Orientierung auf die umfassende Nutzung der qualitativen Faktoren des Leistungsanstiegs in der medizinischen Betreuung ist für die Mitarbeiter des Gesundheitswesens gleichbedeutend mit dem Ringen der Werktätigen in den produzierenden Bereichen um hohe Ergebnisse und Dauerleistungen bei der umfassenden Intensivierung.

Aber auch in anderer Form werden vom Gesundheitswesen Bringepflichten im Rahmen territorialer Rationalisierung und Gemeinschaftsarbeit erwartet. Einmal in Form spezifischer Beiträge, die anderen Bereiche und Partner im Territorium immer besser zu befähigen, ihrer Mitverantwortung für gesundheits- und leistungsfördernde Reproduktionsbedingungen verantwortungsbewußt und jeder Zeit gerecht zu werden. Zum anderen dadurch, im Rahmen von Angebotskatalogen Vorleistungen zu erbringen, um die Belange des Gesundheitswesens in kommunalvertragliches Zusammenwirken überhaupt einordnen zu können.

Literatur

1. Beschluß des Sekretatriats des ZK der SED vom 12. Juni 1985, in: Beilage zum Heft 13/1985 Neuer Weg
2. Vgl. Koordinierungsrat „Mansfelder Land" organisiert Zusammenwirken auf höherer Stufe, in: Zeitschr. „organisation" Nr. 1/1987, S. 17
3. Autorenkollektiv Territorialplanung, Verlag Die Wirtschaft, Berlin 1980
4. Referate und Diskussionsbeiträge auf dem 8. Forschungsseminar „Leitungstätigkeit und Arbeitsorganisation/WAO im Gesundheitswesen", Protokollband, AfäF der DDR, Berlin 1984
5. Rahmenkrankenhausordnung (RKO), GBl. I Nr. 3/1980
6. Rahmenrichtlinie für die Ausarbeitung der Pläne der Einrichtungen im GSW, in: humanitas Nr. 16/1986, S. 4
7. Vgl. Arbeitsweise einer ständigen Kommission zur wirksamen Erfüllung ihrer Aufgaben, in: organisation Nr. 2/1987, S. 22
8. Vgl. Örtliche Organe und Gesundheitspolitik, in: humanitas Nr. 3/1986, S. 4 sowie: Enges Zusammenwirken mit Betrieben und Genossenschaften, in: humanitas Nr. 24/1986, S. 5
9. Vgl. Metzig, H., Sachkundige Mitarbeit, eine Leitungshilfe, in: humanitas Nr. 4/1984, S. 1
10. Gläß, K., Zur Verantwortung der Volksvertretungen der Städte und Gemeinden für die Betreuung und Versorgung der Bürger, Staat und Recht, Heft 1/1987, S. 37 ff.
11. Vgl. Verfügung des Vorsitzenden des Ministerrates der DDR Nr. 31/1987 vom 10. 2. 1987, Ziffer XII/3.
12. Vgl. Aktuelle Probleme der Gesundheitspolitik, Schriftenreihe Der Parteiarbeiter, Dietz Verlag Berlin 1985

13. ebenda
14. Schriftenreihe Kommunalpolitik aktuell, Hoher Leistungszuwachs aus territorialen Reserven, Staatsverlag der DDR, Berlin 1985
    siehe auch: Autorenkollektiv Planung und Ökonomie des Gesundheitswesens, Verlag Die Wirtschaft, Berlin 1981
15. Autorenkollektiv Territorialplanung, s. a. a. O.
16. Vgl. Koziolek, H., et. al., Reproduktion und Infrastruktur, Verlag Die Wirtschaft, Berlin 1986
17. Seidel, K., Schirmer, B., Effektives sozialistisches Gesundheitswesen, in: Einheit Nr. 2/1983, S. 180 ff.
18. Peuker, P., Erfahrungen und Aufgaben der Rationalisierung im sozialistischen Gesundheitswesen der DDR unter vorwiegend territorialem Aspekt, Dissertation (Promotion A), Gesellschaftswissenschaftliche Fakultät der Humboldt-Universität, Berlin 1982
19. Vgl. insbesondere Beiträge in „humanitas" Nr. 3/1986, S. 10; 3/1986 S. 4; 21/1986, S. 7; 2/1987, S. 4; 10/1987, S. 3; sowie in „organisation" Nr. 2/1985, S. 38; Nr. 4/1984, S. 29; Nr. 1/1985, S. 24; Nr. 2/1987, S. 22; Nr. 3/1987, S. 17
20. Peuker, P., Gemeinschaftsarbeit im Territorium planmäßig organisieren, organisation Nr. 4/1984, S. 29
21. Vgl. Zeitschriften organisation Nr. 1/1987, S. 17 sowie humanitas Nr. 2/1987, S. 4
22. Vgl. humanitas Nr. 10/1987, S. 3
23. Zusammenstellung von Rechtsvorschriften für die Gestaltung territorialer Zusammenarbeitsbeziehungen unter Verwendung einer Studie von Herrn Dipl. Jur. H. J. Mader mit dessen freundlicher Zustimmung

Medizinische Grundbetreuung –
gesundheitspolitisches Grundanliegen

Gute hausärztliche Betreuung – Ausdruck bürgernaher Sozialpolitik

O. Weiss; H. Harych

Kein Bereich der medizinischen und sozialen Betreuung hat wie die Grundbetreuung in den letzten Jahrzehnten eine so konzentrierte Unterstützung und Förderung, sowohl durch zentrale Beschlüsse, wie örtliche Initiativen und Maßnahmen, erfahren.

Der gemeinsame Beschluß des Politbüros des ZK der SED, des Ministerrates der DDR und des Bundesvorstandes des FDGB, „Weitere Maßnahmen zur Durchführung des sozialistischen Programms des VIII. Parteitages der SED", vom 25. 9. 1973, hatte die Aufgabe gestellt, die Ressourcen im ambulanten Gesundheitswesen so zu entwickeln und seine Arbeit so zu organisieren, „... daß die Bürger überall von ihrem Recht Gebrauch machen können, den Arzt ihres Vertrauens (Hausarzt) zu wählen und ohne Schwierigkeiten dessen Rat einzuholen und seine Hilfe in Anspruch zu nehmen." (1)

In dieser Aufgabenstellung ging es zunächst um die weitere Verbesserung der **allgemeinen Zugänglichkeit** zu unentgeltlicher qualifizierter medizinischer Betreuung, zu ärztlichem Beistand und Hilfe.

Sie wurde durch vielfältige Leitungserscheinungen seitens der Ministerien für Gesundheitswesen und Hoch- und Fachschulwesen sowie durch ihre praktische Realisierung durch die Räte der Bezirke, Kreise, Städte und Gemeinden bis hin zu den Medizinischen Bereichen der Universitäten, den Medizinischen Hochschulen und Einrichtungen des kommunalen Gesundheitswesens verbessert. Analysen unseres Instituts zeigen (Tab. 6), daß planmäßig auf der Grundlage höherer Absolventenzahlen der ambulant-medizinische Betreuungsgrad erhöht, die Ärzte in den einzelnen Territorien angesiedelt und in das gesellschaftliche Leben einbezogen und die erforderlichen ärztlichen und stomatologischen Arbeitsplätze geschaffen wurden. Gleichzeitig gelang es, das Betreuungsniveau zu erhöhen. Mittels der Absolventenlenkung und in Wahrnehmung der Pflichten der örtlichen Organe und Betriebe für die Entwicklung des Gesundheitswesens bis hin zur Wohnraumbeschaffung oder Förderung des Eigenheimes für Mitarbeiter der Gesundheitseinrichtungen gelang es, vielerorts Ärzte und Zahnärzte ansässig zu machen, in das Leben der Gemeinden und Städte einzubeziehen und Disproportionen im Netz der Einrichtungen und damit in der Zugänglichkeit zu verringern.

Die zweite Forderung des „Gemeinsamen Beschlusses" von 1973 galt dem „Arzt des Vertrauens".

Tabelle 6   Ambulant tätige Ärzte (in Vollbeschäftigteneinheiten) einschließlich Ärzte in eigener Niederlassung und Versorgungsgrade Ambulante ärztliche Arbeitsplätze (DDR gesamt)

| Jahr | Amb. Ärzte insgesamt | | darunter | | | | | | Amb. ärztliche Arbeitsplätze | |
| | | | Allgemeinmedizin | | Pädiatrie | | Gynäkologie/ Geburtshilfe | | | |
	Zahl	Ärzte je 10 000 EW	Zahl	Ärzte je 10 000 EW	Zahl	Ärzte je 10 000 Kd.	Zahl	Ärzte je 10 000 Fr.	Zahl	Plätze je 10 000 EW
1970	12 575	7,37	6 538	3,83	855	2,15	538	1,08	13 391	7,54
1975	16 572	9,82	7 935	4,70	1 453	3,70	837	1,15	15 026	8,74
1980	17 596	10,51	8 179	4,89	1 722	4,83	949	1,30	18 281	10,95
1981	17 731	10,59	8 190	4,89	1 737	4,92	951	1,30	19 538	11,13
1982	17 963	10,73	8 301	4,97	1 813	5,18	970	1,33	19 729	11,23
1983	18 134	10,86	8 354	5,00	1 862	5,36	989	1,36	19 078	11,38
1984	18 499	11,10	8 505	5,10	1 921	5,56	1 017	1,41	19 377	11,62
1985	18 886	11,35	8 691	5,16	1 961	5,71	1 057	1,47	19 672	11,68
1986	19 311	11,62	8 905	5,36	2 035	5,96	1 078	1,50	20 036	12,05

Vertrauen gewinnt man durch langdauernde persönliche Kontakte, durch gegenseitiges Kennenlernen, durch Stellung und Auftreten in der Öffentlichkeit, durch die Vertretung der gesundheitlichen und sozialen Interessen der Patienten, wenn wir insbesondere das Arzt-Patient-Verhältnis in den Vordergrund rücken. Die Möglichkeit, Vertrauen über das Fachliche hinaus zu gewinnen, haben vor allem die Allgemeinmediziner, Zahnärzte, Kinderärzte und besonders für die Frauen die Gynäkologen, wobei der Allgemeinmediziner wohl am besten in seiner Rolle als Hausarzt diesen Kriterien gerecht wird.

In Realisierung der Beschlüsse des XI. Parteitages der SED, der für die weitere Vervollkommnung des Gesundheitsschutzes der Bevölkerung anspruchsvolle Aufgaben stellte, haben das Politbüro und der Ministerrat durch ihre Beschlüsse vom 10. 11. 1987 bzw. 19. 11. 1987 eine neue Etappe des Ausbaues der hausärztlichen Betreuung in unserem Lande eingeleitet. (2)

Welche Aufgaben hat der Hausarzt unter diesen neuen Bedingungen?

Aus der umfangreichen Palette seiner Tätigkeiten möchten wir, nach differenzierten Untersuchungen seiner Arbeit, folgende besonders herausstellen:

– Durchführung einer auf modernen Erkenntnissen basierenden Diagnostik und Therapie häufiger Gesundheitsstörungen und Krankheiten, wobei er eine besondere Verantwortung für die Früherkennung und Frühbehandlung dieser Störungen hat;
– Wahrnehmung eines umfangreichen Repertoires von prophylaktischen Aufgaben, die von der Beratung des Bürgers für eine gesunde Lebensweise bis zur Einflußnahme auf die Beseitigung von krankheitsbegünstigenden Faktoren aus dem Leben der Bürger gehen und Impfungen, Hygienekontrollen und Beratungen der örtlichen Volksvertretungen usw. einschließen;
– Leistung einer ersten ärztlichen Hilfe bei Unfällen und lebensbedrohlichen Situationen, Schmerzzuständen und bei der Einschränkung vitaler Funktionen;
– Betreuung der Bürger in der ambulanten Gesundheitseinrichtung durch ärztliche Konsultationen, in der Wohnung durch Hausbesuche oder auch im Betrieb als Betriebsarzt;
– Übernahme der Koordinierung aller medizinischen Betreuungsaufgaben für „seine Patienten" wie Organisation stationärer Betreuung oder Überweisung zum Spezialisten und Weiterbetreuung und Nachsorge nach Abschluß dieser Mitbetreuung;
– Erfüllung von Aufgaben der sozialen Betreuung im Wohngebiet.

Der Hausarzt sorgt sich vieljährig um die ihm anvertrauten Bürger und betreut jung und alt. Durch seine bevölkerungsnahe Arbeit und seinen ständigen Kontakt mit Institutionen und Betrieben leistet er damit einen sehr wichtigen Beitrag zur Realisierung bürgernaher Sozialpolitik.

Wie ist die Forderung zu realisieren, daß sich der Bürger seine ständige hausärztliche Betreuung durch einen Arzt seines Vertrauens durch Einschreibung bei einem im Territorium ansässigen Facharzt für Allgemeinmedizin sichern kann?

Schon in der Vergangenheit hatte ein Teil der Bürger die Möglichkeit, seinen Arzt in einer Poliklinik oder einem Ambulatorium zu wählen und dessen Hilfe in Anspruch zu nehmen. War diese Wahl getroffen, ergab sich durch die Eintragung des damit begründeten Betreuungsverhältnisses in den Versicherungsausweis eine zunächst befristete Bindung an diesen gewählten Arzt für drei

Monate (Quartal), dabei stand es ihm selbst in diesem Quartal frei, Fachärzte anderer Disziplinen gleichzeitig, sogar zum gleichen Leiden zu konsultieren. Aus diesem Verfahren resultierte, daß sich in vielen Fällen, bedingt durch Diskrepanzen in der Fachrichtung oder des Grades der Spezialisierung, konsultierter Arzt und zu behandelndes Leiden nicht entsprachen. Im Ergebnis fand man häufig eine Überlastung der Fachspezialisten mit Patienten, deren medizinische Betreuung in die Hand eines Facharztes für Allgemeinmedizin gehört.

Der „Spezialist" hatte häufig nicht einmal die Möglichkeit, den Patienten in die Wohngebietsbetreuung zu lenken, da es einen „Hausarzt" im organisierten Sinne in unzureichender Menge gab und so mancher Bürger gar nicht zu sagen vermochte, wer „sein" Hausarzt war.

Bei Beratungen mit Leitungskadern konnten ähnliche Fakten zusammengetragen werden:

- Der Hausarzt soll die Dispensairebetreuung als Arbeitsmethode des sozialistischen Gesundheitswesens für seine Patienten im bestimmten Umfang übernehmen. Für welche Patienten?
  Patienten, die ständig wechseln?
  Die wohin wechseln?
  Wen soll er informieren?

- Die Dokumentationen des Jugendgesundheitsschutzes werden unzureichend weitergenutzt. Geht der Jugendliche in das Erwachsenenalter über, wären die Informationen des Kinder- und Jugendgesundheitsschutzes eine wesentliche Grundlage für eine qualitativ gute Weiterbetreuung. Entsprechend den Empfehlungen des Ministeriums für Gesundheitswesen sollen die Unterlagen des Kinder- und Jugendgesundheitsschutzes zum entsprechenden Zeitpunkt vom Betriebsgesundheitswesen angefordert werden. Praktisch wird dieser Empfehlung nur entsprochen, wenn es um Sonderfälle der Betreuung (chronisch Kranke, Dispensairebetreuung) geht.

- Bei der nunmehr angestrebten Organisation eines hausärztlichen Betreuungssystems, das alle Bürger (die das wollen) einschließt, kann auch der Hausarzt eine geschlossene Dokumentation seiner Patienten führen, in die alle früheren Unterlagen und aus Mitbehandlungen resultierenden Befunde, Berichte und Arztbriefe einbezogen werden.
  Der Vorrang des Hausarztes besteht vor allem darin, schrieben Batkis und Lekarew 1969 bereits, daß der Arzt „die Lebensbedingungen der Familien, ihre Entwicklung und den Gesundheitszustand aller ihrer Mitglieder kennt, die vererbten und übertragenen Krankheiten, die materiellen Möglichkeiten, das kulturelle Niveau, die Psychologie, das Familienleben u. a. Bedingungen und Traditionen". (3)

- Es finden viele betriebliche Reihenuntersuchungen statt; der Hausarzt im Wohngebiet müßte diese Befunde kennen. Es zeigt sich immer wieder, daß gerade die Nutzung der für einen Patienten in verschiedenen medizinischen Einrichtungen vorhandenen medizinischen Dokumentationen für eine koordinierte, interdisziplinäre Betreuung verbessert werden könnte, wenn eine gemeinsame Anlaufstelle für die Speicherung und den Austausch von Informationen verfügbar wäre.

- Das System des Dringlichen Hausbesuchsdienstes wird in allen Territorien realisiert. Nicht zu jeder Tag- und Nachtzeit kann der behandelnde (Haus-) Arzt zur Verfügung stehen. Der DHD-Arzt dokumentiert den Hausbesuch, gibt einen Durchschlag an den Patienten mit der Aufforderung, diesen am nächsten Tag seinem behandelnden Arzt zu übergeben. Kann der Patient dieser Aufforderung nicht Folge leisten, geht das Ereignis selbst und damit diese Information für die Dokumentation und eine kontinuierliche medizinische Betreuung verloren.

Diese und weitere Erfahrungen zeigen, daß es erforderlich ist, aus der Sicht der Einheitlichkeit der Betreuung, der Übersichtlichkeit und um Betreuungslücken und Versäumnisse zu vermeiden, die hausärztliche Betreuung tatsächlich zum Dreh- und Angelpunkt für eine auf hoher Qualität und Effektivität basierende medizinische Betreuung zu machen.

Mit dem Einschreibesystem wird nunmehr die Möglichkeit geschaffen, für alle Bürger, die einen Hausarzt wünschen, auch einen solchen festzulegen.

Es gibt bereits viele praktische Beispiele, in denen diese gegenseitige Übereinkunft zwischen Bürger und Arzt (Einrichtung) durch eine entsprechende Eintragung (Stempel) im Versicherungsausweis des Bürgers und auf der Patientenkartei der Einrichtung dokumentiert werden. Der Betreuungszeitraum wurde dabei allgemein auf mindestens 1 Jahr verabredet. Auch in der Zukunft sollte eine gegenseitige Übereinkunft beibehalten werden. Die Bindung sollte nicht mehr befristet werden. Diese Bindungen an einen Arzt sind immer ein Angebot des staatlichen Gesundheitswesens an den Bürger, das er weitgehend akzeptiert.

Sicher wird es wie bei anderen organisatorischen Lösungen in der Betreuung sehr unterschiedliche Formen dieses Einschreibesystems geben.

Allen gemeinsam sollte sein, daß der Bürger die Möglichkeit haben muß, sich seinen Arzt des Vertrauens selbst zu wählen und seine Beratung und Betreuung vieljährig in Anspruch nehmen zu können.

Dafür bedarf es einiger Voraussetzungen:

- Eine ausreichende Anzahl von Fachärzten für Allgemeinmedizin in jedem Kreis
  (in der unmittelbaren kommunalen Betreuung im Verhältnis von 1 Hausarzt für 2 700 Bürger);
- eine Auswahl verlangt das Vorhandensein von mindestens 2 Hausärzten in einem abgegrenzten Territorium;
- um stabile Betreuung zu gewährleisten, bedarf es einer klaren Ordnung der Tätigkeit mit der Minimierung aller Störungen
  (Verringerung der zusätzlichen Aufgaben z. B. Betreuung von Ferienlagern, Veranstaltungen, Leitungssitzungen während der Sprechstundenzeit u. ä.)
  und der Ansiedlung der Ärzte im Tätigkeitsbereich;
- die unterschiedlichen Leistungen der Hausärzte sollten auch in zunehmender Weise moralische und materielle Anerkennung erhalten;
- für jeden Hausarzt sind das zuständige Krankenhaus sowie die wichtigsten ärztlichen Fachdisziplinen, mit denen er kooperieren muß, festgelegt;
  ähnlicher Festlegungen bedarf eine gute Diagnostik und Therapie.

Untersuchungen des ISOG zeigen, daß solche Arbeitsgrundlagen hausärztlicher

Tätigkeit noch nicht allerorts durch die Leiter der ambulanten Gesundheitsein-richtungen oder den Kreisarzt fixiert sind.

Demnach hatten im Rahmen einer Stichprobe von 69 befragten Allgemeinmedi-zinern in 30 Einrichtungen der DDR z. B.

- nur 80 % Zugang zur Funktionsdiagnostik
- nur 71 % Zugang zur Endoskopie.

Zum Teil bestanden wochenlange Voranmeldezeiten für Konsultationen anderer Fachärzte oder spezieller diagnostischer und therapeutischer Leistungen. (4)

Jeder Kreis wird für die Realisierung des Hausarztprinzips einen umfangreichen Maßnahmeplan erarbeiten müssen, in der Volksvertretung diskutieren und zum Beschluß erheben lassen und mit Hilfe der Ratskollektive, der Bürgermeister, Abgeordneten, Betriebe und gesellschaftlichen Kräfte zu realisieren haben. Be-sonders die Kreisärzte haben hier eine große Verantwortung.

Für den Bürger sichtbar heißt das alles:

Der Patient soll sich seinen Arzt aussuchen und sich bei ihm „einschreiben". Der Akt des Einschreibens in eine Liste oder Kartei verpflichtet Arzt und Patient stärker als bisher. Die Kartei dokumentiert den Pflichtenkreis des Arztes. In der Regel wird nicht das Planungsnormativ (durchschnittlicher ärztlicher Betreuungs-grad) die Richtschnur für diesen Pflichtenkreis sein können, sondern die Anzahl der Erwachsenen und Kinder, die im Betreuungsbereich leben und die auch bei zeitweiligen Disproportionen in der Besetzung die notwendige medizinische Betreuung erhalten müssen. Für Bürger, die eine hausärztliche Bindung noch nicht vollzogen haben, sie im Einzelfall vielleicht sogar nicht möchten, und für akut notwendige Betreuungsmaßnahmen muß auch in einem hausärztlichen Betreuungssystem genügend Sprechstundenzeit verfügbar bleiben.

Von einigen Wissenschaftlern und Politikern des Gesundheitswesens wird die Notwendigkeit der Erweiterung der hausärztlichen Betreuung in Frage gestellt. Sie vertreten (im Gespräch) die Auffassung, daß ein hohes Niveau der ambulan-ten Betreuung nur durch die Erweiterung der spezialisierten Betreuung weiter erhöht werden kann. Häufig argumentieren sie mit dem Wunsch des Bürgers, nicht den Hausarzt, sondern den „Spezialisten" immer mehr für die Betreuung auszuwählen.

Was will der Bürger wirklich?

1973 hatte I. Harych die Haltungen und Bedürfnisse der Bürger zu Allgemein-medizinern und Hausarzt untersucht.

Unsere Bürger hatten:

a) bei gesundheitlichen Beschwerden zu 91 % einen Allgemeinmediziner auf-gesucht;
b) von diesen Bürgern (Ziffer a) haben 75 % einen Allgemeinmediziner als ständig betreuenden Arzt;
c) von diesen Bürgern (Ziffer a) haben 80 % den nächstgelegenen Arzt gewählt;
unsere Bürger haben
d) sich zu 88 % einen Hausarzt gewünscht;
e) von diesen Bürgern (Ziffer d) würden 98 % einen Hausarzt selbst dann voll bzw. eventuell akzeptieren, wenn es nicht ihr bisher betreuender Arzt wäre, d. h. wenn ihnen ein anderer zugeordnet werden würde. (5)

Wie gegenwärtige erneute Untersuchungen zu den Bedürfnissen der Bürger nach hausärztlicher Betreuung zeigen, hat sich im Prinzip an den Aussagen von 1973 wenig geändert. Der Wunsch nach vertrauensvoller, gleichberechtigter, kontinuierlicher und jahrelanger Betreuung durch einen Hausarzt ist bei unseren Bürgern fest verwurzelt.

Nach der Befragung von Bürgern eines industriellen Ballungsgebietes hatten

a) 65,5 % aller Befragten einen „festen Hausarzt", wobei die Frauen mit 72,9 % eine höhere bestehende Arztverbindung aufwiesen als Männer mit 57,1 %,

b) nach dem Alter gestaffelt, nimmt der Anteil der Bürger mit einem Hausarzt ständig zu und erreicht in der Altersgruppe der über 75jährigen mit 87,7 % den höchsten Wert,

c) bei 48,7 % der Befragten gehen die Familienangehörigen zum gleichen Arzt,

d) 66,8 % der Befragten mit Hausarzt wählten ihren Arzt in der nächstgelegenen Einrichtung.

Der überwiegende Teil der Bürger wünscht sich einen Hausarzt, der gründlich und umsichtig ist, immer da ist, wenn man ihn benötigt, Zeit und Verständnis hat und eine fachlich gute Arbeit leistet. (6)

Um diese Bedürfnisse zu erfüllen, sind noch viele langwierige und schwierige Aufgaben zu lösen: Hausärztliche Betreuung ist bedarfsgerecht zu organisieren, Sprechstunden sind ohne Abstriche zu realisieren, die Mitarbeiterkollektive des Hausarztes müssen verstärkt, seine diagnostischen und therapeutischen Möglichkeiten verbessert werden.

Alle diese Aspekte sind Bestandteile einer zielgerichteten, gesellschaftlich effektiven, sozialistischen Gesundheitspolitik. Je besser die Organisation, desto besser kann der Bürger seine Rechte, sich aktiv betätigend, wahrnehmen.

Literatur

1. Gemeinsamer Beschluß des Politbüros des ZK der SED, des Ministerrates der DDR und des Bundesvorstandes des FDGB „Weitere Maßnahmen zur Durchführung des sozialistischen Programms des VIII. Parteitages der SED" vom 25. 9. 1973; ND vom 27. 9. 1973.
2. Beschluß des Politbüros des ZK der SED vom 10. 11. 1987 „Stand der hausärztlichen Betreuung und Schlußfolgerungen".
3. Batkis, G. A., und Lekarew, L. G.: Sozialhygiene und Organisation des Gesundheitsschutzes. Medizina, Moskau 1969, S. 453 ff.
4. Institut für Sozialhygiene und Organisation des Gesundheitswesens „Maxim Zetkin": Material zur hausärztlichen Betreuung; Unveröffentlichte Studie (1987) 128 Seiten.
5. Harych, I.: Die gegenwärtigen Beziehungen der Bevölkerung zu den ambulant tätigen Ärzten, zum ambulanten Gesundheitswesen und ihre Einstellung zu ihrem Bereichsarzt; Diss.-Schrift, Humboldt-Universität zu Berlin, 1973.
6. Weiss, O., und Walbert, T.: Wünsche der Bürger nach hausärztlicher Betreuung; Zschr. f. Klin. Med. (in Vorbereitung)

Erfordernisse und Wege zur Erhöhung der Qualität und Effektivität der medizinischen Grundbetreuung am Beispiel einer Großstadt

H. Metzig

Die Qualität der Arbeit der Polikliniken und Ambulatorien im allgemeinen, die Qualität der Arbeit des Arztes, des Zahnarztes, der Krankenschwester und aller anderen Mitarbeiter im besonderen wird immer mehr zum Gradmesser für das richtige Funktionieren des Gesundheitswesens bei der Befriedigung des gewachsenen Bedürfnisses unserer Bürger nach Gesundheit und Leistungsfähigkeit bis ins hohe Alter.

Die Erkenntnis bei allen Leitern zu vermitteln, daß Qualitätsfragen in der medizinischen Betreuung zugleich auch politische Fragen sind, war und ist der wichtigste Ausgangspunkt für die leitungsmäßige Beherrschung des Prozesses ständiger Qualitätsverbesserungen. Neben der bewußten Konzentration aller Leiter auf die subjektiven Faktoren erfolgte auf der Grundlage der Jahresvolkswirtschaftspläne die kontinuierliche Entwicklung der materiellen und personellen Bedingungen als unabdingbare Voraussetzungen für die Sicherung der Qualität. Gemeinsam mit den Leitern der stationären und ambulanten Gesundheitseinrichtungen sowie unter Einbeziehung der Fachberater des Kreisarztes wurden zunächst folgende allgemeine Qualitätskriterien formuliert:

1. Erreichung des erforderlichen Wissensstandes aller Hoch- und Fachschulkader und Anwendung der neuesten wissenschaftlichen Erkenntnisse in der täglichen Praxis,

2. ein das Vertrauen förderndes Verhältnis aller Mitarbeiter zum Patienten, um das Gefühl der Geborgenheit in der Gesundheitseinrichtung beim Patienten auszuprägen, und

3. eine richtige Organisation des Zusammenwirkens aller Bereiche in der Einrichtung und zwischen den Einrichtungen im Interesse des Patienten sowie die ständige Erreichbarkeit und die kontinuierliche Einsatzbereitschaft des Gesundheitswesens.

Die Sicherung der personellen Besetzung aufgrund stadteinheitlicher Regelungen, die Stabilisierung des Versorgungsgrades und der kontinuierliche Abbau der Disproportionen sind wesentliche Voraussetzungen, um die Qualität nachhaltig zu beeinflussen.

Die Bürger, die heute das Gesundheitswesen in Anspruch nehmen, legen berechtigterweise verstärkt Wert auf eine gute Kommunikation zwischen Arzt und Patienten und auf ausreichende Informationen. Die materielle Ausrüstung ist dabei meist sekundär. Das zeigen Analysen von Eingaben. Wenn es sich dabei auch um Einzelfälle handelt, so wird doch deutlich, daß die größten Reserven für eine bessere medizinische Betreuung in der stärkeren Berücksichtigung der subjektiven Faktoren der Qualitätsentwicklung stecken.

Zugleich bedeutet die Verbesserung der Qualität grundsätzliche Erhöhung der Effektivität, um mit dem zur Verfügung stehenden umfangreichen Potential einen größeren Nutzen für die Gesundheit der Bürger zu erzielen.

Davon ausgehend wurden folgende spezielle Qualitätskriterien für die ambulante medizinische Grundbetreuung als zunächst zu erreichende Ziele aufgestellt:

Durch zweimalige wöchentliche Spät- und einmalige monatliche Sonnabendsprechstunden jedes ambulant tätigen Arztes konnte erreicht werden, 70 % bis 80 % aller Werktätigen einen Termin beim Arzt des Vertrauens außerhalb ihrer Arbeitszeit anzubieten.

- Anpassung der Dienstzeiten der Diagnostikabteilungen an die Sprechzeiten der Ärzte,
- Durchsetzung eines rationellen, den territorialen Bedingungen angepaßten Bestellsystems, um die Vormerk- und Wartezeiten für die Patienten zu begrenzen,
- weitere Ausprägung des Hausarztprinzips in der Großstadt mit dem Ziel eigenständiger ärztlicher Diagnostik und Therapie und Koordination aller weiterführenden Maßnahmen anderer Fachbereiche in der Hand des Hausarztes,
- kontinuierliche Hausbesuchstätigkeit für Allgemeinmediziner und Pädiater, Sicherung der Möglichkeit, im erforderlichen Fall täglich Hausbesuche zu fahren,
- dabei Erhöhung der Anzahl der aktiv aufzusuchenden Hausbesuche bei älteren Bürgern,
- Verringerung der Doppeluntersuchungen durch weitgehende Einbeziehung der Dispensairebetreuung in die Tätigkeit der Hausärzte und Einführung einer Patientenkarte,
- die Erweiterung des Angebotes an prophylaktischen Leistungen für den Bürger, z. B. durch Einführung von Blutdruckmeßsprechstunden in allen ambulanten Gesundheitseinrichtungen,
- ein enges Zusammenwirken mit anderen gesellschaftlichen Bereichen, wie dem Wohnbezirksausschuß der Nationalen Front, der Volkssolidarität, dem Deutschen Roten Kreuz der DDR, um die „großstädtische Anonymität" zu überwinden, dem Arzt mehr Informationen über seine zu betreuenden Bürger zu vermitteln,
- regelmäßige Durchführung poliklinischer komplexer Visiten und Verallgemeinerung guter Erfahrungen bei therapeutischen und diagnostischen Leistungen sowie gezielte Einflußnahme auf Qualitätsmerkmale,
- Arbeit nach Diagnostik- und Therapiestandards, die von den Fachberatern zur stadteinheitlichen Anwendung erarbeitet wurden.

Wege zu höherer Qualität

1. Die erforderliche Verbesserung der Qualität der medizinischen Betreuung hängt entscheidend davon ab, „wie es gelingt, die Bereitschaft der Mitarbeiter zu nutzen, einen noch größeren eigenen Beitrag zur Verbesserung der medizinischen und sozialen Betreuung der Bevölkerung zu leisten." (3) Davon ausgehend steht die politisch-ideologische Erziehung der Mitarbeiter im Mittelpunkt der Leitungstätigkeit.

Aus dem erreichten Stand der Arbeitsteilung und Profilierung der Gesundheitseinrichtungen ergibt sich immer wieder neu die Frage, wie vorhandene Strukturen und eventuelle Strukturänderungen, besonders Neuregelungen im Unterstellungsverhältnis, die weitere Verbesserung der Qualität der

Arbeit beeinflussen (4). Diese Frage stellte sich in der Stadt Leipzig umso mehr, da hier alle Krankenhäuser dem Rat der Stadt unterstellt sind, Polikliniken und Ambulatorien, einschließlich der Einrichtungen des Betriebsgesundheitswesens, aber durch die 7 Räte der Stadtbezirke geleitet werden. 3 konfessionelle Krankenhäuser und angeschlossene Ambulanzen sowie der zentral geleitete Bereich Medizin der Karl-Marx-Universität tragen nicht unerheblich zur medizinischen Betreuung der Leipziger bei. Alle bisher gewonnenen Erfahrungen belegen, daß für die erreichten Ergebnisse in der medizinischen Betreuung nicht staatliche Zuordnungen und Veränderungen von Unterstellungsverhältnissen primär entscheidend waren. Von ausschlaggebender Bedeutung erweist sich statt dessen die ideologische Position bei Leitern und Mitarbeitern sowie die Bereitschaft, die interdisziplinäre Zusammenarbeit als wichtige Voraussetzung für eine gute medizinische Betreuung der Patienten zu entwickeln.

Durch Stadtparteiaktivtagungen der SED zum Gesundheits- und Sozialwesen wurde dieser Prozeß im staatlichen Gesundheitswesen und im Bereich Medizin der Karl-Marx-Universität wesentlich unterstützt.

2. Die Anforderungen an die Qualität ärztlicher Arbeit sind keine Ermessensfrage des einzelnen Leiters oder auch des einzelnen Arztes.

Qualitätsbeurteilungen, Qualitätssicherung und Qualitätserhöhung wurden durch die Fachabteilung Gesundheits- und Sozialwesen des Rates der Stadt zu einem ständigen Arbeitsauftrag für alle Stadtbezirksärzte, Ärztlichen Direktoren und andere Leiter erklärt.

An der Erfüllung dieser Aufgaben werden die Leiter gemessen und beurteilt.

Eine geeignete Methode der Kontrolle der Angemessenheit der Leitungstätigkeit sowie die schnelle Umsetzung guter Erfahrungen ist die Arbeit mit dem Leistungsvergleich und mit Führungsbeispielen.

Alle Leiter erhalten regelmäßig ausgewählte Informationen und Zahlenmaterial, um ihre eigene Position festzustellen und weiterführende Maßnahmen für eine Verbesserung der Qualität festzulegen.

Dadurch ist es nicht zuletzt auch den Stadtbezirksärzten und dem Kreisarzt möglich, die Leistungsbewertung zu verbessern. Dies geschieht einerseits anhand einer Auswahl von vergleichbaren Parametern, wie Betreuungsgrad, Hausbesuchstätigkeit, Zugänglichkeit, Vormerk- und Wartezeiten sowie Patientenzufriedenheit. Andererseits wird der Leiter auch in der Qualitätsbeurteilung an inhaltlichen Fragen gemessen, wie wissenschaftliche Arbeit im Verantwortungsbereich und Promotionsgrad, poliklinische Visiten und Therapiegewohnheiten, Qualität der Fortbildung und Teilnahme an Hospitationswochen durch Fachärzte. Alle diese Kriterien tragen wesentlich zur Beurteilung der Leitungstätigkeit bei.

Ausgehend vom Volkswirtschaftsplan wurden dafür exakte Ziele und Aufgaben im Rahmen der Plandiskussion vorgegeben. Durch Klarheit und Exaktheit in ihrer Formulierung sind sie für jeden Mitarbeiter überschau- und abrechenbar. Die Leiter werden gezwungen, den Arbeitskollektiven immer besser konkrete Aufgaben zu stellen.

Erhöhung der Qualität und Verbesserung der Effektivität erfordern aber auch andererseits, sich den erarbeiteten Qualitäts- und Effektivitätskriterien immer wieder erneut zu stellen und nach deren Realisierung weiterführende Schritte zur Verbesserung der Arbeit zu gehen. Die Praxis zeigt, daß überall dort, wo über die Zweckmäßigkeit oder über die Vollständigkeit der Kriterien unnötige Diskussionen zugelassen werden, Zeitverzug eintritt und die Mitarbeiter für den einzuschlagenden Weg nicht gewonnen und letztendlich von den Leitern Niveau- und Leistungsunterschiede zugelassen werden (Tab. 7).

Tabelle 7 Durchschnittliche AU-Dauer in Tagen im Fachgebiet Allgemeinmedizin der Polikliniken und Ambulatorien der Stadt Leipzig

	1. Quartal 1984	1. Quartal 1985	1. Quartal 1986
I. Polikliniken			
Menckestraße	13,4	11,9	12,4
Stadthaus	9,9	9,0	9,5
Schönefeld	9,4	9,0	9,8
Paunsdorf	9,8	10,3	9,9
Ost	11,4	10,3	10,2
Südost	11,6	11,1	11,4
Süd	10,2	10,5	10,6
Goldschmidtstraße	9,0	9,1	9,3
Südwest	9,9	9,6	9,9
West	11,7	12,1	10,5
II. Ambulatorien			
Mockau	9,9	4,6	9,4
Thekla	12,2	11,6	11,1
Lößnig	9,3	8,8	9,3
Großzschocher	10,4	10,3	10,8
Am Park	7,1	7,2	7,0
Grünauer Allee	9,2	9,2	8,9
Ho-Chi-Minh-Str.	7,3	6,6	7,5
Wilhelm Pieck	9,4	9,4	8,9

3. Die Verbesserung der Qualität der medizinischen Betreuung ist auch immer verbunden mit der Analyse der erreichten Arbeitsergebnisse, ist damit kritische Wertung des erreichten Standes im Vergleich mit Besserem.
Das erfordert zuallererst die Bereitschaft bei den Ärzten und den mittleren medizinischen Fachkräften zur selbstkritischen Beurteilung der eigenen Arbeit, vorhandener Unzulänglichkeiten in der Leitungstätigkeit bzw. in der Arbeit der Einrichtung. Das erfordert wiederum eine umfangreiche politisch-ideologische Erziehungsarbeit der Leiter.

4. Im ambulanten Gesundheitswesen der Stadt Leipzig sind überall dort Qualitätsverbesserungen zu verzeichnen, wo eine kontinuierliche und wirksame Qualitätskontrolle durchgeführt wird. Wichtig ist dabei, zu entscheiden, wer kontrollieren soll. Diese Frage spielt bei den Leitern eine sehr große Rolle. Im Ergebnis umfangreicher Diskussionen wird heute die Frage so beantwortet, daß in erster Linie die Selbstbeurteilung, d. h., die Eigenkontrolle durch den Arzt erfolgen muß. Das stellt wiederum an das Niveau der Leitungstätig-

keit große Anforderungen, aber auch an die politische und fachliche Ausrichtung des sozialistischen Wettbewerbs sowie an die Qualitäts- und Effektivitätsproblematik. Darüber hinaus wird von den Leitern der medizinischen Fachabteilungen der Polikliniken und Ambulatorien verlangt, ihre Kontrollpflichten besonders auf die fachlichen Aspekte der Qualität und Effektivität zu konzentrieren. Bewährt hat sich, daß Ärztliche Direktoren und andere ärztliche Leiter die Ärzteberatungskommissionen des Territoriums leiten. Aus der vorgenommenen Diagnostik und der durchgeführten Therapie der vorgestellten Patienten wird rasch und unkompliziert ohne zusätzlichen Aufwand ein Überblick über die Arbeit der Einrichtung und über die Arbeitsweise der Ärzte gewonnen. Der gewonnene Eindruck erlaubt es, auf immer wiederkehrende Probleme leitungsmäßig Einfluß zu nehmen.

Den Stadtbezirksärzten und dem Kreisarzt stehen für die Qualitätskontrolle die beratenden Fachärzte zur Seite. Ausgehend von der zentralen Festlegung des Ministeriums für Gesundheitswesen und eines dazu in der Stadt Leipzig erarbeiteten Rahmenfunktionsplanes wurden ihre Aufgaben, Rechte und Pflichten für die Qualitätssicherung, Qualitätsbeurteilung und Qualitätskontrolle fixiert.

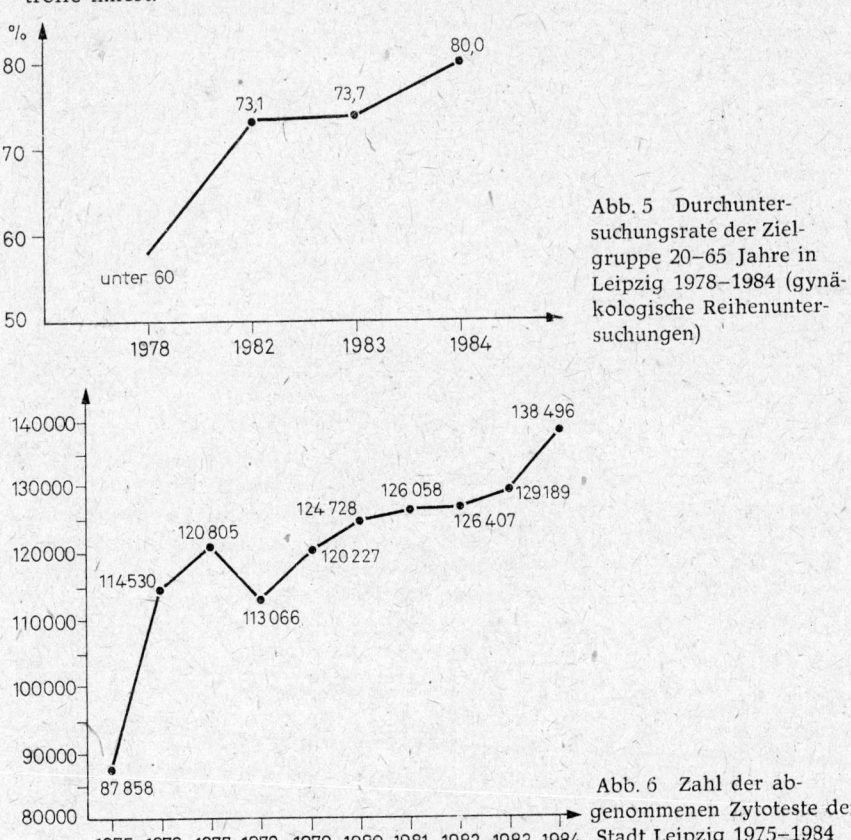

Abb. 5 Durchuntersuchungsrate der Zielgruppe 20–65 Jahre in Leipzig 1978–1984 (gynäkologische Reihenuntersuchungen)

Abb. 6 Zahl der abgenommenen Zytoteste der Stadt Leipzig 1975–1984

Obwohl die Wahrnehmung der spezifischen Kontrollverantwortung zwischen den einzelnen beratenden Ärzten sehr differenziert ist, läßt sich einschätzen, daß ohne ihre aktive Mitwirkung viele Ergebnisse bei der Verbesserung der medizinischen Betreuung nicht erreicht worden wären, wie sich das sehr eindrucksvoll in den Fachgebieten Gynäkologie, Physiotherapie und Radiologie zeigt (Abb. 5 und 6 und Tab. 8). In halbjährlichen Beratungen erfolgt mit den beratenden Fachärzten auf Stadtebene die Einschätzung der erreichten Arbeitsergebnisse, und es werden hier die neuen Arbeitsschritte für eine weitere Qualitätsverbesserung festgelegt.

In der Arbeit mit den beratenden Fachärzten hängt vieles von der richtigen Kaderauswahl ab. In der Regel sind die beratenden Fachärzte profilierte, Autorität und fachliche Kompetenz ausstrahlende Kliniker, die bei den Ärzten als „Ordinarien der Praxis" anerkannt sind. In der Mehrzahl sind sie auch fähig und bereit, sich im Auseinandersetzungsprozeß mit ihren Fachkollegen in den Einrichtungen einfühlsam und prinzipienfest zu engagieren.

Tabelle 8 Durchschnittliche Vormerkzeiten in Tagen im Fachgebiet Röntgen ausgewählter Polikliniken in Leipzig, Vergleich der Jahre 1983 und 1985

Einrichtung	Magen		Galle	
	1983	1985	1983	1985
PK Nord	5	2	2	2
West	6	3	5	3
Südwest	8	8	14	5
Süd	9	5	8	4
Ost	10	5	5	5
Nordost	7	4	5	2

5. Qualitätsbeurteilung erfordert zwangsläufig die Entscheidung zur Qualifizierung der Arbeit des einzelnen oder der Arbeitsweise der ganzen Einrichtung. Auf der Grundlage ihrer Einschätzung zur Qualität der Betreuung im Fachgebiet organisieren die beratenden Fachärzte im engen Zusammenwirken mit den Ärztlichen Direktoren und den anderen Leitern Fortbildungsveranstaltungen bzw. geben den zuständigen staatlichen Leitern Empfehlungen, welcher Arzt zu welcher Fortbildungsmaßnahme delegiert werden sollte. Im Fachgebiet Allgemeinmedizin hat sich dabei in der Stadt Leipzig seit Jahren die Durchführung klinischer Hospitationen bewährt (Tab. 9). Hier wird allen in Frage kommenden Fachärzten seminaristisch und praxisnah neues Wissen vermittelt. Als Grundlage dient die aktuelle Qualitätsanalyse des Fachgebietes.

Die Erfahrungen im Gesundheitswesen der Stadt Leipzig zusammenfassend, läßt sich feststellen:

– die Verbesserung der Qualität im Gesundheitswesen ist ein Prozeß, der die ständige politische und fachliche Motivation der Mitarbeiter, besonders der ärztlichen Leiter, erfordert,

Tabelle 9 Zahl der Fachärzte für Allgemeinmedizin, die an den einwöchigen stationären Hospitationen teilgenommen haben (Leipzig 1980–1986)

Jahr	Fach-ärzte	St. Georg	SKH	Jahr	Fach-ärzte	St. Georg	SKH
1980	235	7	43	1984	226	26	47
1981	235	32	44	1985	239	33	54
1982	236	26	46	1986	241	26	32
1983	235	11	56			85	133 = 90 %
		76	189 = 112 %				

- die Verbesserung der Qualität der Arbeit des Arztes oder der Einrichtung macht immer eine Verbesserung der Qualität der Leitungstätigkeit als ständige Aufgabe notwendig,
- die berechtigte Forderung nach einer an Qualität und Effektivität gewinnenden Arbeit des gesamten Gesundheitswesens setzt eine umfassende ideologische Arbeit in allen Arbeitskollektiven voraus. Nur dort, wo der Wille und die Bereitschaft zur Qualitätsbeurteilung und Qualitätskontrolle vorhanden sind, werden auf Dauer bleibende Ergebnisse erreicht werden.

Qualitätsfragen sind kein Selbstzweck. Sie sind Bestandteil des gesundheitspolitischen Programms von Partei und Staat. Damit sind sie ständiger Auftrag für alle Mitarbeiter in den Polikliniken, Ambulatorien sowie in den stationären Einrichtungen des staatlichen Gesundheitswesens in den Städten und Gemeinden.

Literatur

1. Programm der SED, Dietz-Verlag 1976, S. 26
2. H. Metzig u. H. Starke: Einige Probleme der Gestaltung sozialistischer Arzt-Patient-Beziehungen, Stomatol. DDR 34 (1984) Heft 2, S. 104–109
3. K. Seidel u. S. Schirmer: Effektives sozialistisches Gesundheitswesen – Garantie für hohe Qualität der medizinischen Betreuung, Einheit 2/1983, S. 180–186
4. G. Mälzer, H. Metzig u. K. Kühndel: Die Kooperationsvereinbarung (Ko. V.) für das Fachgebiet Gynäkologie und Geburtshilfe sichert in der Stadt und im Landkreis Leipzig eine hohe Qualität der medizinischen Betreuung der weiblichen Bevölkerung, Z. ärztl. Fortbild. 74 (1980), S. 499–502

Ausgewählte Aspekte der weiteren Erhöhung der Qualität und Effektivität der medizinischen und sozialen Betreuung aus der Sicht des Kreisarztes
J. Frey

1. Zur Bestimmung der Qualität und Effektivität in der medizinischen und sozialen Betreuung

Im wesentlichen beinhaltet der Qualitätsbegriff zwei Aspekte:

- die Wissenschaftlichkeit aller ärztlichen und pflegerischen Maßnahmen und
- die Erfüllung der Erwartungen, die die Patienten an die Einrichtungen des Gesundheits- und Sozialwesens und ihre Mitarbeiter haben.

Der erste medizinisch-fachliche Aspekt wird heute beurteilt an solchen gesundheitspolitischen Daten, wie Säuglingssterblichkeit, die Müttersterblichkeit, die Zurückdrängung bestimmter vermeidbarer Erkrankungen oder den Früherkennungsgrad volkswirtschaftlich bedeutender Krankheiten. Der Arzt am Krankenbett oder in der Sprechstunde beurteilt die Qualität z. B. nach der Treffsicherheit seiner Diagnose, dem Behandlungsergebnis, der Komplikationsrate, aber natürlich auch danach, ob ihm moderne gesicherte Erkenntnisse und Möglichkeiten in der Diagnostik und Therapie zur Verfügung stehen. Für die einzelnen Teilbereiche des Gesundheitswesens wird es immer eine Reihe den spezifischen Bedingungen des jeweiligen Arbeitsprozesses angepaßte Qualitätsmaßstäbe geben, wie z. B. die Schnelligkeit der Befunderhebung und -übermittlung im diagnostischen Bereich. Die Qualität der Leistungen im Gesundheitswesen ist aber auch einschätzbar am Ergebnis der Arbeit, sei es am Anteil der Früherkennung bestimmter Krankheiten, der Fehlmorbidität der Krippenkinder, der Frühinvalidisierungsrate oder der Höhe des Krankenstandes der Werktätigen. Für die Beurteilung der Qualität der territorialen Organisation im Gesundheitswesen spielen die Versorgung mit Krankenhausbetten, ambulanten Arbeitsplätzen, Ärzten, Zahnärzten und anderem medizinischen Personal genauso eine wichtige Rolle wie die schnelle Erreichbarkeit der Gesundheitseinrichtungen oder die Funktionsfähigkeit der Schnellen Medizinischen Hilfe bei der Versorgung akut Erkrankter oder verunfallter Patienten.

Der zweite Aspekt findet seinen Ausdruck in dem Begriff der „Patientenzufriedenheit". Der Bürger beurteilt die Qualität der Arbeit im Gesundheits- und Sozialwesen vorwiegend danach, wie funktionsfähig er die Einrichtungen antrifft, wie ihm die Mitarbeiter dort begegnen, was ihm an medizinischen Leistungen zur Verfügung gestellt wird, oder worum er sich selbst kümmern muß. Für ihn ist Qualität auch damit verbunden, wie schnell bei Unfällen und plötzlichen Erkrankungen medizinische Hilfe gewährt wird, aber auch ob und wie rasch Plätze in Kinderkrippen oder in Feierabend- und Pflegeheimen zur Verfügung stehen. Die Forderung nach guter Zugänglichkeit beinhaltet die bedarfsgerechte Gestaltung von Früh-, Spät- und Samstagssprechstunden ebenso wie ein am Patienten orientiertes Betreuungssystem.

Auch die Fragen der Effektivität im Gesundheits- und Sozialwesen haben auf den verschiedenen Leitungsebenen unterschiedliches Gewicht und müssen nach territorialen Gesichtspunkten beurteilt werden. Sicher wird die Effektivität überall nach dem Verhältnis

Leistung/Ergebnis
Aufwand

beurteilt, und es besteht überall das Ziel, mit einem Minimum an Aufwand ein Maximum an Leistungen zu bringen, wobei der Nutzen im Zuwachs an Gesundheit, Leistungsfähigkeit und sozialer Sicherheit liegt. Dabei kann man die Effektivität nicht in eine medizinische Effektivität, soziale Effektivität und eine ökonomische Effektivität trennen, die Effektivität ist eine interdisziplinäre Angelegenheit mit verschiedenen Aspekten. Das Sekretariat des ZK der SED hat in seinem Beschluß zum Bericht der SED-Kreisleitung Bitterfeld vom 12. 6. 1985 eine für alle anwendbare Definition der Effektivität im Gesundheits- und Sozialwesen gegeben, wenn es formuliert: „Es geht dabei sowohl um bessere Ergebnisse in der medizinischen Betreuung als auch um günstigere Verhältnisse von Aufwand und Nutzen, wobei sich der Nutzen dieser Arbeit in Gesundheit und Leistungsfähigkeit, in sozialer Sicherheit und Geborgenheit, in persönlichem Wohlergehen und Glück der Bürger, und nicht zuletzt in der Erhaltung und Förderung ihres Arbeitsvermögens ausdrückt. Entschiedener muß auch im Gesundheitswesen die Orientierung auf die qualitativen Wachstumsfaktoren erfolgen." (4) So wie die Qualität der medizinischen und sozialen Arbeit territoriale Gesichtspunkte hat, gibt es diese auch bei der Effektivität. Sie resultieren zum einen daraus, daß das Gesetz über die örtlichen Volksvertretungen (7) eben gerade die örtlichen Staatsorgane auf ein höheres Niveau der territorialen Leitung, Planung und Organisation orientiert, zum anderen aus den unterschiedlichen Bedingungen in den einzelnen Kreisen. Die verschiedenen Bedingungen ergeben sich aus den unterschiedlichen, historisch gewachsenen Organisationsstrukturen des Gesundheits- und Sozialwesens ebenso wie aus dem Grad der Zersplitterung bzw. der Konzentration der Kapazitäten. Aber auch aus der Verflechtung des Gesundheits- und Sozialwesens mit der sozialökonomischen Infrastruktur ergeben sich unterschiedliche Ausgangspunkte für die Bestimmung der Effektivität (Anschlußgrad an Fernwärme, eigene Wäscherei oder Mietwäschereisystem). Letztlich gehen auch demografische Gesichtspunkte und unterschiedliche epidemiologische Situationen in die territorialen Aspekte bei der Beurteilung der Effektivität ein.

2. Aufgaben des örtlichen Rates bei der Umsetzung der gesundheitspolitischen Forderungen

Die entscheidende Ebene bei der Umsetzung der zentralen gesundheitspolitischen Orientierung ist der Kreis. Bei Wahrung des Prinzips des demokratischen Zentralismus garantieren die örtlichen Volksvertretungen auch auf dem Gebiet des Gesundheits- und Sozialwesens eine umfassende Einbeziehung der Bürger in die Leitung und Planung dieses so wichtigen Bereiches. Das betrifft sowohl die Planung von Maßnahmen zur Verbesserung der Grundbetreuung als auch ihre Kontrolle. Der gewissenhafte Umgang mit den Vorschlägen, Hinweisen, Anliegen und Beschwerden der Bürger ist auch im Gesundheits- und Sozialwesen ein grundlegendes Erfordernis für eine bürgernahe Kommunalpolitik.

Die im Gesetz über die örtlichen Volksvertretungen festgelegten Aufgaben auf dem Gebiet des Gesundheits- und Sozialwesens planmäßig, entsprechend den Erfordernissen und Möglichkeiten in die Gesamtpolitik des Territoriums einzuordnen, ist die herausragende Aufgabe des Kreisarztes. Dabei trägt der örtliche Rat sowohl die Verantwortung für die Schaffung der notwendigen materiellen und personellen Voraussetzungen für eine hohe Qualität und Effektivität der medizinischen und sozialen Betreuung als auch für die immer umfangreichere Nutzung des subjektiven Faktors dabei. Der subjektive Faktor ist letztlich die Summe aller Kenntnisse, Erfahrungen, Fertigkeiten und Einsichten der Mitarbeiter im Gesundheits- und Sozialwesen, aber auch deren Einsatzwille, Motiviertheit, Engagement und nicht zuletzt ihr politisch-ideologisches Bewußtsein.

Damit der örtliche Rat die medizinische und soziale Betreuung leitungsmäßig beeinflussen kann, braucht er verläßliche Informationen. Diese bestehen in sachbezogenen Kennziffern, wie zugriffsbereite Grunddatenbestände oder territorial gegliederte Zeitreihen in zweckbezogenen Analysenmethoden, aber auch in der Kenntnis über die Betreuungsbedürfnisse der Bürger. Das ständig wachsende Bildungsniveau der Menschen im Sozialismus führt zur Entwicklung eines höheren Gesundheitsbewußtseins und damit auch zu einem größeren Verlangen nach medizinischer und sozialer Betreuung (8). Der Bürger erwartet zu Recht, daß er über die Entscheidungen des Arztes informiert und aktiv in die Behandlung einbezogen wird. Es ist aber auch zu berücksichtigen, daß die medizinischen Betreuungsbedürfnisse nicht unwesentlich vom Angebot abhängig sind. Die maximale Bedürfnisbefriedigung bei optimalem Einsatz der Ressourcen ist das Grundanliegen der sozialistischen Gesundheitspolitik. Dabei ist jedoch davon auszugehen, daß das Gesundheits- und Sozialwesen unserer Republik in den verschiedenen Territorien quantitativ und qualitativ differenziert ist. Diese noch vorhandenen Unterschiede in der medizinischen und sozialen Betreuung haben subjektive und objektive Ursachen. Die historische Entwicklung unseres Verantwortungsbereiches war sehr unterschiedlich, so macht sich bis heute auch das Erbe des Kapitalismus negativ bemerkbar. Provisorien aus der Nachkriegszeit wirken sich auch heute noch aus. Eine Reihe von Disproportionen resultiert aus zeitweiligen ökonomischen Restriktionen oder auch subjektivistisch getroffenen Entscheidungen. Das Gesundheits- und Sozialwesen der einzelnen Bezirke und Kreise unseres Landes wird andererseits aber auch in Zukunft immer eine gewisse Differenziertheit aufweisen, die auf die unterschiedlichen Strukturen der Bevölkerung und der Produktion, auf die verschiedenen geografischen und klimatischen Verhältnisse u. a. zurückzuführen sind. Bei der Leitung der medizinischen und sozialen Betreuung im Territorium ist auch zu berücksichtigen, daß im Sozialismus noch soziale Unterschiede bestehen, die ebenfalls historisch bedingt sind.

Bei der zentralen Planung medizinischer und sozialer Betreuungsleistungen ist auch heute noch die Anzahl der Bürger eines Territoriums die Berechnungsgrundlage. Bei der Umsetzung der zentralen Planung im Territorium sind entsprechend der eingangs gemachten Bemerkungen folgende Faktoren zu berücksichtigen:

– die demografische Analyse der Bevölkerung
– die epidemiologische Analyse des Morbiditätsgeschehens im Territorium
– das Netz und die Organisation der medizinischen und sozialen Betreuung
– die Analyse der sozialökonomischen Struktur der Bevölkerung.

Die genaue Kenntnis der sozialstrukturellen und demografischen Bedingungen ist unerläßlich, da spezifische soziale Erscheinungen und Differenzierungen im Betreuungsangebot zu Unterschieden in der Annehmbarkeit medizinischer und sozialer Betreuungskapazitäten und -leistungen führen (10).

Die demografische Analyse der Bevölkerung

Da Territorialgrenzen keine Betreuungsgrenzen darstellen, ist die Bevölkerungszahl nicht der Anzahl der zu betreuenden Bürger gleichzusetzen. Die Aus- und Einpendler spielen dabei besonders bei der Planung und Absicherung arbeitsmedizinischer und arbeitshygienischer Aufgaben eine Rolle. In Erholungszentren sind die Urlauber nicht zu vernachlässigen. Großstädte und industrielle Ballungsgebiete erfüllen in der spezialisierten und hochspezialisierten medizinischen Betreuung eine zumeist nicht geringe Umlandfunktion. Für die Ermittlung des medizinischen Betreuungsbedarfes interessieren vor allem die Bevölkerungs- gruppen, die eine besondere intensive Betreuung erfordern oder für die Repro- duktion der Bevölkerung eine große Bedeutung haben. Es sind dies:

- die Säuglinge und Kleinkinder
- die Frauen im fertilen Alter
- die älteren und pflegebedürftigen Bürger
- die Bestände an gesundheitspolitisch besonders bedeutsamen Erkrankungen, wie Diabetes mellitus, Herz-Kreislauf-Erkrankungen oder Karzinomen und auch
- die Zahl der Werktätigen, die unter erschwerten arbeitshygienischen Bedin- gungen arbeiten und deswegen regelmäßigen arbeitshygienischen Tauglich- keitsuntersuchungen und Überwachungsuntersuchungen unterliegen.

Außer für die Planung und Organisation der Mutterberatung und kinderärzt- liche Versorgung hat die Entwicklung der Geburten natürlich eine große Bedeu- tung für die bedarfsgerechte Bereitstellung von Kinderkrippenplätzen. Trotz ständiger Steigerung des Versorgungsgrades mit Krippenplätzen ist der Bedarf gegenwärtig noch größer als das Angebot. Dabei ist die Nachfrage in Groß- städten und Ballungsgebieten größer als in ländlichen Bereichen.

Neben den Säuglingen und Kleinkindern sind es die geschädigten und die älte- ren Bürger, die besonders betreuungsbedürftig sind und deswegen auch die besondere Aufmerksamkeit der Gesellschaft erfahren. Die möglichst exakte Erfassung der geschädigten Bürger erfolgt bereits im Kindesalter und wird im Dispensaire für das behinderte Kind organisatorisch zusammengefaßt. Dem Gesundheitswesen obliegt die Aufgabe, alle Maßnahmen der medizinischen, päd- agogischen, beruflichen und sozialen Rehabilitation zu planen und zu koordi- nieren. Deswegen ist die möglichst exakte Kenntnis der Zahl der geschädigten Bürger und ihrer Schädigung von großer Bedeutung. Die Entwicklung läßt einen weiteren Anstieg des Bedarfs an Pflegeplätzen erwarten, erfordert aber auch Maßnahmen zur Bereitstellung anderer Betreuungsformen, wie des verstärkten Baues altersadäquater Wohnungen oder die Schaffung von Möglichkeiten der Tagesbetreuung.

Die epidemiologische Analyse des Morbiditätsgeschehens

Während die zentrale Planung bei der Festlegung des Bedarfes an medizinischen und sozialen Betreuungsleistungen von Berechnungskennziffern, wie Betten/Ein- wohner oder Arzt/Einwohner ausgeht, ist bei der territorialen Planung möglichst von der Gesundheitslage der Bevölkerung auszugehen. Informationen über das Morbiditätsgeschehen sind notwendig, um:

- die medizinische und soziale Betreuung entsprechend den Erfordernissen der Gesundheitslage zu planen und zu prognostizieren
- den Nutzen bestimmter Verbesserungen der Betreuung als Verbesserung der Gesundheitslage sichtbar und möglichst meßbar zu machen
- damit die Gesundheitslage beraten zu können.

Streng genommen, verlangt eine morbiditätsbezogene Bedarfsplanung das „Messen" von Krankheit. Indikatoren dafür sind unter anderem die Säuglingssterblichkeit, die Müttersterblichkeit, die mittlere Lebenserwartung, aber auch die Mortalität oder Frühinvalidität bestimmter Erkrankungen. (12)

Einen guten Einblick in die stationäre Morbidität und Mortalität erlaubt die Analyse der Krankenblattsignierleisten. Informationen über die ambulante Morbidität liegen in geringerem Umfang vor. Neben der Statistik der Sozialversicherung über den Krankenstand der Werktätigen stehen die ambulanten Leistungsberichte und die jährlichen Analysen der verschiedenen Beratungsstellen zur Verfügung. Ohne Zweifel ist es jedoch möglich, aus diesen Analysen Schlußfolgerungen über den Stand der Schwangerenbetreuung, der Mütterberatung oder des Kinder- und Jugendgesundheitsschutzes abzuleiten. Sie erlauben aber auch einen guten Einblick in den Stand der Betreuung solcher gesundheitspolitisch bedeutsamen Erkrankungsgruppen wie Herz-Kreislauf-Erkrankungen, Diabetes mellitus, Tumorleiden oder Erkrankungen des rheumatischen Formenkreises. Aufschlußreiche Informationen erlauben auch die arbeitshygienischen Berichte der Kombinate, Betriebe und Einrichtungen sowie die Entwicklung der Berufserkrankungen im Territorium.

Bei der Bewertung dieser fachspezifischen Leistungsberichte muß allerdings immer in Rechnung gestellt werden, daß mit steigender ärztlicher Versorgung immer mehr diagnostische und therapeutische Leistungen erbracht werden, was nicht mit einer höheren Morbidität gleichzusetzen ist. Insofern erlauben solche Kennziffern wie Konsultationen oder Leistungen je Arzt keinen Einblick in die jeweilige Versorgungssituation des Territoriums. Aufschlußreicher sind hier exakte Kenntnisse über Anmeldefristen, Wartezeiten in ambulanten Bereichen nach Fachgebieten oder Anmeldezeiten auf bestimmte diagnostische Leistungen oder planbare Operationen. Aber auch die Umrechnung der Konsultationen oder Hausbesuche auf Einwohner lassen im Vergleich über mehrere Jahre oder verschiedene Kreise Rückschlüsse auf den Umfang der ärztlichen Betreuung zu. Damit ermöglichen sie auch einen Überblick über die Inanspruchnahme der Einrichtungen des Gesundheitswesens durch die Bevölkerung. Daraus ergeben sich unter Umständen Entscheidungen für die Zuführung von Ärzten, Zahnärzten und mittlerem medizinischen Personal.

Das Netz und die Organisation der medizinischen und sozialen Betreuung

Die historische Entwicklung des Gesundheits- und Sozialwesens unseres Landes hat zu einer Vielfalt unterschiedlicher Strukturen geführt. Im Zuge der Durchsetzung des vom VIII. Parteitag der SED verkündeten sozialpolitischen Programmes konnte das Netz der Einrichtungen der medizinischen und sozialen Betreuung beträchtlich erweitert werden. Daraus, aber auch besonders aus der Forderung nach Erhöhung der Qualität und Effektivität in der Arbeit unseres Verantwortungsbereiches, leitet sich immer wieder die Frage ab, die vorhandenen Strukturen zu analysieren, zu überdenken und eventuell Veränderungen einzuleiten. Ein typisches Beispiel dafür stellt die Einführung der Schnellen Medizinischen Hilfe dar.

In unseren Feierabend- und Pflegeheimen leben heute schon mehr als 10 % Bürger, die das Rentenalter noch nicht erreicht haben, aber infolge ihrer Schädigung einer ständigen Pflege bedürfen. Daraus ergibt sich die Notwendigkeit, die Pflegeheime nach dem Alter und der Schädigung der Heimbewohner zu profilieren. Die ständige Analyse der Betreuungssituation im Kreis wird auch zukünftig ähnliche strukturelle Schlußfolgerungen erfordern.

Analyse der sozialökonomischen Struktur der Bevölkerung

Die enge Verflechtung sozialer und ökonomischer Entwicklungsprozesse im Territorium erfordert, bei der weiteren Erhöhung der Qualität und Effektivität des Gesundheits- und Sozialwesens immer von der Standortverteilung der Produktivkräfte, der sozialökonomischen Gesamtstruktur und der Dynamik der wirtschaftlichen und sozial-kulturellen Entwicklung auszugehen. Das bedeutet nichts anderes, als daß sich das Gesundheits- und Sozialwesen als ein Teil der sozialen Infrastruktur der Gesamtentwicklung des Territoriums anpassen muß. So hat das Betriebsgesundheitswesen sehr schnell auf die Einführung neuer Technologien zu reagieren. Eine solche neue Aufgabe stellt die arbeitsmedizinische Betreuung von Werktätigen an Mikroskop- oder Bildschirmarbeitsplätzen dar, wie sie in der Mikroelektronik üblich sind.

Wenn auch die Durchsetzung der sozialistischen Prinzipien der Gesundheitspolitik die Inanspruchnahme medizinischer Leistungen gleichermaßen ermöglicht, gibt es doch auch im Sozialismus noch soziale Schichten und Gruppen, die die besondere Aufmerksamkeit der sozialistischen Gesellschaft erfordern. Es sind dies die kinderreichen Familien, die älteren Bürger und die Geschädigten. Die genaue Kenntnis der Anzahl und deren konkreter Lage ist die Voraussetzung für ihre besondere Förderung und Unterstützung. Die möglichst genaue Kenntnis all dieser Bedingungen und der Bedürfnisse, aber auch jener Tätigkeiten, die auf das Ziel gerichtet sind, Gesundheit und Leistungsfähigkeit bis ins hohe Alter zu gewährleisten, ist eine wichtige Voraussetzung für die Umsetzung der zentralen staatlichen Gesundheitspolitik im Territorium.

Daß bei der Organisation der ambulanten Grundbetreuung *dem Facharzt für Allgemeinmedizin* besondere Aufmerksamkeit zukommt, liegt in dessen Bedeutung für die medizinische Betreuung. Stellen doch die Fachärzte für Allgemeinmedizin annähernd 50 % aller ambulant tätigen Ärzte dar, die z. B. 80 % aller Arbeitsbefreiungen und 90 % aller Hausbesuche leisten (13). In der Begegnung mit dem Allgemeinmediziner dokumentiert sich für den Bürger zuallererst die Leistungsfähigkeit unseres Gesundheitswesens und prägt damit auch maßgeblich das Arzt-Patienten-Verhältnis. Mehr als im städtischen Bereich hat der „Landarzt" für den Bürger und seine Betreuung eine koordinierende Funktion. Er organisiert nicht nur bestimmte Maßnahmen der spezialisierten Betreuung, er ist auch in vielen Belangen derjenige, der die Verbindung zur Gemeindeschwester, der Fürsorgerin, aber auch zum Bürgermeister oder auch zu gesellschaftlichen Organisationen wie der Volkssolidarität, dem DRK der DDR oder dem Ortsausschuß der Nationalen Front herstellt. Aus diesen vielfältigen Aufgaben resultiert die große politische Bedeutung des Facharztes für Allgemeinmedizin. Aber auch in fachlicher Hinsicht sind die Anforderungen an ihn auf dem Lande vielfältiger. Hat er doch nicht so leicht die Möglichkeit der Konsultation mit anderen Fachrichtungen oder der Überweisung. So wird er eine unkomplizierte Wundversorgung selbst vornehmen, bei entsprechenden technischen Voraussetzungen auch Röntgenaufnahmen anfertigen und beurteilen. Da der Facharzt für Allgemeinmedizin im ländlichen Bereich in den meisten Fällen die in seinem Territorium befindlichen Einrichtungen der Vorschulerziehung betreut, werden von ihm auch auf diesem Gebiet besondere Kenntnisse verlangt. Letztlich obliegt ihm auch die arbeitsmedizinische Betreuung der Werktätigen der sozialistischen Landwirtschaft.

Die Dokumente des XI. Parteitages der SED fordern die umfassende Verwirklichung der hausärztlichen Betreuung auch in Großstädten und industriellen Ballungsgebieten. Es hat sich gezeigt, daß der Hausarzt bei der Gewährleistung einer guten medizinischen Grundbetreuung eine entscheidende Schlüsselfunktion hat. „Gerade angesichts der auch in der Medizin rasch fortschreitenden Spezialisierung erhält er eine zunehmende Bedeutung für den Bürger, mit dem ihn stabile vertrauensvolle Beziehungen über viele Jahre verbinden" (14). Dabei kommt dem Facharzt für Allgemeinmedizin eine besondere Bedeutung zu. Gegenwärtig hat ein Facharzt für Allgemeinmedizin statistisch gesehen in unserer Stadt noch 2 494 Bürger zu betreuen. Dieses Verhältnis wird sich bis 1990 entscheidend verändern (1 : 1955).

Wir haben uns dazu entschieden, mit der weiteren Stabilisierung der Besetzung den Fachärzten für Allgemeinmedizin Arztbereiche auf der Grundlage der Wohnbezirke zuzuordnen, um ein enges Zusammenwirken mit den gesellschaftlichen Kräften im Arztbereich zu gewährleisten (WBA, Sozialkommission, Ortsgruppe der Volkssolidarität). Die entscheidende Voraussetzung zur Sicherung der hausärztlichen Betreuung ist jedoch die Bereitschaft des Arztes, hausärztlich tätig zu sein. Wenn durch den gleichen Facharzt für Allgemeinmedizin ein Arztbereich über mindestens 5 Jahre betreut wird, dieser Arzt sich in allen gesundheitlichen und sozialen Fragen um die ihm anvertrauten Bürger kümmert und auch einen engen Kontakt mit den gesellschaftlichen Organisationen pflegt, dann wird die überwiegende Mehrzahl dieser Bürger diesen Arzt auch als ihren Hausarzt betrachten.

Einen wichtigen Partner des Arztes in der medizinischen Grundbetreuung stellt die *Gemeindeschwester* dar. In vielen Gemeinden ist sie, weil auch zuerst erreichbar, der erste Anlaufpunkt für den hilfesuchenden Bürger. Sie beteiligt sich an der Mütterberatung, realisiert in vielen Fällen den Ersthausbesuch bei den Wöchnerinnen nach der Entbindung, führt die Hauskrankenpflege durch, stellt die Verbindung zur Volkssolidarität oder auch zum örtlichen Rat her und wirkt in den meisten Fällen in der ständigen Kommission Gesundheits- und Sozialwesen der örtlichen Volksvertretung mit. In den vergangenen Jahren konnten wir die Zahl der Gemeindeschwestern in unserer Bezirksstadt spürbar erhöhen. Heute hat eine Gemeindeschwester im Durchschnitt 5 865 Bürger zu betreuen. Es hat sich auch bei uns bewährt, die Gemeindeschwestern den Arztbereichen zuzuordnen und die pflegerischen Maßnahmen täglich mit dem Arzt abzustimmen.

Im Interesse der Erhöhung der Qualität und Effektivität der medizinischen Betreuung ist man inzwischen in vielen Territorien dazu übergegangen, in Ambulatorien durch Fachärzte einer nahegelegenen Poliklinik sogenannte Außensprechstunden durchführen zu lassen. Das betrifft besonders die Fachrichtungen

Gynäkologie, Innere Medizin, Neurologie-Psychiatrie, aber auch Dermatologie und eventuell Hals-Nasen-Ohren-Erkrankungen. Diese Sprechstundentätigkeit außerhalb der Poliklinik erfordert natürlich eine entsprechende Organisation. Mit der Einführung der **Schnellen Medizinischen Hilfe** ergab sich sowohl die Notwendigkeit als auch die Möglichkeit der Veränderung des Bereitschaftsdienstes. Hatten vordem die Ärzte in den staatlichen Arztpraxen und Landambulatorien eine Dauerbereitschaft oder wechselten sich in einem Versorgungsbereich ab, so resultierten aus der einheitlichen Leitung und Koordinierung des ärztlichen Bereitschaftsdienstes im Territorium nach Schaffung der dafür notwendigen Voraussetzungen (Funk, telefonische Erreichbarkeit der Leitstelle) eine Reihe von Verbesserungen der medizinischen Versorgung in akuten Fällen, die sowohl vom Bürger als auch von ärztlichen Kollegen anerkannt werden. So findet der Bürger in der Person des Dispatchers immer einen Gesprächspartner, der entsprechend der Dringlichkeit über den Einsatz der jeweils notwendigen ärztlichen Hilfe entscheiden kann. Der Einsatz erfolgt abhängig von der Größe des Kreises, entweder von der Leitstelle oder von Stützpunkten aus, in denen günstigere Bedingungen für die diensthabenden Kollegen zu schaffen sind, und letztlich kann die Zahl der von jedem Arzt zu leistenden Bereitschaftsdienste reduziert werden. Maßnahmen zur Erhöhung der Qualität und Effektivität der medizinischen Betreuung erfordern natürlich auch ein **System von Kontrollmaßnahmen.** Seitdem die Analyse der Warte-, Bestell- und Diagnostikzeiten Bestandteil des Leistungsvergleichs geworden ist, konnten deutliche Veränderungen erreicht werden. Die quantitative Erfassung der Anzahl der betreuten Bürger, der Erstkonsultationen, Konsultationen und Hausbesuche gibt Aufschluß über die Inanspruchnahme durch die Bürger und kann damit auch als Ausgangspunkt für die Planung gelten.

Ein wichtiges Kontrollorgan ist die **Kreistherapiekommission.** Operative Einsätze in Gesundheitseinrichtungen und die Anfertigung von Rezeptanalysen mehrerer Ärzte der gleichen Fachrichtung mit anschließender Auswertung der Ergebnisse vor allen Kollegen der Fachrichtung sind bewährte Arbeitsmethoden und erfordern die gleiche Aufmerksamkeit, wie Maßnahmen zur Durchsetzung zentraler Therapieempfehlungen oder die Mitwirkung bei der Planung von Medikamenten.

Die arztbezogenen Arbeitsunfähigkeitsstatistiken und die Ergebnisse der ÄBK lassen zu einem gewissen Grade ein Urteil zu, wo der einzelne Arzt die Schwelle zwischen Behandlungsbedürftigkeit und Arbeitsunfähigkeit sieht. Wichtige Kontrollmöglichkeiten sind auch die Qualität und die Laufzeit der Gutachten und die Auswertung von Sorgfaltspflichtverletzungen. Eine zunehmende Bedeutung gewinnt auch die Entwicklung der krankheitsbedingten Ausfalltage der Krippenkinder. Wenn auch die Auswertung der Säuglingssterblichkeit oder auch anderer Morbiditäts- und Letalitätsstatistiken in einem Kreis unter dem Fehler der kleinen Zahl leiden, gehören sie doch zum Arbeitsmaterial des Kreisarztes.

All die angeführten Kontrollmechanismen sind im Territorium nur dann umfassend zu nutzen, wenn der Kreisarzt sich auf seine beauftragten und beratenden Ärzte stützen kann. Es muß aber auch erwähnt werden, daß die Eingaben der Bürger deren Zufriedenheit mit den Leistungen des Gesundheits- und Sozialwesens reflektieren.

Wenn auch der Begriff der Wirtschaftlichkeit in unserem Verantwortungsbereich abgelehnt wird, so sind doch Aufwandsberechnungen im Gesundheits- und Sozialwesen notwendig, insbesondere in der Entwicklung über mehrere Jahre und im Vergleich gleichgelagerter Einrichtungen. In Anlehnung an die betriebswirtschaftlichen Daten und Kennziffern des ISOG haben wir 1982 damit begonnen, die Kosten je Arbeitsplatz unserer Polikliniken (ohne Werterhaltung, Investitionen und Lohnfonds) zu ermitteln und gegenüberzustellen.

Aufgrund der unterschiedlichen Auslastung der Arbeitsplätze, sie schwankte bei den kommunalen Polikliniken zwischen 1:1,22 für 1:1,45 VbE Arzt/Zahnarzt haben wir als Bezugsgröße die Konsultation gewählt. Damit verringerten sich die Unterschiede beträchtlich. Die noch bestehenden Unterschiede hatten neben subjektiven auch objektive Ursachen, wie teilweise unterschiedliche Arbeitsaufgaben oder der Anschlußgrad an die Fernwärme. Die Bereitstellung dieser Daten und die Diskussion haben bewirkt, daß sich die Leitungskader in den Polikliniken mit dieser Problematik beschäftigen und daß jetzt überall mit Bestands- und Verbrauchsnormativen gearbeitet wird.

3. Zusammenfassende Schlußfolgerungen für die Leitungstätigkeit

Es ergeben sich aus der ständigen Analyse der medizinischen und sozialen Betreuung im Territorium eine Reihe von Anhaltspunkten für eine bedarfsgerechte Planung. Unser Ziel muß es sein, Bedürfnisse nach medizinischer Betreuung in Bedürfnisse nach Erhaltung, Förderung und Wiederherstellung der Gesundheit umzuwandeln, welche eigene Aktivitäten der Bürger mit einschließt. Je näher wir diesem Ziel kommen, umso mehr verliert sich der stochastische Charakter in der medizinischen Betreuung, umso größer wird die Übereinstimmung zwischen Bedürfnissen und Bedarf.

Um Maßnahmen zur Erhöhung von Qualität und Effektivität der medizinischen und sozialen Betreuung einleiten zu können, ist die ständige Analyse im Verantwortungsbereich erforderlich. Dazu gehört neben der aktuellen Übersicht über die personelle Besetzung, die materiellen Bedingungen, auch die genaue Kenntnis der Struktur. Die Analyse muß auch die politisch-ideologische Lage und die fachliche Bildung einschätzen.

Ausgehend von der Leistungsfähigkeit sind über planbare, objektive Faktoren, aber besonders über die immer bessere Nutzung des subjektiven Faktors Veränderungen im Sinne der Erhöhung der Qualität und Effektivität einzuleiten. Das Niveau der medizinischen Betreuung kann aber auf die Dauer nur gehalten und erhöht werden und damit dem Stand der medizinischen Forschung angepaßt werden, wenn die Qualität geprüft und Rückinformationen für die Arbeit getroffen werden. In dem Maße, wie es gelingt, das Verständnis dafür immer mehr zu wecken, daß der Kampf um die Effektivität kein Selbstzweck ist, sondern eine höhere Qualität der Arbeit zum Ziele hat, gewinnen das ökonomische Denken und Handeln mehr an Gewicht.

Literatur

1. Direktive des XI. Parteitages der SED zum Fünfjahrplan für die Entwicklung der Volkswirtschaft der DDR in den Jahren 1986–1990. Dietz-Verlag, Berlin 1986
2. Hager, K.: Gesetzmäßigkeiten unserer Epoche – Triebkräfte und Werte des Sozia-

lismus (Rede auf der Gesellschaftswissenschaftlichen Konferenz des ZK der SED, Berlin 1983)

3. Mecklinger, L.: Konferenz der Kreis- und Bezirksärzte der DDR, Kleinmachnow 1983
4. Stellungnahme des Sekretariats des ZK der SED zum Bericht der Kreisleitung Bitterfeld der SED über Erfahrungen in der politischen Führungstätigkeit zur Gewährleistung eines hohen Niveaus der medizinischen Betreuung der Bürger. Neuer Weg 13/85
5. Stoph, W.: Zur Direktive des XI. Parteitages der SED zum Fünfjahrplan für die Entwicklung der Volkswirtschaft der DDR in den Jahren 1986–1990. Dietz-Verlag, Berlin 1986
6. Honecker, E.: Bericht des ZK der SED an den XI. Parteitag der SED. Dietz-Verlag, Berlin 1986
7. Gesetz über die örtlichen Volksvertretungen in der DDR. Staatsverlag, Berlin 1985
8. Glomb, J., E. Glomb u. B. Rößler: Gestaltung des Betreuungsmilieus im Krankenhaus. Medizin und Gesellschaft 20, VEB Gustav-Fischer-Verlag Jena 1983
9. Riedel, I., und J. Riedel: Zur politischen Bedeutung sozialer Betreuung bei der Steuerung sozialer Prozesse auf der Grundlage des Marxismus/Leninismus. Z. ges. Hyg. 27/1981
10. Peuker, P.: Zum Einfluß territorialer Bedingungen auf die Wirkung und Ausnutzung ökonomischer Gesetze im Gesundheits- und Sozialwesen. In: Referate und Diskussionsbeiträge des 8. Forschungsseminars. Berlin 1984, S. 36
11. Quandt, U.: Aspekte der Bedarfsermittlung an Kinderkrippenplätzen. In: Leitungstätigkeit und Arbeitsorganisation im Gesundheitswesen. Protokoll des Forschungsseminars 1982
12. Borgers, D., K. Korn, D. Müller-Späth: Mortalitäts- und Früherentungsdaten als Grundlage der Ressourcenverteilung im Gesundheitswesen. Öff. Gesundheitswesen 43/1981, S. 163
13. Gehrke, H., und M. Dükert: Der Arztbereich in einem großstädtischen Ballungsgebiet – dargestellt am Beispiel der Stadt Berlin, Stadtbezirk Berlin-Mitte. Z. Kl. Med. 49/1985, 1 140–1 145
14. Seidel, K.: Aktuelle Probleme der Gesundheitspolitik und die Aufgaben der Parteiorganisationen. Dietz-Verlag, Berlin 1985

Umfassende Betreuung der Kinder in Kinderkrippen

G. Niebsch

Kinderkrippen und Heime als vereinzelte karitative Einrichtungen sind schon seit dem 19. Jahrhundert bekannt.

1907 arbeiteten im damaligen Deutschen Reich 30,6 % der weiblichen Bevölkerung, die Mehrzahl von ihnen war verheiratet und hatte Kinder, für deren Betreuung während der Abwesenheit der Mutter in der Regel nichts getan wurde (1).

Der Einsatz weiblicher Arbeitskräfte in der Industrie erweiterte sich, „aber – und das ist das Entscheidende – ohne ihre soziale Lage zu verbessern" (3). Hohe Frühgeburtlichkeit, Säuglings- und Kindersterblichkeit waren gerade bei Fabrikarbeiterinnen zu finden.

1988 sind es 38 Jahre her, seit das Gesetz zum Schutz von Mutter und Kind – als eines der ersten der jungen Republik – die Voraussetzung zur gleichberechtigten Teilnahme der Frauen am gesellschaftlichen und beruflichen Leben schuf (2). Darin war u. a. verankert, daß Kindereinrichtungen für Säuglinge und Kleinkinder aufzubauen sind, um auch den jungen Müttern das Lernen, das Arbeiten zu ermöglichen.

Tabelle 10
Anzahl der Krippenplätze
(ohne Saisoneinrichtung)
sowie Versorgungsgrad
pro 1 000 für die Betreuung
in Frage kommender Kinder

Jahr	Krippenplätze	Versorgungsgrad
1950	4 674	6
1960	81 495	143
1965	116 950	187
1970	166 700	291
1975	234 941	508
1980	284 712	612
1983	326 464	670
1984	334 333	692
1985	343 787	727

Zu Beginn der Arbeit der Krippen, als einem dem Gesundheits- und Sozialwesen zugeordneten Bereich, stand ihre **soziale Funktion** im Vordergrund. Es galt, besonders den berufstätigen alleinstehenden Müttern und Familien mit mehreren Kindern Unterstützung zu gewähren. Kontinuierlich wurden Kinderkrippen und Heime aufgebaut (Tab. 10). 1950 gab es ca. 9 000 Plätze in 293 Einrichtungen. Schon 1965 hatte sich die Anzahl der Plätze auf 142 000 erhöht. 1986 standen 352 028 Plätze in Krippen und Heimen zur Verfügung; über 81 % für die Betreuung in Frage kommende Kinder werden in den gesellschaftlichen Einrichtungen für Kinder bis zu 3 Jahren wohlbehütet. Werden die Kinder in die Kinderkrippe aufgenommen, wird die gesundheitliche Überwachung, die bisher durch den Arzt der Mütterberatung erfolgte, durch den Krippenarzt übernommen. Somit hat die Krippe auch eine **medizinische Funktion.** Die medizinische Funktion bestand in den ersten Jahren darin, lebensbedrohliche Infektionskrankheiten zu bekämpfen, eine hygienisch einwandfreie Ernährung zu gewährleisten, um Leben und Gesundheit zu erhalten. Es gab kaum Erfahrungen mit der Betreuung gesunder Säuglinge und Kleinkinder in der Gemeinschaft, so daß zu Beginn der Krippenarbeit Kinderkrankenstationen Vorbild waren. Basierend auf den Erfahrungen der Sowjetunion beim Aufbau der Krippen auf Hinweisen der Praxis und resultierend aus eigenen Untersuchungen konnten Eva Schmidt-Kolmer und Mitarbeiter nachweisen, daß medizinische Betreuung nach dem Muster von Kinderkrankenstationen nicht ausreicht, um eine optimale physische und psychische Entwicklung der Kinder zu garantieren. Es wuchs die Erkenntnis, daß die Krippenkinder eine besondere pädagogische Führung benötigen, daß Pflege und Erziehung als Einheit zu betrachten sind (1).
Zur Realisierung dieser Forderungen mußten Voraussetzungen geschaffen werden, z. B. durch ein spezielles Berufsbild für die Betreuungspersonen, Arbeitsmaterialien für die Erzieher, altersspezifisches Spielzeug, aufgabengerechte Projektierungsunterlagen zum Bau der Einrichtungen.
Es wuchsen auch die Erkenntnisse, daß die Tagesbetreuung im täglichen Wechsel mit der Familienerziehung gute Voraussetzungen für die altersgerechte Entwicklung sind (Tab. 11).

Tabelle 11   Anteil der Plätze in Tages-, Wochen-, Saisonkrippen und Dauerheimen

Jahr	TK	WK	SK	DH
1965	56,1	26,9	11,8	10,4
1970	72,0	18,7	5,1	4,2
1975	82,9	13,1	2,1	1,9
1980	92,1	6,2	0,1	1,6
1983	94,2	4,3	0,1	1,4
1985	95,3	3,2	0,1	1,4

Die Spezifik der Familie, ihre Einmaligkeit in der Lebensweise, ihre emotionalen Bezüge zwischen den Familienmitgliedern ist in Ergänzung zur Spezifik der Betreuung der Kinder in der Gruppe Gleichaltriger in der Regel als Optimum für deren allseitige Entwicklung anzusehen.
Die Erkenntnisse fanden ihren Niederschlag 1965 im einheitlichen Bildungsgesetz. Hier wird deutlich gesagt, daß die Krippen als unterste Stufe der Erziehung der jungen Generation anzusehen sind (4). Somit kam zu der sozialen und medizinischen Funktion der Krippen die **pädagogische Funktion** hinzu.
Die Betreuung der Säuglinge und Kleinkinder, die äußerst enge Beziehung zwischen Gesundheit und Entwicklung und die großen Aufgaben, die für die Gesunderhaltung und Gesundheitsförderung der Kleinsten stehen, als medizinische und pädagogische Aufgabe, lassen sie nach wie vor ihren festen Platz im Gesundheits- und Sozialwesen einnehmen.

Aufgaben der Kinderkrippen und Heime

In 7 573 Krippen und Heimen werden über 352 000 Kinder allseitig betreut.
Gesundheits-, sozial- und bildungspolitische Maßnahmen schufen immer bessere Voraussetzungen zur allseitigen Entwicklung der Säuglinge und Kleinkinder in der Familie und den Einrichtungen der gesellschaftlichen Erziehung. So können sich durch die Verlängerung des Wochenurlaubs auf 20 Wochen und die Möglichkeit der Freistellung von der Arbeit bis zum 1. Geburtstag des 1. und 2. Kindes, und bis zu 18 Monaten ab 3. Kind, die Mütter und Familien mehr als bisher um die Stabilisierung der Gesundheit von Mutter und Kind, die Erziehung des Neugeborenen und der Geschwisterkinder, der Herausbildung gesundheitsfördernder Einstellungen kümmern.
Für die Krippenerzieherinnen und Fürsorgerinnen, für die Ärzte in Krippen und Mütterberatungen bedeutet diese Maßnahme u. a. eine Verringerung der Säuglinge pro Gruppe in den Einrichtungen (Tab. 12). Die Verantwortung für die Entwicklung der Kinder in der Gemeinschaft Gleichaltriger ist für alle am Betreuungsprozeß Beteiligten groß. Der Zuwachs an Kenntnissen auf den Gebieten der Medizin, Pädagogik, Psychologie stellen höhere Anforderungen an die Qualität der Arbeit der Erzieherin und an die Arbeit der Eltern mit ihren Kindern in einer gegenseitigen Abstimmung, und die Möglichkeiten zur Realisierung der Anforderungen werden immer größer. Quantität und Qualität der Arbeit in den unterschiedlichen Bereichen, die sich um die Entwicklung der Kinder bemühen, müssen in Übereinstimmung gebracht werden.

Tabelle 12   Alterszusammensetzung der Kinder in Krippen und Heimen

Jahr	bis 1 Jahr	1 bis 2 Jahre	2 bis 3 Jahre	3 Jahre und älter
1970	20,6	37,8	33,6	2,6
1975	22,3	38,5	37,7	1,3
1980	10,5	42,8	45,5	1,2
1983	9,0	41,8	47,6	1,6
1985	8,5	40,6	49,4	1,4

Das Ziel – allseitig entwickelte gesunde Kinder zu erziehen – ist für alle Erziehungsträger gleich. Die Möglichkeiten, dieses Ziel zu realisieren, sind unterschiedlich für Familie und Kindereinrichtungen.
Die Unterschiede bestehen u. a. darin, daß die tägliche Zeit des Aufenthaltes der Kinder in der Kindereinrichtung zwischen 9 und 11 Stunden liegt. Beim Nachtschlaf von 10 Stunden verbleiben für das Tätigsein in der Familie etwa 3–5 Stunden am Werktag. Legt man diesen Überlegungen des Aufenthalts des Kindes in der Familie über ein ganzes Jahr zugrunde, so ergibt sich, daß durch den verlängerten Urlaub der Eltern, die Haushaltstage, Wochenenden und Feiertage die Kinder mehr als $1/3$ des Jahres zu Hause verbringen.
Die Einheit der sozialen, medizinischen und pädagogischen Aufgaben der Krippen wird in der Arbeit mit den Kindern auf der Grundlage von Rechtsvorschriften, Programmen für die Erziehungsarbeit in Krippen (5, 6, 7, 8), Aus-, Weiter- und Fortbildungsunterlagen für Krippenerzieher und Weiterbildungsprogrammen für Krippenärzte verwirklicht (9).
Die gesellschaftliche Forderung nach einer guten Entwicklung der Kinder bedeutet eine verantwortungsvolle, prophylaktisch orientierte Arbeit der Ärzte in der Krippe. Die Aufgaben sind in der Rechtsvorschrift „Ordnung für die Arbeit der Ärzte in Krippen" festgelegt (8).
Die **medizinische Betreuung** (10) umfaßt die Gesundheitskontrolle der Kinder, die hygienische Überwachung der Lebensbedingungen in den Einrichtungen und die Beratung der Erzieher und Eltern zu Fragen der Gesundheitsförderung und -erhaltung.
Alle Kinder werden entsprechend den Vorgaben im Standardprogramm „Arbeitsanleitung zur gesundheitlichen Überwachung von 0 bis 18 Jahren" (11) untersucht, um frühzeitig vorhandene gesundheitliche Abweichungen zu erkennen und sie einer Behandlung zuzuführen. Vor der Aufnahme in die Kinderkrippe werden in den 10 000 Mütterberatungen die Kinder gesundheitlich überwacht, ihre Eltern in bezug auf die Pflege, die Ernährung, die Bekleidung, den Schlaf-Wach-Rhythmus, die Maßnahmen zur Erhaltung und Förderung der Gesundheit der Kinder und ihre Erziehung beraten.
Diese Betreuung der Säuglinge durch Ärzte und Fürsorgerin beginnt kurz nach der Geburt des Kindes. 4- bis 6wöchentliche Vorstellungen der Säuglinge durch ihre Eltern gestatten eine sehr engagierte gesundheitliche Überwachung der Kinder. Haben die Kinder das erste Lebensjahr beendet und die Krippenaufnahme ist vorgesehen, werden den Eltern Ratschläge erteilt, wie sie ihr Kind, das nun in die Gemeinschaft Gleichaltriger kommt, darauf vorbereiten können (15).

Die medizinische Betreuung in der Krippe erfolgt entweder durch den gleichen Arzt, der das Kind schon in der Mütterberatung oder in der Poliklinik betreut hat, oder ein anderer Arzt, der Arzt der Krippe, übernimmt die gesundheitliche Überwachung. Die Arbeit der in Krippen tätigen Ärzte ist in Rechtsvorschriften festgelegt. In der „Ordnung für die Ärzte in Krippen und Heimen" heißt es u. a., daß der in Krippen tätige Arzt ein Facharzt für Kinderheilkunde oder ein Arzt mit Erfahrungen in der medizinischen Betreuung von Kindern sein soll. Daher ist außer Pädiatern eine große Zahl von Fachärzten für Allgemeinmedizin in die krippenärztliche Betreuung einbezogen.

Die **gesundheitliche Kontrolle** erfolgt bei Kindern im 2. Lebensjahr alle 3 Monate, im 3. Lebensjahr alle 6 Monate. Besonderes Augenmerk muß dabei auf die gesundheitliche Überwachung der Kinder während der Adaptationszeit an die Krippe gelegt werden. Einer besonders gründlichen Überwachung bedürfen die Kinder, die überhäufig erkranken (10–15 % der Kinder), die aufgrund ihrer Anamnese (Frühgeburt, Geburtskomplikationen, häufiges Erkranken noch vor Krippenaufnahme, alleinstehende, sehr junge Mutter) als besonders betreuungsbedürftig anzusehen sind.

Neben der medizinischen Betreuung der Kinder hat der Krippenarzt das Krankheitsgeschehen in der Krippe, das am Fehlen der Kinder wegen Krankheit gemessen und monatlich analysiert wird, zu beobachten (16).

Aus dieser fortlaufenden Analyse kann er spezifische Aufgaben für die Krippe in Zusammenarbeit mit der Krippenleiterin ableiten.

Die **hygienische Überwachung** der materiell-hygienischen Bedingungen der Einsicht und der funktionellen Abläufe gehört ebenfalls zum Aufgabengebiet des Krippenarztes.

Bei dem Bau der Wohngebiete werden Kinderkrippen vorzugsweise als kombinierte Vorschuleinrichtungen mit Kindergärten zusammengebaut. Grundlage für den Bau und die Nutzung der Gebäude ist die demografische Situation jedes Territoriums.

Kindereinrichtungen werden in der Regel grundsätzlich in Wohngebieten errichtet. Sicherung der Einheit von Freifläche und Gebäude, lärmgeschützte und sonnige Lage und Vermeidung von Belastung durch industriebedingte Schadstoffe sind wesentliche Gesichtspunkte bei der Wahl des Standortes der Vorschuleinrichtungen.

Von Kindern genutzte Räume in Krippen dürfen nur im 1. und 2. Geschoß angeordnet werden. Pro Platz müssen je 2,5 m^2 im Schlaf- und Gruppenraum zur Verfügung stehen. Eine Gruppe von Kindern – in der Regel 18 Kinder – haben 1 Gruppenraum, 1 Schlafraum, 1 Waschraum und 1 Übergaberaum (Funktionseinheit). (Raumprogramm des Ministeriums für Gesundheitswesen [13]). In einem Ausstattungsnormativ sind alle Einrichtungsgegenstände, Spielmaterial, Wäsche u. a. fixiert (14).

Eine wichtige Aufgabe in Voraussetzung für die Planung der Rekonstruktionsmaßnahmen u. a. im Territorium ist, die Einrichtung auf die Einhaltung vorbeugender Normative in Zusammenarbeit mit der Leiterin, der Kreishygiene-Inspektion einmal jährlich zu kontrollieren.

Die hygienische Überwachung des funktionellen Ablaufs der Einrichtung umfaßt als konkrete, inhaltliche Orientierung u. a. die Einflußnahme des Arztes auf die Tagesablaufplanung in der Krippe. Das heißt, daß auch der Arzt sich nach dem ausreichenden Schlaf jedes Kindes, dem täglichen Aufenthalt im Freien erkundigt, daß er sich dafür einsetzt, daß in der gesamten Kindereinrichtung die raumklimatischen Bedingungen (Temperatur – Lüftungsregime) bewußt normgerecht gestaltet werden. In diesem Alter ist u. a. die spezifische Abwehr Hauptträger der Infektabwehr. Derartig prophylaktisch orientierte hygienische Aufgaben sind besonders geeignet, fördernd auf die Widerstandskraft der Kinder und damit auf die Senkung der Häufigkeit an Erkrankungen der Atemwege und des Ohres einzuwirken.

Die Mehrzahl der Tageskrippen wird wöchentlich einmal vom Krippenarzt aufgesucht. Nicht immer reicht der Zeitfonds, um alle Aufgaben zu erfüllen. Angestrebt wird, daß die Betreuung für Säuglinge und Kleinkinder vorbeugend und heilend bei Erkrankungen durch einen Arzt erfolgen soll.

Dort, wo diese einheitliche Betreuung nicht möglich ist, ist eine schnelle und korrekte Information über Befunde, Behandlungsmaßnahmen, gesundheitliche Auffälligkeiten u. a. zu garantieren. Kinderärztliche Tätigkeit muß mehr als bisher prophylaktische Arbeit umfassen, wollen wir die gesellschaftliche Forderung nach einer gesunden Entwicklung der Krippenkinder in hoher Qualität verwirklichen.

Pädagogische Arbeit in Krippen

Die Erziehung gesunder Säuglinge und Kleinkinder in der Gemeinschaft Gleichaltriger stellt hohe Anforderungen an die Gesellschaft, soll das Ziel – Herausbildung gesunder Kinder – erreicht werden. Mitte der 50er Jahre wurde noch festgestellt, daß die allgemeine Entwicklung und der Gesundheitszustand der Krippenkinder im Vergleich zu gleichaltrigen Hauskindern schlechter war. Es gab viele Ursachen dafür – ein entscheidender Grund aber war die ungenügende Erfahrung, die fehlenden Kriterien bei der Erziehung gesunder Kleinkinder im Kollektiv. Zahlreiche wissenschaftliche Untersuchungen waren notwendig, um 1957 erstmalig ein Buch „Leitfaden für die Erziehung in Krippen und Heimen" (5) für die Arbeit in Krippen herauszubringen. Dieses Buch gab methodische Hinweise für die Erziehung der Krippenkinder, diente gleichermaßen als Ausbildungsmaterial für viele junge Leute, die eine für sie neue Aufgabe übernahmen.

In den 60er Jahren entstanden neue Anforderungen an die Krippen, die sich aus dem weiteren Aufbau der sozialistischen Gesellschaft und den daraus resultierenden Möglichkeiten ergaben.

Ab 1961 gab es ein neues Berufsbild – Kinderpflegerin –. In 3jähriger Ausbildung standen neben den für Kinderkrankenschwestern traditionellen Fächern wie Anatomie, Kinderpflege, neue Fächer wie Pädagogik und Psychologie des Kindes im Lehrplan. Ab 1968 stand ein interdisziplinär erarbeitetes Buch „Pädagogische Aufgaben und Arbeitsweise der Krippen" (6) zur Verfügung. Es löste den „Leitfaden" ab und diente bis 1985 als Arbeitsmaterial für die Krippe. Das Programm enthält Hinweise für die pädagogische Arbeit im Tagesablauf, orientierte die Krippenerzieherin – ein seit Beginn der 70er Jahre spezielles Berufsbild an den medizinischen Fachschulen – auf die Anleitung der Tätigkeit des Spiels und die Selbständigkeit der Kinder. Die Arbeit in den Krippen wurde damit sehr viel besser, und die Vorbehalte gegen die Betreuung der Kinder in Krippen wurden immer mehr abgebaut.

Weitere wissenschaftliche Arbeiten und Erfordernisse der Praxis zur Verbesserung der Arbeit in den Krippen waren Grundlage für die Erarbeitung eines „Programms für die Erziehungsarbeit in Kinderkrippen" (7).

Es ist eine vom Minister für Gesundheitswesen bestätigte Arbeitsgrundlage für die Erziehungsarbeit der Kinder in Krippen und Heimen. „Das Erziehungsprogramm gibt die Grundorientierung und methodische Anleitung für die sozialistische Erziehung und die Gewährleistung der gesunden, allseitigen Entwicklung der den Krippen anvertrauten Kinder in den kommenden Jahren, d. h. für die Generation, die die Zukunft unserer sozialistischen Gesellschaft gestalten wird."

In diesem Programm werden als Schwerpunkte der pädagogischen Arbeit folgende angesehen:

● Erhaltung und Förderung der Gesundheit und Sicherung ihrer gesunden körperlichen Entwicklung
● die Ausbildung des Sinnes, Wahrnehmungs- und Erkenntnistätigkeit
● die Förderung des Spracherwerbs
● die Entwicklung positiver Beziehungen
● die sittliche und moralische Erziehung
● die ästhetische Erziehung.

Dieses Programm wird gegenwärtig in den Krippen der DDR eingeführt. Lehrbücher für Krippenerzieher wurden geschrieben, die Ausbildungsprogramme den neuen Erfordernissen angepaßt.

Einige Aufgaben der Krippenerzieherin bei der Verwirklichung der sozialpolitischen Maßnahmen für berufstätige Mütter

Grundlegende Voraussetzungen für eine gute Entwicklung der Krippenkinder und die Arbeitszufriedenheit ihrer Eltern ist eine enge Zusammenarbeit beider Erziehungsträger. Diese gute Zusammenarbeit basiert auf einem Vertrauensverhältnis, das bewußt herausgebildet werden muß. Für junge Familien wurden im großen Ausmaß nach dem VIII. Parteitag sozialpolitische Maßnahmen wirksam, die zur besseren Vereinbarung von Berufstätigkeit, Mutterschaft und Gestaltung der Familienbeziehungen beitragen. (Ehekredite, Verlängerung des Wochenurlaubs, bezahlte Freistellung von der Arbeit bis zum 12. bzw. 18. Lebensmonat ihres Kindes.)

Aus diesen sozialen Errungenschaften ergeben sich neue, andere Möglichkeiten und Notwendigkeiten der Zusammenarbeit zwischen Einrichtungen des Gesundheitswesens und den Eltern. Diese bestehen darin, den Eltern Wissen und Kenntnisse zur Betreuung ihrer Kinder zu vermitteln, ihnen rechtzeitig vor Aufnahme ihres Kindes in die Krippe Hinweise zur Vorbereitung auf die Krippe in Form von Hausbesuchen oder individuellen Gesprächen in der Krippe zu geben.

Die Aufnahme des Kindes für wenige Stunden in der Krippe, zusammen mit der Mutter oder dem Vater vor Arbeitsbeginn der Mutter nach der einjährigen Freistellung, vermittelt Sicherheit bei allen Beteiligten über den Umgang miteinander. Diese Form der Adaptation gibt der Mutter Gewißheit über die Geborgenheit ihres Kindes und läßt das Vertrauen zur Krippenerzieherin wachsen.

In diesem Zusammenhang ist auch die Zusammenarbeit des Krippenarztes mit den Eltern zu sehen. In der Mütterberatung hatten die Eltern alle 4 Wochen Kontakt mit ihrem Arzt, wußten ihr Kind in guter medizinischer Betreuung, erhielten viele Ratschläge. Auch der Krippenarzt muß sich das Vertrauen der Eltern erwerben, will er sie beeinflussen, will er ihnen helfen, gesundheitsfördernd für ihr Kind wirksam zu werden.

Literatur

1. Zur gesellschaftlichen Stellung der Frau in der DDR Leipzig, 1978 Verlag für die Frau
2. Gesetz über den Mutter- und Kinderschutz und die Rechte der Frau, 27. September 1950
3. Bebel, A.: Die Frau und der Sozialismus, S. 244
4. Gesetz über das einheitliche sozialistische Bildungssystem vom 25. 2. 1965, GBl. der DDR, T. I Nr. 6 vom 25. 2. 1965, S. 83
5. Schmidt-Kolmer, E.: Leitfaden für die Erziehung in Krippen und Heimen, Berlin 1957
6. Schmidt-Kolmer, E.: Pädagogische Aufgaben und Arbeitsweise in Krippen und Heimen; Berlin 1960, Volk und Ges.
7. Programm für die Erziehungsarbeit in Kinderkrippen, Berlin 1985; Volk und Ges.
8. Ordnung für die Arbeit der Ärzte in Krippen und Heimen, Verf. u. Mitt. d. MfGe Nr. 16; vom 25. 9. 1973; Anlage 2
9. Gesundheitsschutz im Kindes- und Jugendalter, Lehrbuch für Jugendärzte, Krippenärzte u. a., Volk und Ges., Berlin 1986
10. Anweisung über die medizinische Betreuung der Kinder in Kindereinrichtungen der Vorschulerziehung. In: Verf. u. Mitt. d. MfGe Nr. 5 vom 14. 3. 1977
11. Standardprogramm zur periodischen gesundheitlichen Betreuung von Kindern und Jugendlichen im Alter von 0–18 Jahren, Berlin 1977
12. Anordnung über Aufgaben und Arbeitsweise der Kinderkrippen und Dauerheime für Säuglinge und Kleinkinder vom 25. Juli 1983; In: GBl. d. DDR T. I; Nr. 36 v. 13. 8. 1973
13. Anweisung über das Raumprogramm, die Sanitärausrüstung und -ausstattung und die Freiflächen von Tages- und Wochenkrippen, Verf. u. Mitt. d. MfGe Nr. 5 vom 16. 5. 1983
14. Anweisung über das Ausstattungsnormativ und den Grundausstattungsplan für Tages- und Wochenkrippen
15. Unser Kind kommt in die Krippe. Ratgeber für die Eltern; Deutsches Hygiene-Museum in der DDR, Institut für Gesundheitserziehung, Dresden 1985
16. Mitteilungen Krippen und Heime – Institut für Medizinische Statistik und Datenverarbeitung

Gesundheitsschutz der Krippenkinder und sein Einfluß auf die Verringerung der morbiditätsbedingten Fehltage

W. Hotze; E. Heidel

Der Schutz der Gesundheit der Bürger, die Sorge um ihr Wohlbefinden ist ein gewichtiger Bestandteil der Sozialpolitik und gehört zu den großen sozialen Errungenschaften unserer bisherigen Entwicklung (4).
Die Kinderkrippen tragen als erste Stufe des einheitlichen sozialistischen Bildungssystems eine hohe Verantwortung für die allseitige Entwicklung und sozialistische Erziehung der Kinder werktätiger Eltern.

Sie gewährleisten in vertrauensvollem Zusammenwirken mit der Familie eine harmonische körperliche, geistige und sprachliche Entwicklung der Kinder sowie die Herausbildung von Grundlagen für sozialistische Charaktereigenschaften und Verhaltensweisen, der Selbständigkeit und Aktivität.

Die Krippe ist gleichzeitig Voraussetzung und Bedingung für die Wahrnehmung der Gleichberechtigung der Frauen, für ihre Teilnahme an der politischen und ökonomischen Stärkung unseres sozialistischen Staates (8).

Das Kind soll sich in der Krippe wohl und geborgen fühlen und seine geistigen und sittlichen Kräfte entfalten können. Dies ist eine wesentliche Voraussetzung für die Erhaltung seiner Gesundheit und seine allseitige Entwicklung.

Damit wird ein wesentlicher Grundstein für sein weiteres Leben, für das Hineinwachsen in die sozialistische Gesellschaft gelegt (5). Im Säuglings- und Kindesalter ist die Erhaltung und Förderung der Gesundheit des Kindes und die Sicherung seiner gesunden körperlichen Entwicklung eine entscheidende Aufgabe.

Der Organismus des Kindes befindet sich im Prozeß des Ausreifens, seine Funktionen sind noch unvollkommen ausgeprägt (5).

Daraus ergibt sich der gesellschaftliche Auftrag für die in Kinderkrippen tätigen Mitarbeiter, d. h.:

- Erhaltung und Förderung der Gesundheit sowie Sicherung der harmonischen Entwicklung der Kinder in der entwicklungsintensivsten Zeit der ersten drei Lebensjahre,
- Sicherung des kindlichen Wohlbefindens, welches in engem Wechselverhältnis zur Erfüllung der Arbeitsaufgaben, der Qualifizierung oder des Studiums sowie der gesellschaftlichen Tätigkeit der werktätigen Eltern steht und ihre Teilnahme am beruflichen und gesellschaftlichen Leben sichert,
- Herausbildung wesentlicher Bedürfnisse, Gewohnheiten, Einstellungen und Verhaltensweisen auf der Grundlage altersphysiologischer Besonderheiten der Kinder in der Krippe,
- Befähigung aller Mitarbeiterinnen, auf der Grundlage ihrer Berufsausbildung, regelmäßiger Weiterbildung, gewonnener Erkenntnisse und Erfahrungen solche Bedingungen zu schaffen, daß Ruhe, Stetigkeit sowie liebevolle Beziehungen, Beachtung der Bedürfnisse und Interessen des einzelnen Kindes und Förderung der kindlichen Aktivitäten gewährleistet werden,
- Schaffung eines engen vertrauensvollen und kontinuierlichen Kontaktes zu den Eltern, welcher darauf gerichtet ist, Übereinstimmung bei der Durchführung gesundheitsfördernder Maßnahmen und gegenseitige Information über individuelle Besonderheiten des Kindes zu erreichen,
- Sicherung einer regelmäßigen fachärztlichen Betreuung aller Krippenkinder durch enges Zusammenwirken zwischen ambulanten und stationären Gesundheitseinrichtungen des Territoriums sowie Anleitung und Hilfe durch den örtlichen Rat.

Unter Führung des Kreisarztes und des staatlichen Leiters der Krippenvereinigung, der gleichzeitig beratender Pädiater des Kreisarztes ist, wurden in der Stadt Erfurt in engem Zusammenwirken mit den Pädiatern der Polikliniken und der Klinik und Poliklinik für Kindermedizin der Medizinischen Akademie Erfurt Voraussetzungen geschaffen, daß der die Krippe betreuende Arzt, es ist in der Regel ein Kinderfacharzt oder ein Facharzt für Allgemeinmedizin, die

Aufgabe des Ratgebers in gesunden und kranken Tagen der Kinder hat. Mit der Aufnahme des Kindes in die Kinderkrippe übernimmt dieser alle Aufgaben der Mütterberatung, und der Krippenarzt wird zum ärztlichen Berater für die Eltern der Kinder, welche nicht mehr in der Mütterberatung vorgestellt werden, sondern täglich eine Krippe besuchen.

Die Erfüllung dieser Aufgaben erfordert die Schaffung organisatorischer Voraussetzungen, um vor allem Zeit zu finden zur Beratung und zum eingehenden Gespräch mit den Eltern, in welches die Krippenleiterin, auch die Gruppenleiterin oder Erzieherin des Kindes einbezogen werden können. Wesentliches Anliegen ist dabei, die Eltern gut mit dem Leben in der Krippe bekanntzumachen, vertrauensvolle Beziehungen aufzubauen und somit die Voraussetzungen zu schaffen, bewußt und gemeinsam zusammenzuarbeiten.

Diesem Anliegen wird in Erfurt mit regelmäßigen Sprechstunden zu feststehenden und den Eltern bekanntgegebenen Zeiten, in der Regel zweimal pro Woche, nachgekommen.

Damit wird sowohl die prophylaktische Arbeit (Schutzimpfungen, Reihenuntersuchungen), als auch eine Sprechstundentätigkeit zur Behandlung erkrankter Kinder gewährleistet.

Den die Krippe betreuenden Fachärzten steht in Erfurt dafür ein Arbeitszeitvolumen von 5 bis 6 Stunden pro Woche und zu betreuende Einrichtung zur Verfügung.

Krippenärzte, welche zwei und mehr Einrichtungen betreuen, stimmen ihre Sprechzeiten sinnvoll mit ihrer Sprechstundentätigkeit in der Poliklinik ab.

Grundlage der ärztlichen Tätigkeit in den Kinderkrippen bildet die Arbeitsordnung für Krippenärzte, nach welcher für jeden Krippenarzt ein Funktionsplan zu erarbeiten ist (6).

Die Erfurter Erfahrungen zeigen,

- die Qualität und Wirksamkeit der medizinischen Betreuung des Krippenkindes hängen von einer guten Leitung und Planung der Arbeit der Kinderärzte im Territorium ab und
- das Territorialprinzip ist eine wesentliche Voraussetzung für das erforderliche Zusammenwirken von Kinderärzten, Mitarbeitern der Kinderkrippe und dem Elternhaus im Interesse einer harmonischen gesunden Entwicklung der Kinder.

Die gewonnenen Erfahrungen einer Großstadt lassen sich bei Beachtung der jeweils konkreten Situation auch für andere Städte und ländliche Gebiete verallgemeinern.

Voraussetzungen dafür sind

- die Bereitschaft aller beteiligten Mitarbeiter der Kinderkrippen und der Kinderärzte nach neuen effektiveren Wegen zur Erhöhung der Wirksamkeit der medizinischen Betreuung der Krippenkinder zu suchen,
- durch eine umfangreiche analytische Arbeit Grundlagen für organisatorische Maßnahmen und Voraussetzungen für qualitative Veränderungen zu schaffen.

Das erfordert eine zielgerichtete Führungstätigkeit durch den Kreisarzt und den beratenden Pädiater des Kreisarztes.

Analytische Untersuchungen zur Entwicklung der krankheitsbedingten Fehltage der Kinder in den Krippen und Heimen des Kreises Arnstadt führten u. a. zur Schlußfolgerung, ein effektiveres medizinisches Betreuungssystem der Kinder in den Kinderkrippen zu entwickeln. Längerfristige Analysen zeigten deutlich, daß die höchste Fehlmorbidität der Kinder in den 3 Kinderkrippen Stadtilm und in den 10 Krippen der Kreisstadt auftraten.

Bei Beratungen über notwendige Maßnahmen zur medizinischen Betreuung der Krippenkinder verwiesen die Ärzte darauf, daß ihnen nach der Arbeit in der Sprechstunde und in der Mütterberatung für ihre Tätigkeit als Krippenarzt zu wenig Zeit verbleibt.

Untersuchungen zeigten, daß die Kinderärzte der Kreisstadt die Betreuung der Krippen in dem einen und ihre Sprechstunde häufig in einem entgegengesetzten Wohngebiet der Kreisstadt durchführten, was Wegezeiten bedingte.

Analog zu den Erfurter Erfahrungen wurden deshalb 1985 nach kritischen und konstruktiven Diskussionen mit den Krippenärzten, auf Weisung des Kreisarztes und des Direktors der Kreispoliklinik, die Betreuungsbereiche neu festgelegt, was zu einem Zeitgewinn für eine wirksamere Arbeit der Kinderärzte in der medizinischen Betreuung der Kinderkrippen der Stadt Arnstadt führte und ohne zusätzliche materielle und finanzielle Aufwendungen erfolgte. Derartige Festlegungen bezüglich der Veränderung der Betreuungsbereiche sind jedoch auf ländliche Gebiete nicht schematisch zu übertragen.

Die Fehlmorbidität in den Kinderkrippen der Dörfer liegt meist unter denen der Städte.

In den kleinen Gemeinden ist der Kontakt der Mitarbeiter der Kinderkrippe zu den Eltern häufig intensiver als in der Stadt, so daß betreuungsorganisatorische Veränderungen nur bei hohen krankheitsbedingten Fehltagen der Kinder angezeigt sind. Eine weitere Erfahrung wurde durch detaillierte Untersuchungen sichtbar.

Nur wenige Kinder einer Gruppe bestimmen das Morbiditätsgeschehen wesentlich.

In einem untersuchten Jahrgang einer Kinderkrippe des Kreises Arnstadt entfielen auf 25 % der Kinder 43,7 % der krankheitsbedingten Fehltage.

Die besondere Aufmerksamkeit des Krippenarztes, bei der Beratung und Durchführung von erforderlichen Maßnahmen der medizinischen Betreuung (Prophylaxe und Therapie) mit der Krippenleiterin, den Krippenerzieherinnen und den Eltern kann zielgerichtet und differenziert auf diese Gruppe konzentriert werden und so die Qualität und Wirksamkeit effektiv beeinflussen.

Die analytische Arbeit der Krippenerzieher und ihre Gespräche mit den Eltern schaffen dem Arzt wichtige Entscheidungshilfen, die wiederum qualitätserhöhend für seine Arbeit wirken können, aber auch in die kontinuierliche Weiterbildung und den Erfahrungsaustausch einfließen müssen.

Besondere Verantwortung für die Führung dieses Prozesses fällt dem beratenden Pädiater des Kreisarztes zu.

Er ist entsprechend den Festlegungen in seinem Funktionsplan auch dafür verantwortlich, daß die kinderärztliche Betreuung der Kindereinrichtungen kontinuierlich erfolgt, und er sichert dieses in Absprache mit den Ärztlichen Direktoren der Stadtbezirkspolikliniken.

Ferner organisiert er im Zusammenwirken mit der Betriebsakademie des Gesundheitswesens, dem örtlichen stationären Bereich (Klinik und Poliklinik für Kindermedizin der Medizinischen Akademie Erfurt) und den Abteilungskinderärzten der Stadtbezirkspolikliniken Weiterbildungsveranstaltungen für die ambulant tätigen Pädiater der Stadt.

Der beratende Pädiater führt einmal im Quartal Dienstbesprechungen mit den Abteilungskinderärzten der Stadtbezirkspolikliniken durch. Sie tragen dazu bei, im Netz der pädiatrischen Grundversorgung eine enge Kooperation und Information auf allen Gebieten zum Schutz und zur Förderung der Gesundheit der Kinder in den Kindereinrichtungen zu sichern.

Darin liegen wesentliche Reserven, den Gesundheitsschutz der Kinder auszubauen sowie die Erkrankungshäufigkeit weiter zu senken (1). Die „Ordnung zur Förderung geschädigter Säuglinge und Kleinkinder in Krippen und Heimen" (7) trägt der Tatsache Rechnung, für entwicklungsverzögerte und geschädigte Kinder in den entwicklungsintensivsten ersten drei Lebensjahren Betreuungsformen zu schaffen, welche eine erfolgversprechende Frühförderung ermöglichen. Die Sondergruppenbedürftigkeit ist dahingehend definiert, daß Kinder mit Körper- oder Sinnesschäden, Intelligenzminderungen bzw. psychomotorischer Retardierung zur Aufnahme in Betracht kommen, die sich nicht altersgemäß verhalten, verständigen oder bewegen, jedoch Voraussetzungen zur Bildungs- bzw. Förderungsfähigkeit haben.

Die rehabilitationspädagogische Früherziehung in den Sondergruppen der Kinderkrippen geschieht in Einheit mit der psychologischen Entwicklungsverlaufskontrolle und einer die Rehabilitation begleitenden ärztlichen Entwicklungsdiagnostik im Rahmen eines ganztägigen pädagogischen Prozesses.

Dabei erfahren nicht nur die Bereiche mit den größten Ausfallerscheinungen besondere Förderung, sondern das geschädigte Kind in seiner Gesamtpersönlichkeit und in Gemeinsamkeit mit anderen Kindern der Gruppe (3).

Literatur

1. Direktive des XI. Parteitages der SED zum Fünfjahrplan für die Entwicklung der Volkswirtschaft der DDR in den Jahren 1986–90, Dietz-Verlag Berlin 1986, S. 107
2. Schmidt-Kolmer, E.: Kinderkrippen – Krippenkinder, VEB Verlag Volk und Gesundheit 1984
3. Schneider, D.-R.: Geschädigte Säuglinge und Kleinkinder – Betreuung und Förderung in Kinderkrippen, VEB Georg-Thieme-Verlag, Leipzig 1985
4. Stellungnahme des Sekretariats des ZK der SED zum Bericht der Kreisleitung Bitterfeld der SED über Erfahrungen in der politischen Führungstätigkeit zur Gewährleistung eines hohen Niveaus der medizinischen Betreuung der Bürger (Beschluß des Sekretariats des ZK der SED, 12. Juni 1985) in Neuer Weg, Beilage zum Heft 13/1985
5. Programm für die Erziehungsarbeit in den Kinderkrippen, VEB Verlag Volk und Gesundheit, Berlin 1985, S. 7/S. 8
6. Verfügungen und Mitteilungen des Ministeriums für Gesundheitswesen 16/1973
7. Verfügungen und Mitteilungen des Ministeriums für Gesundheitswesen 15/1975
8. Verordnung über Kindereinrichtungen der Vorschulerziehung, Gesetzblatt Teil I Nr. 14 vom 22. 4. 1976 § 2

Die Organisation der Schnellen Medizinischen Hilfe (SMH) im Territorium

R. Wickleder

Mit dem Aufbau der Schnellen Medizinischen Hilfe (SMH), der 1976 in 14 Testkreisen unserer Republik begann, wurde ein neuer Schritt zur qualitativen Verbesserung der Betreuung unserer Bevölkerung eingeleitet.

Die neue Qualität besteht darin, daß mit der Einrichtung von Leitstellen der SMH eine verantwortliche Gesundheitseinrichtung entstand, die zur Aufnahme von Anforderungen zur medizinischen Notfallbetreuung von Bürgern verpflichtet ist und mit ihren Mitteln diese Betreuungsanforderung nach dem Dringlichkeitsprinzip zu realisieren hat.

Die rechtliche Grundlage zum Aufbau der SMH als eine selbständige Gesundheitseinrichtung des staatlichen Gesundheitswesens ist die Anweisung Nr. 2 zum Aufbau der Schnellen Medizinischen Hilfe vom 12. Juni 1979 (Verfügungen und Mitteilungen 6/79).

Die Aufgabenstellung für die SMH ergibt sich aus Punkt 1 (2) der Rahmenordnung. Dort heißt es:

„Die SMH gewährleistet medizinische Hilfeleistungen für Verletzte und akut Erkrankte unmittelbar am Ereignisort sowie während des Transportes bis zur Aufnahme in einer stationären Gesundheitseinrichtung

- bei Lebensgefahr, die ohne medizinische Hilfe zum letalen Ausgang führen kann,
- bei der Gefahr einer bleibenden Gesundheitsschädigung,
- bei erforderlicher schneller Schmerzlinderung,
- bei Verhaltensstörungen, die im Interesse des Betroffenen oder anderer Bürger dringend ärztliche Maßnahmen erfordern."

Zur Realisierung dieser Aufgabe ist die SMH mit fünf Strukturelementen aufzubauen.

- Die Leitstelle der SMH als zentrale Dienststelle und Sitz der Leitung der SMH einschließlich aller Mitarbeiter sowie der zugehörigen Fahrzeuge.
- Stützpunkte der SMH entsprechend den territorialen Erfordernissen im Betreuungsbereich. Sie sollen an geeigneten Gesundheitseinrichtungen eingerichtet werden, Einsatzaufträge der Leitstelle erfüllen und den Aufenthalt der Mitarbeiter und die Stationierung der SMH-Fahrzeuge sichern.
- Gruppen der Dringlichen Medizinischen Hilfe (DMH)
  mobile spezialisierte medizinische Betreuung, bestehend aus Arzt, mittlerem medizinischen Personal und Krankentransporteur.
- Gruppen des Dringlichen Hausbesuchsdienstes (DHD)
  mobile medizinische Grundbetreuung, bestehend aus Arzt und Krankentransporteur.
- Der Krankentransport, der im Auftrag der Leitstelle den Transport erkrankter oder verletzter Bürger durchführt.

Herzstück der Leitstelle der SMH ist die Dispatcherzentrale. Zur Bewältigung einer verantwortungsvollen Aufgabe muß der Dispatcher eine ständige ärztliche Beratungsmöglichkeit haben.

95

Der Dispatcher hat prinzipiell drei Aufgaben zu erfüllen:

- Die Aufnahme und Realisierung aller Anforderungen zur medizinischen Notfallbetreuung mit eigenen Mitteln. Dazu stehen die DMH, der DHD und der Krankentransport zur Verfügung.
- Die Weiterleitung von Anforderungen, die eindeutig als nichtdringliche Hausbesuche einzuordnen sind, an die zuständigen ambulanten Gesundheitseinrichtungen.
- Nach Dienstschluß der ambulanten Einrichtungen sowie an Wochenenden und Feiertagen alle Anforderungen für Hausbesuche aufzunehmen und nach Dringlichkeit zu realisieren.

Somit ist die Aufgabenstellung für die SMH klar umrissen. Die medizinische Notfallbetreuung ist fester Bestandteil der Arbeit der SMH, Hausbesuche werden auch weiterhin durch den Hausarzt durchgeführt. Deshalb erfolgt die Weiterleitung von nichtdringlichen Hausbesuchen an die zuständigen ambulanten Einrichtungen. Übernahme aller erforderlichen Hausbesuche durch die SMH außerhalb der Dienstzeiten ambulanter Gesundheitseinrichtungen.

Die Rahmenordnung für die Leitung, Organisation und Planung der SMH nennt als Ziel des Aufbaues der SMH, „die Leistungsfähigkeit und Zuverlässigkeit des sozialistischen Gesundheitswesens so zu erhöhen, daß jedem Bürger zu jeder Zeit und an jedem Ort schnell notwendige medizinische Hilfe gewährt werden kann."

Die Leitung der SMH in Bezirksstädten wird durch den Ärztlichen Direktor der SMH und in allen anderen Stadt- und Landkreisen durch einen Arzt als Leiter der SMH wahrgenommen. Der Ärztliche Direktor ist doppelt unterstellt, dem Bezirksarzt, der ihn mit der Anleitung und Kontrolle auf dem Gebiet der SMH für den Bezirk beauftragt, und dem Kreisarzt, als Leiter der SMH für die Bezirksstadt.

Der Leiter der SMH in allen anderen Stadt- und Landkreisen ist dem Kreisarzt direkt unterstellt.

Die Zielstellung für den Aufbau der SMH und die Festlegung der Verantwortung für diesen Leistungsbereich des staatlichen Gesundheitswesens ist eine gesundheitspolitische Aufgabe für den Bezirks- bzw. Kreisarzt, die nur in Zusammenarbeit mit den Vertretern aller Ratsbereiche der Räte der Bezirke und Räte der Kreise im Territorium durchgesetzt werden kann. In Ratsbeschlüssen zum Aufbau der SMH im Bezirk und in den Kreisen müssen Voraussetzungen geschaffen werden für eine erfolgreiche Arbeit der Leiter der SMH im Bezirk und im Kreis.

Von Beginn an muß eine enge Zusammenarbeit mit dem Partner der SMH, dem DRK der DDR, bestehen. Der Krankentransport des DRK der DDR ist die materiell-technische Basis für die SMH. Ohne diese Grundlage ist die Aufgabe der SMH nicht erfüllbar. Ausgestattet mit der Unterstützung durch den Bezirks- bzw. Kreisarzt vermag es der Leiter der SMH, die gesundheitspolitische Aufgabe der Erhöhung der Leistungsfähigkeit und Zuverlässigkeit des sozialistischen Gesundheitswesens mit Leben zu erfüllen.

Eine Aufgabe auf solch sensiblem Gebiet wie der notfallmedizinischen Betreuung wird von den Bürgern sehr aufmerksam und kritisch betrachtet.

Eine verantwortungsvolle Aufgabe für einen engagierten Leiter, die viel Integrationsvermögen von ihm verlangt. Er muß in der Lage sein, bei allen Leitern von medizinischen Einrichtungen und den beteiligten gesellschaftlichen Institutionen, die immer nur für Teilbereiche verantwortlich sind, das Verantwortungsbewußtsein für das gesamte zu betreuende Territorium zu stärken, um letztendlich ein gemeinsames Ziel – die notfallmedizinische Betreuung der Bürger – auf hohem Niveau zu realisieren.

Die Erfahrungen aus der zehnjährigen Arbeit in der SMH in guter Zusammenarbeit zwischen dem Leiter der SMH und allen Leitern der Gesundheitseinrichtungen im Betreuungsbereich der SMH-Leitstelle Karl-Marx-Stadt beweisen, daß eine stabile notfallmedizinische Betreuung der Bürger möglich ist.

Ausgehend von der Erfahrung, daß der Anteil des DHD an den Hausbesuchen der ambulanten Grundbetreuung im Territorium ca. 20 % nicht übersteigen sollte, können wir feststellen, daß dieser „Grenzwert" in unserer Stadt über Jahre eingehalten wird. Jährliche Auswertungen der Leistungen des DHD mit allen Leitern ambulanter Einrichtungen halfen mit, die stabile notfallmedizinische Versorgung zu gewährleisten.

Tabelle 13 Leistungen der ambulanten Grundbetreuung und der Anteil der SMH in %	Jahr	Hausbesuche der ambulanten Grundbetreuung	Anteil der SMH
	1979	80,9	19,1
	1980	79,4	20,6
	1981	79,4	20,6
	1982	80,2	19,8
	1983	79,2	20,8
	1984	78,5	21,5
	1985	78,4	21,6

Der Aufbau der SMH erfordert die Analyse der Inanspruchnahme ärztlicher Leistungen durch die Bürger innerhalb eines Jahreszeitraumes, um auch jahreszeitliche Schwankungen mit zu erfassen.

Da die DMH in den meisten Kreisen schon vor dem Aufbau der SMH bestand, ist es möglich, die Anzahl der bedrohlichen und lebensbedrohlichen Einsätze in die Analyse mit einzubeziehen.

Bisher wurden solche Bezugszahlen empirisch in die Planung einbezogen. Nach Scheidler sind bisher 100 Notfälle auf 1 000 Einwohner pro Jahr in der prähospitalen Phase und 100 Notfälle auf 1 000 Einwohner und Jahr durch Rettungsstellen (besonders im Berliner Raum) oder ambulante medizinische Bereitschaftsdiensteinrichtungen betreut worden (in der Mehrzahl der Kreise in der Republik[1]).

Als Bezugswert können 100 Notfälle auf 1 000 Einwohner pro Jahr für die SMH in Ansatz gebracht werden. Nach unseren Untersuchungen sollten wir besser von Inanspruchnahmen der SMH durch die Bevölkerung sprechen. Die Anzahl der Notfälle auf 1 000 Einwohner pro Jahr liegt erheblich niedriger. In Karl-Marx-Stadt liegt der Anteil der Notfallpatienten am Patientengut der SMH bei 14 Notfällen auf 1 000 Einwohner und Jahr.

[1] Die Zahl der Rettungsstellen in der Republik beträgt z. Z. ca. 74.

Die Bewertung der SMH-Einsätze erfolgt retrospektiv durch den Arzt auf der Grundlage der Budapester Notfalldefinition von 1974 (Scheidler, Notfallmedizin, 1. Auflage, S. 27). Danach wird als Notfall bewertet:

- die unmittelbare Lebensbedrohung, die ohne rechtzeitige medizinische Hilfe zum Exitus letalis führen kann, als Stufe 5,
- das Nichtvorliegen einer unmittelbaren Lebensbedrohung; jedoch kann, ausgehend vom pathologischen Zustand, jederzeit eine Vitalbedrohung eintreten, als Stufe 4,
- das Nichtvorliegen einer Lebensbedrohung, jedoch kann durch Verzögerung wirksamer Hilfe im Organismus oder in einzelnen Organen ein bleibender Schaden entstehen, als Stufe 3.

In Stufe 2 werden alle dringlichen und in Stufe 1 alle nichtdringlichen SMH-Einsätze eingerechnet.

Für die rein organisatorischen Festlegungen zum Aufbau der SMH, Anzahl der einzusetzenden Mitarbeiter und Fahrzeuge, ist die Anzahl der tatsächlichen Notfälle weniger von Bedeutung, für Fragen der Aus- und Weiterbildung auf dem Gebiet der notfallmedizinischen Betreuung sowie der wissenschaftlichen Bearbeitung des Patientengutes aber wesentlich. Für die Organisation der SMH ist die Zahl der Inanspruchnahmen durch die Bürger ausschlaggebend.

Wie schon erwähnt, hat die SMH die Aufgaben aus der „Anordnung über die ärztliche Versorgung der Bürger" aus dem Jahre 1953 mit übernommen. Das erklärt die erhebliche Differenz zwischen Notfällen und Inanspruchnahme durch die Bürger. Eine Untersuchung aus dem Jahre 1985 für den DHD der SMH-Leitstelle Karl-Marx-Stadt läßt das deutlich erkennen.

Tabelle 14 Verteilung von DHD-Einsätzen nach Bewertungsstufen
1 = nichtdringlich, 2 + 3 = dringlich, 4 + 5 = lebensbedrohlich, nach werktags Tag/Nacht, Wochenenden Tag/Nacht, absolut und in % für 1985

Einsatzzeit	Stufe 1	Stufe 2 + 3	Stufe 4 + 5	gesamt
werktags				
7.00–18.59 Uhr	2 196	4 254	145	6 595
	33,3 %	64,5 %	2,2 %	100,0 %
19.00– 6.59 Uhr	4 612	4 814	163	9 589
	48,1 %	50,2 %	1,7 %	100,0 %
Wochenende				
7.00–18.59 Uhr	4 673	3 605	126	8 404
	55,6 %	42,9 %	1,5 %	100,0 %
18.59– 6.59 Uhr	2 540	1 942	55	4 537
	56,0 %	42,8 %	1,2 %	100,0 %
gesamt	14 021	14 615	489	29 125
	48,1 %	50,2 %	1,7 %	100,0 %

Man kann deshalb davon ausgehen, daß bei der Verteilung nach Dringlichkeitsstufen

- ca. 48 % auf nichtdringliche,
- ca. 50 % auf dringliche und
- ca. 2 % auf lebensbedrohliche Einsätze fallen.

Diese Erfahrungen unterstützen nachdrücklich unsere Auffassung, daß der Dispatcher seine Einsatzgruppen nach dem Dringlichkeitsprinzip einsetzen muß. Das bedeutet für den Patienten, daß er sich entsprechend der eingeschätzten Dringlichkeit seiner Erkrankung auf unterschiedliche Wartezeiten einstellen muß. Eine dringliche Anforderung wird immer Priorität vor einer nichtdringlichen haben. Für den wartenden Patienten ist dies nicht immer einsehbar, denn er geht davon aus, er habe die *Schnelle* Medizinische Hilfe angefordert.

Daraus ergibt sich aber auch, je besser das Hausarztprinzip durchgesetzt ist, desto weniger werden nichtdringliche Hausbesuche bei der SMH angefordert. Die Analyse aller SMH-Einsätze im Territorium nach tageszeitlicher Verlagerung, nach der Verteilung auf die im SMH-Betreuungsbereich existierenden ambulanten Betreuungsbereiche und die Bewertung der Einsätze nach Dringlichkeit sind vordringliche Aufgaben für den Leiter der SMH.
Diese Ergebnisse müssen in der Dienstbesprechung des Kreisarztes mindestens einmal jährlich ausgewertet werden – gemeinsam mit allen Leitern der ambulanten Betreuungsbereiche – und wenn möglich organisatorische Schlußfolgerungen für die einzelnen Bereiche gezogen werden.
Wieviel DHD-Einsatzgruppen für ein Territorium notwendig sind, ergibt sich aus der durchschnittlichen Zahl der Inanspruchnahmen durch die Bevölkerung, der durchschnittlichen Behandlungszeit durch den Arzt und der durchschnittlichen Fahrzeit zum Patienten.
Für die Besetzung der Dienste mit Ärzten werden vom Kreisarzt die Leiter der ambulanten Gesundheitseinrichtungen beauftragt, die aufgrund einer Vorgabe vom Leiter der SMH die Namen der Ärzte an diesen melden. Für Ersatz bei Ausfall eines Arztes ist immer dessen Leiter verantwortlich.
In Ballungszentren arbeitet die SMH getrennt von dem ambulanten Bereitschaftsdienst, in den Landkreisen werden die Aufgaben des DHD und des poliklinischen Bereitschaftsdienstes zumindest in den Abend- und Nachtstunden von einem Arzt wahrgenommen. Desgleichen werden in den Kreisen, in denen die SMH-Leitstelle territorial günstig liegt, außenliegende Stützpunkte während der Nachtzeit geschlossen, und der Kreis wird von der Leitstelle aus betreut.
Für die DMH in den Ballungsgebieten ist der Standort der Fahrzeuge in der Regel an der Leitstelle, abhängig von der Größe des Territoriums oder der Verkehrsdichte, auf Stützpunkte innerhalb der Großstädte verteilt, so z. B. 5 Stützpunkte in Berlin, 2 in Dresden, 3 in Leipzig.
In den Landkreisen ist infolge der geringen Anzahl der DMH-Einsätze (2–5 in 24 Stunden) ein Standort für Personal und Fahrzeug an einer Klinik bzw. in Kreisen ohne Krankenhaus an einer Poliklinik auszuwählen.
Das mittlere medizinische Personal und vor allem die Krankentransporteure können in der Rettungsstelle oder Aufnahmestation bzw. chirurgischen Poliklinik mit eingesetzt werden, was zweifelsohne der Weiterbildung dient.
Für den Arzt bietet sich der Einsatz für die Besetzung des DMH-Fahrzeugs, die Betreuung der Rettungsstelle bzw. die Betreuung von Patienten, die zur Konsultation kommen, an. Viele Landkreise in der Republik nutzen schon jetzt die rationelle Zusammenlegung der einzelnen Dienste, um die Zahl der Bereitschaftsdienste für die relativ kleine personelle Besetzung der Gesundheitseinrichtungen der Kreise gering zu halten. Ist ein DMH-Einsatz erforderlich, über-

nimmt in der Regel der Hintergrundsdienst die Patientenbetreuung, so daß keine Lücke in der Einrichtung entsteht.

In den Großstädten werden die Bezirkskrankenhäuser bzw. Hochschulkliniken für die Besetzung der DMH-Wagen verpflichtet. Die Leiter dieser Einrichtungen stützen sich auf die Bereitschaftsdienstanordnung, wonach in die Dienstbesetzung alle Ärzte einzubeziehen sind. Das hat bisher in vielen Städten dazu geführt, daß jährlich für den DMH-Dienst bis zu 200 Ärzte pro Jahr eingesetzt wurden – eine nicht zu vertretende hohe Anzahl für solch einen spezialisierten Dienst.

Der akute lebensbedrohliche Notfall gehört keineswegs zu den Routineaufgaben des Arztes, auch nicht des klinisch tätigen. Deshalb sind auch intensivmedizinische Bereiche an den Kliniken eingerichtet worden, wo Notfallpatienten von einem geschulten Team betreut werden.

Für die Aus- und Weiterbildung der Ärzte in der Notfallmedizin ist deshalb die Auswertung und wissenschaftliche Bearbeitung der Notfälle von großer Bedeutung, um alle Mitarbeiter der SMH auf das zu erwartende Profil der Notfälle gut vorbereiten zu können. Diese Ausbildung muß sehr praxisverbunden sein, weil die Beherrschung der Medizintechnik, die in der notfallmedizinischen Betreuung angewandt wird, eine Grundvoraussetzung für den Einsatz des Arztes in der SMH ist.

Die Planung der materiellen und finanziellen Fonds erfolgt durch den Leiter der SMH, der für seinen selbständigen Leistungsbereich einen Haushaltplan aufstellt, in dem alle Kosten für den Betrieb der Dienststelle der SMH enthalten sind, einschließlich aller Verbrauchsmaterialien für die SMH-Fahrzeuge.

Die SMH-Fahrzeuge sind Eigentum des Krankentransportes des DRK der DDR, der auch für die Wartung und Instandhaltung der Fahrzeuge und Geräte materiell und finanziell verantwortlich ist.

Entsprechend der Rahmenordnung der SMH, gemäß Punkt 4, ist die Bereitstellung der materiellen und finanziellen Fonds durch die Abteilung Gesundheits- und Sozialwesen der Räte der Bezirke und Kreise in Abstimmung mit den Bezirks- und Kreiskomitees des DRK der DDR zu gewährleisten.

Große Leitstellen verwalten den Haushalt selbständig, kleinere Leitstellen sind oft der allgemeinen Verwaltung einer Poliklinik oder eines Krankenhauses angeschlossen. Das Verfügungsrecht über den Haushalt muß aber immer bei dem Leiter der SMH liegen, der auf der Grundlage geltender Bestimmungen diese Mittel zum Betreiben der Leitstelle einsetzt.

Grundlagen für die Größe der Leitstelle in Abhängigkeit von den Gegebenheiten im Territorium und ihre Ausstattung liegen seit 1978 vor. Sie sind veröffentlicht im Katalog des Instituts für Technologie der Gesundheitsbauten (ITG) in der Dokumentation 0.1, 22. Nachtrag.

Grundlage für die Planung ist die Durchsetzung der gesundheitspolitischen Aufgabenstellung, „die Leistungsfähigkeit und Zuverlässigkeit des sozialistischen Gesundheitswesens so zu erhöhen, daß jedem Bürger schnell eine notwendige medizinische Hilfe gewährt werden kann."

Entsprechend den örtlichen Gegebenheiten muß die SMH als ein selbständiger Leistungsbereich über eigenes ärztliches, pflegerisches, administratives und technisches Personal sowie über technische Ausrüstung und Arbeitsräume verfügen. Die SMH nutzt aber gleichzeitig das gesamte personelle und technische Potential des Krankentransportes des DRK sowie ärztliches und pflegerisches Personal der örtlichen Gesundheitseinrichtungen.

Eine wichtige Aufgabe für den Leiter der SMH ist es auch, mit Nachdruck für den Aufbau von Rettungsstellen zu sorgen. Die Rettungsstelle als Bestandteil des Krankenhauses bzw. der Poliklinik ist nach Verfügungen und Mitteilungen (Nr. 1, 1982, Absatz I) eine Einrichtung der „Sofortdiagnostik und -therapie und gewährleistet die Sofortbehandlung bzw. Fortsetzung der durch die DMH- oder DHD-Gruppen begonnenen Therapie bei lebensbedrohlichen Krankheitszuständen und sichert eine unverzügliche Übernahme durch die Intensivtherapieabteilungen oder eine andere dafür zuständige Fachabteilung" (Absatz II, 3).

Damit ist die Weiterführung aller ärztlichen Maßnahmen vom Notfallort, während des Transportes bis zur definitiven Betreuung des Patienten im Krankenhaus gewährleistet.

Mit der Einführung der SMH ist es gelungen, dem Bürger in unserer Republik das Gefühl der Sicherheit zu vermitteln, daß im Falle der Gefahr für Leben und Gesundheit eine schnelle medizinische Hilfe in kürzester Zeit zur Stelle ist und eine qualifizierte medizinische Betreuung vom Notfallort bis in die Klinik gewährleistet wird.

In dringlichen Fällen und auch bei normalen Erkrankungen kann jeder Bürger sicher sein, die notwendige medizinische Hilfe zu jeder Zeit zu erhalten.

Spezielle soziale Leistungen
M. Schönebeck

Die Verantwortung des Gesundheits- und Sozialwesens unseres Landes umfaßt auch die soziale Sicherung und Unterstützung bestimmter Bevölkerungsgruppen. Diese Gruppen sind in der Regel nicht sehr groß, und die Flexibilität und Dynamik unserer gesellschaftlichen Veränderungen und der erreichte sozialpolitische Fortschritt ziehen auch notwendig Veränderungen dieses Personenkreises nach sich. So ist beispielsweise die Anzahl der Empfänger von Sozialfürsorgeunterstützung ständig gesunken, während die Unterstützung für Familien mit drei und mehr Kindern mehrfach erweitert worden ist.

Dem Gesundheits- und Sozialwesen wurde über seine unmittelbaren Betreuungsleistungen hinaus die Funktion der Koordinierung der komplexen staatlichen und gesellschaftlichen Maßnahmen übertragen, die von den staatlichen Organen, den Betrieben und gesellschaftlichen Kräften wahrzunehmen sind, so zum Beispiel für die kinderreichen Familien (Statut des Ministeriums für Gesundheitswesen) (1). Bei anderen Gruppen wird es im Auftrage anderer Staatsorgane in unterschiedlichem Ausmaße mitbetreuend wirksam, vor allem bei der Gewährung von Unterhaltsleistungen und der Lösung individueller sozialer Fragen von Bürgern, die ihren Grundwehrdienst leisten (s. Verordnung über die Gewährung von Unterhaltsbeiträgen und anderen finanziellen Leistungen an Angehörige der zum Grundwehrdienst einberufenen Wehrpflichtigen) (2).

Nicht in jedem Falle stehen hier gesundheitliche oder soziale Betreuungsaufgaben im Vordergrund. Vielmehr hat es sich als zweckmäßig für die Arbeitsorganisation in den örtlichen Räten erwiesen, alle individuell zu gewährenden finanziellen Leistungen, sowohl jene, auf die ein Rechtsanspruch besteht, als auch solche, die aufgrund einer besonderen sozialen Situation gewährt werden können, in einem Ratsbereich zu konzentrieren. Ein typisches Beispiel für eine Leistungsgewährung ohne Betreuungskonsequenz ist die staatliche Vorauszahlung des Unterhalts für Minderjährige, der zeitweise nicht auf dem Rechtswege durchsetzbar ist (Beschluß über staatliche Vorauszahlung von Unterhaltsleistungen für minderjährige Kinder) (3).

Als Sammelbegriff und Betreuungsressort hat sich in den letzten Jahren der Terminus „Betreuung ausgewählter Bevölkerungsgruppen" für diese speziellen sozialen Leistungen eingebürgert. Hauptbetreuungsgruppen sind gegenwärtig:

- kinderreiche Familien, alleinstehende Bürger mit drei Kindern sowie Familien mit drei Kindern
- Empfänger von Sozialfürsorgeunterstützung
- zum Grundwehrdienst einberufene Bürger und deren Angehörige
- Empfänger einer staatlichen Vorauszahlung von Unterhaltsleistungen
- Haftentlassene und kriminell gefährdete Bürger.

Im Zentrum der Fürsorge für diesen Personenkreis steht dabei nicht nur die differenzierte Ausreichung der sehr umfangreichen staatlichen finanziellen Mittel, sondern entsprechend den Grundsätzen unserer Sozialpolitik die Schaffung günstiger Voraussetzungen für die gleichberechtigte Teilnahme aller Bürger am gesellschaftlichen Leben. Dazu ist eine enge Zusammenarbeit mit vielen anderen staatlichen und gesellschaftlichen Bereichen erforderlich, beispielsweise bei der Lösung von Wohnungsfragen, beruflichen Belangen, in Fragen der Kinderbetreuung u. v. a. m.

Das Gesundheits- und Sozialwesen verfügt hierfür auf der Basis vielfältiger gesetzlicher Regelungen über wichtige Instrumente sozialistischer Demokratie, die es ihm erlauben, Patienten oder anderen hilfsbedürftigen Personen rasch und unbürokratisch die erforderliche Hilfe zuteil werden zu lassen.

Die umfangreichen Betreuungsleistungen dieses Bereichs können hier nur beispielhaft dargestellt werden. Wir beschränken uns deshalb auf die mit Abstand größte Gruppe der kinderreichen Familien und das traditionelle Gebiet der Sozialfürsorge.

Kinderreiche Familien

Die besondere Fürsorge der Gesellschaft gegenüber den Kindern, Müttern und Familien gehörte bereits mit der Gründung der DDR zu den zentralen sozialpolitischen Anliegen. Sie ist in der Verfassung (4) verankert und wurde mit ständig aktualisierten Gesetzen ausgestaltet. Zielstellung war es dabei immer, günstige Voraussetzungen für die Erfüllung des Wunsches nach Kindern zu schaffen, allen Kindern gleiche Entwicklungsbedingungen zu gewährleisten und den Müttern die gleichberechtigte Teilnahme am gesellschaftlichen Leben zu ermöglichen.

Neben den umfangreichen, allen Kindern und deren Eltern zugute kommenden sozialpolitischen Maßnahmen, die in den letzten Jahren ständig vervollkommnet worden sind (s. Beschlüsse des XI. Parteitages der SED) (5), gilt es, besonders jene Familien zu unterstützen, die aufgrund ihrer Struktur, Größe und Einkommensverhältnisse in ihren Lebensbedingungen größeren Belastungen als andere Bürger unterliegen.

Grandke (6) schreibt dazu: „Mit der besonderen Unterstützung dieser Familien wird die allgemeine Familienförderung unter Berücksichtigung der spezifischen Bedingungen dieser Familien ergänzt. Die Größe oder (und) Struktur erschweren in der Regel die Bedingungen für das Familienleben und für die Persönlichkeitsentwicklung der Familienmitglieder. Hier sollen unterstützende Maßnahmen soweit als möglich Ausgleich schaffen, und zwar zunächst und vor allem für die Kinder . . ." (S. 75). Weiter heißt es: „Die Maßnahmen dienen aber ebenso den Eltern und deren Entwicklung, besonders den Müttern, da sich auf sie die Lebensbedingungen der Familien gegenwärtig noch am stärksten auswirken" (S. 75). Gleichzeitig sind die Unterstützung und Anerkennung der von kinderreichen Bürgern geleisteten, oft aufopferungsvollen Erziehung und Betreuung der Kinder auch Ausdruck besonderer gesellschaftlicher Wertschätzung.
Kinderreiche Familien i. e. Sinne sind nach der „Verordnung über die Gewährung eines staatlichen Kindergeldes sowie die besondere Unterstützung kinderreicher Familien und alleinstehender Bürger mit drei Kindern" (7), Familien und alleinstehende Bürger mit vier und mehr Kindern, weitgehend gleichgestellt sind ihnen Alleinstehende mit drei Kindern. 1984 wurden Ehepaare mit drei Kindern in einige der wichtigsten für Kinderreiche geltende Betreuungsmaßnahmen, vor allem die vorrangige Versorgung mit familiengerechtem Wohnraum, einbezogen (8).
Die genannte Verordnung aus dem Jahr 1976 ist zur Zeit die wichtigste und umfangreichste gesetzliche Regelung, die sowohl Unterstützungsleistungen als auch die Verantwortlichkeiten der staatlichen Organe regelt. Weiterführende sozialpolitische Maßnahmen, insbesondere die Erhöhung des staatlichen Kindergeldes (5), wie sie der XI. Parteitag beschlossen hat, liegen nicht in der Verantwortung des Gesundheits- und Sozialwesens.

1985 lebten in der DDR: 40 519 kinderreiche Familien,

27 801 Alleinstehende mit drei Kindern und

124 862 Ehepaare mit drei Kindern.

Das sind 193 182 Familien, in denen insgesamt mehr als eine halbe Million Kinder leben. Erfreulicherweise war der Zuwachs gegenüber dem Jahr 1984 bei den Ehepaaren mit drei Kindern am größten (5,6 %), während bei den kinderreichen Familien der rückläufige Trend weiter anhält. Die Ursache dafür liegt wahrscheinlich in der Tatsache, daß die vor der offiziellen Einführung von Kontrazeptiva und der Legalisierung des Schwangerschaftsabbruches geborenen Kinder herangewachsen sind und neuer „gewünschter" Kinderreichtum offenbar die Ausnahme bildet. Es ist auch zu erwarten, daß mit den neuen sozialpolitischen Maßnahmen, die Familien mit Kindern, insbesondere drei Kindern, weiter begünstigen, auch der Anteil der Alleinstehenden mit drei Kindern rascher sinken wird, und die immer wieder zu Diskussionen Anlaß gebende Tatsache, daß Bürger trotz intakter Partnerschaft nicht heiraten, um die für wirklich Alleinstehende gedachten sozialpolitischen Leistungen für sich in Anspruch nehmen zu können, an Bedeutung verlieren wird.
Die örtlichen Räte sind verpflichtet, die in ihrem Territorium lebenden Familien zu erfassen und sich differenziert über deren Lebensbedingungen zu informieren, um auf dieser Grundlage die erforderlichen Betreuungsmaßnahmen einleiten

zu können. Dabei arbeiten sie zweckmäßigerweise mit den Kinderbetreuungseinrichtungen (Mütterberatung, Jugendgesundheitsschutz, Krippen, Kindergarten, Schulen, Jugendhilfe, etc.), den Betrieben und den im Wohngebiet wirkenden gesellschaftlichen Organisationen zusammen. Bewährt hat sich auch die Einbeziehung der Abgeordneten der örtlichen Volksvertretungen; einige Territorien haben auch gute Erfahrungen mit Jugendobjekten zur Betreuung kinderreicher Familien.

Unerläßlich ist der regelmäßige, mindestens jährlich durchzuführende Hausbesuch; hier sind in offener, vertrauensvoller Atmosphäre am leichtesten Sorgen und Probleme aller Familienmitglieder zu erkennen und zweckmäßige Betreuungsmaßnahmen festzulegen. In vielen Territorien hat sich so über Jahre hinweg ein enges und vertrauensvolles Verhältnis entwickelt, sind die Mitarbeiter der Abteilungen soziale Betreuung zu gern gefragten Beratern bei mancherlei Sorgen der Familien geworden, konnten Hemmungen abgebaut werden, und die Bürger fühlen sich keineswegs als „Bittsteller", wie es in kapitalistischen Ländern charakteristisch für das Verhältnis zwischen Bürger und Staat ist.

Das Gesundheits- und Sozialwesen löst vor allem die Fragen der gesundheitlichen und sozialen Betreuung, einschließlich der finanziellen Unterstützung in eigener Regie. Die Mitarbeiter der Polikliniken, insbesondere der pädiatrischen Abteilungen, müssen „ihre" Familien kennen, sie aktiv und bevorzugt in die hausärztliche Betreuung aufnehmen und kurze Wartezeiten realisieren. Besonderes Augenmerk gilt dabei auch der Gesundheit der kinderreichen Mütter. Ihnen die oft dringend erforderliche Kur zu verordnen heißt, diese unter Einbeziehung vieler Partner, vor allem auch der Betriebe, regelrecht zu organisieren, damit sie sich sorgenfrei erholen können. Gute Erfahrungen gibt es hier auch in Betrieben mit eigenen Ferienobjekten, die besonders die Winterferien der Schulkinder nutzen, um für die Mütter prophylaktische Kuren und gleichzeitig für die Kinder einen Ferienaufenthalt durchzuführen.

Selbstverständlich sind kinderreiche Familien vorrangig mit Plätzen in Kindereinrichtungen zu versorgen und dabei günstige Wege zu berücksichtigen.

Besondere Maßnahmen sind für jene Familien zu treffen, in denen sich chronisch kranke oder geschädigte Kinder befinden, da ihre Betreuung oft mit hohem Zeit- und Wegeaufwand verbunden ist, auch wenn entsprechende Plätze in Sondereinrichtungen zur Verfügung stehen.

Entsprechend den genannten gesetzlichen Regelungen können kinderreiche Familien finanzielle Unterstützung erhalten. Eine wirksame Hilfe ist der einheitlich festgelegte Beitrag zur monatlichen Miete, der es den Familien gestattet, eine in Größe und Ausstattung den Bedürfnissen entsprechende Wohnung zu nutzen. Die individuelle soziale Lage berücksichtigend, werden Beihilfen für Bekleidung und die Wohnungsausstattung gewährt. Besonders unterstützt werden auch die Feriengestaltung, Einschulungen und Jugendweihen.

Über den Bereich der Volksbildung wird für die Mehrzahl der Kinder die kostenlose Teilnahme an der Kinderspeisung und Trinkmilchversorgung in den Einrichtungen ermöglicht.

Für die Lösung dieser Aufgaben werden jährlich wachsende Mittel aus dem Staatshaushalt zur Verfügung gestellt.

Die Wahrnehmung der gesamtgesellschaftlichen Verantwortung gegenüber diesen Familien und die Realisierung der Koordinierungsfunktion des Gesundheits-

und Sozialwesens wird in den Räten der Bezirke und Kreise über Koordinierungsgruppen gewährleistet, denen die Ratsbereiche:

- Gesundheits- und Sozialwesen,
- Volksbildung,
- Wohnungspolitik/Wohnungswirtschaft,
- Örtliche Versorgungswirtschaft
- Handel und Versorgung,
- Finanzen,

gesellschaftliche Organisationen, Vertreter von Betrieben sowie kinderreiche Eltern angehören.

Die Arbeitsgruppen beraten zu komplexen Maßnahmen, die im Territorium zu lösen sind, klären operative Einzelfragen, beraten Unterstützungsanträge der Familien, nehmen regelmäßig Berichterstattungen der Fachbereiche zu den in ihrem Verantwortungsbereich liegenden Planaufgaben entgegen und bereiten die Berichterstattung und Beschlüsse für die örtlichen Räte vor. In vielen Räten hat es sich aufgrund der komplexen Aufgabenstellung der Koordinierungsgruppe bewährt, daß sie vom stellvertretenden Ratsvorsitzenden geleitet werden, womit den Festlegungen ein besonders hoher Grad an Verbindlichkeit gewährleistet wird.

Besondere Aufmerksamkeit widmen diese Kommissionen den Wohnbedingungen kinderreicher Familien. Die vorrangige Vergabe familiengerechten Wohnraums, für die in vielen Kreisen und Bezirken verbindliche Maximalzeiträume, die zwischen drei Monaten und einem Jahr liegen, existieren, aber auch die weitere Versorgung inzwischen erwachsener Kinder haben dazu geführt, daß in den vergangenen zehn Jahren das Wohnungsproblem für kinderreiche Familien grundsätzlich gelöst werden konnte. Allein in den Jahren 1979–1985 wurden an kinderreiche Familien insgesamt 38 029 Wohnungen vergeben, darunter 16 441 Neubauwohnungen und 3 832 Familien konnten zu günstigen Sonderkreditbedingungen Eigenheime erwerben bzw. errichten. Planmäßig werden darüber hinaus die Wohnungen der Familien modernisiert und instand gehalten. Besonders in den Altbauwohnungen galt es, durch moderne Heizungen und Sanitäranlagen das Familienleben zu erleichtern. Auch hier konnten in den vergangenen Jahren entscheidende Fortschritte erzielt werden.

Die Abteilungen Örtliche Versorgungswirtschaft, Handel und Versorgung sichern günstige, bzw. vorrangige Versorgung mit Dienstleistungen, Kinderbekleidung und technischen Konsumgütern, die eine rationelle Haushaltsführung gestatten. Der Bereich Volksbildung trägt vor allem für optimale Lern- und Erziehungsbedingungen der Kinder Sorge und nimmt Einfluß auf die sinnvolle und erholsame Freizeit- und Feriengestaltung.

Die Leitungen der Betriebe und Kombinate garantieren in enger Zusammenarbeit mit den gewerkschaftlichen Interessenvertretungen die Einbeziehung kinderreicher Werktätiger in die Qualifizierungs- und Fördermaßnahmen, sichern die Durchsetzung günstiger Arbeits- und Lebensbedingungen, einschließlich der Urlaubsgestaltung und die wirksame Einbeziehung in die Dispensaire-Betreuung des Betriebsgesundheitswesens.

Damit sind nur einige der Problemkreise dieser Koordinierungsgruppe angerissen; vor allem gilt es, alle territorialen Möglichkeiten zum Wohle kinderreicher

Familien zu erschließen, sie planmäßig auszubauen, ohne eine „eigene" Sozialpolitik zu entwickeln, die die derzeitig geltenden großzügigen gesetzlichen Regelungen überschreitet.

Sozialfürsorge

Als wichtiger Bestandteil der Sozialpolitik unseres Staates spiegelt auch die
Sozialfürsorge die Veränderungen in der Qualität sozialer Sicherheit wider.
Unmittelbar nach Ende des zweiten Weltkrieges stand das Sozialwesen (damals
noch selbständige Verwaltungseinheit) vor der Aufgabe, zahllosen elternlosen
Kindern und Jugendlichen, Flüchtlingen, Kriegsinvaliden, sozial entwurzelten
Menschen, Kranken und Alten elementare Lebensbedingungen zu sichern. Es
galt, die durch den Faschismus zerschlagene Versicherung neu aufzubauen, die
in den Kriegswirren zerrissenen Familien zusammenzuführen und den Opfern
des Faschismus die notwendige Hilfe zuteil werden zu lassen. Der Berliner
Stadtrat und Leiter der Abteilung für Sozialwesen Ottomar Geschke stellte im
November 1945 fest: „Die sozialpolitische Konkursmasse des faschistischen
Systems besteht in einer unübersehbaren Zahl von verelendeten, kranken und
hilfsbedürftigen Menschen" (S. 53) (9). Die SED hat ihre strategischen Zielset-
zungen vor allem darauf konzentriert, eine solche gesellschaftliche Ordnung zu
schaffen, die die Lebensbedingungen des einzelnen so zu verändern, daß staatliche
Fürsorgeleistungen praktisch überflüssig werden. Im Beschluß des Zentralsekretariats der SED über sozialpolitische Richtlinien vom Dezember 1946 (10) wird
„die Unterstützung sozialer Hilfloser mit dem Ziel der Existenzsicherung durch
Umgestaltung ihrer sozialen Lage" gefordert (S. 155). Umgestaltung hieß hier
vor allem Umschulung, Wiedereingliederung in das Erwerbsleben, Ausbau der
Sozialversicherung.
Seit 1958 gehört die Sozialfürsorge als Teil des Sozialwesens zum Verantwortungsbereich des Ministeriums für Gesundheitswesen (vgl. Statut des Ministeriums für Gesundheitswesen, [1]) und die Planung der Mittel sowie die Bearbeitung von Anträgen, die Betreuung der Sozialfürsorgeempfänger erfolgt in den
Abteilungen Gesundheits- und Sozialwesen der örtlichen Räte. Diese Zuordnung
wurde deshalb vorgenommen, weil mit der konsequenten Beseitigung der
Arbeitslosigkeit in den Anfangsjahren des Bestehens unserer Republik der Personenkreis, der solcher Hilfe bedurfte, tatsächlich erheblich reduziert werden
konnte und sich zunehmend auf krankheitsbedingt Erwerbsunfähige und Bürger
im Rentenalter, die aus verschiedenen Gründen keinen Rentenanspruch erwor-
ben hatten, beschränkte. Die finanzielle Unterstützung wurde und wird entsprechend in ständig wachsendem Maße mit den Maßnahmen der medizinischen und
sozialen Betreuung, beispielsweise der Rehabilitation und der Pflege Schwer-
und Schwerstgeschädigter, verbunden.
Im Unterschied zu der in den kapitalistischen Ländern ständig wachsenden Zahl
der aus dem „Netz der sozialen Sicherungen" ausgegrenzten und auf Sozialhilfe
angewiesenen Personen ist bei uns die Anzahl der Sozialfürsorgeempfänger
ständig gesunken, und die Unterstützung hat längst ihren historischen Inhalt
einer „Armenhilfe" verloren.
Die Sozialfürsorge wurde 1979 in der „Verordnung über Leistungen der Sozialfürsorge (13) umfassend neu geregelt. Anpassungen und Veränderungen im

Jahr	Anzahl	%
1947	1 058 000	100,0
1950	530 167	50,1
1956	246 540	23,3
1965	95 087	9,0
1970	59 699	5,6
1975	22 852	2,2
1980	17 172	1,6
1985	8 150	0,8

Tabelle 15 Anzahl der Sozialfürsorge-empfänger DDR 1947–1985 (11, 12)

Zusammenhang mit der Entwicklung der Mindestrenten beziehen sich überwiegend auf die Höhe der Unterstützungsleistungen.

Die Sozialfürsorgeunterstützung ist eine Form staatlicher finanzieller Leistungen für solche Bürger, die ihren Lebensunterhalt nicht oder nicht ausreichend aus Arbeitseinkommen, Renten, Vermögen oder mit Hilfe unterhaltspflichtiger Angehöriger bestreiten können. Es sei hier nur angemerkt, daß das genannte Gesetz die Unterhaltspflicht der Angehörigen großzügig unter Beachtung deren finanzieller und sozialer Lage regelt. Nur in sehr seltenen Ausnahmefällen wird die Unterhaltspflicht tatsächlich und in geringem Umfang in Anspruch genommen.

Bei den Fürsorgeempfängern handelt es sich gegenwärtig überwiegend um solche Personen, die einer derartigen Unterstützung nur für einen begrenzten Zeitraum bedürfen (oft nur für einige Wochen oder Monate), bis andere, dauerhafte Lösungen geschaffen werden können. Nur etwa ein Viertel ist praktisch Dauer-Fürsorgeempfänger. Dabei handelt es sich nahezu ausschließlich um Personen im Rentenalter ohne Rentenanspruch.

Im Rahmen des sozialpolitischen Programms der SED wurden auch für Erwerbsbeschränkte und ältere Bürger ständig neue Formen der Sicherung des Rechts auf Arbeit und Erweiterungen des Rentenrechts wirksam, so daß bereits seit Jahren praktisch keine neuen Dauerfürsorgefälle mehr entstehen.

Die Sozialfürsorgeempfänger sind gleichberechtigte Bürger der DDR mit allen sich daraus ergebenden Rechten und Pflichten.

Mit der Entwicklung der Mindestrenten wurden auch regelmäßig die Unterstützungssätze der Sozialfürsorge angehoben. Betrugen sie im Jahr 1972 noch monatlich 175,– M je Hauptunterstützten und weitere 75,– M je volljährigen und 45,– M für minderjährige Mitunterstützte, so sind sie mit der letzten Rentenerhöhung im Jahr 1984 auf 260,– M für jeden Hauptunterstützten angehoben worden (Mitunterstützte und vor allem mitunterstützte Minderjährige gibt es praktisch kaum noch). Daneben werden z. B. Mietbeihilfen, einmalige zweckgebundene Unterstützungen (Bekleidung, Möbel, Heizkosten u. ä.), staatliches Kindergeld, Sachleistungen der Sozialversicherung, Pflegegeld und Beihilfen für die Inanspruchahme sozialer Betreuungsleistungen (z. B. Mittagessen, Hauswirtschaftspflege) durch die Volkssolidarität oder auch die Kosten für die Betreuung in allen Feierabend- und Pflegeheimen gewährt.

Der weitaus größte Teil der Sozialfürsorgemittel wird gegenwärtig für die sogenannten einmaligen Beihilfen verwendet. Besonders Mindestrentnern wird durch diese Beihilfen die Möglichkeit gegeben, altersgerechten, komfortablen Wohnraum zu beziehen, Haushaltshilfe in Anspruch zu nehmen, Modernisierungen und Renovierungen ihrer Wohnungen vornehmen zu lassen, soweit dies nicht ohnehin kostenlos durch den Rechtsträger erfolgt. Die ständige Verbesserung der sozialen Lage bei den Bevölkerungsgruppen mit sehr niedrigem Einkommen (Abnahme der Mindestrentner) findet seinen Niederschlag auch in einem ständigen Rückgang der Beihilfefälle, bei gleichzeitiger Steigerung der eingesetzten Mittel (Tab. 16).

Tabelle 16
Empfänger einmaliger Beihilfen und durchschnittlich eingesetzte Mittel, DDR 1970–1985

Jahr	Anzahl	%	Mark je Fall
1970	172 339	100,0	48,84
1975	115 510	67,0	67,68
1980	110 670	64,2	93,80
1985	79 040	45,9	110,00

Die gesamte Sozialfürsorge erfordert wegen der besonderen Lage der Antragsteller und der Differenziertheit der vorgetragenen Probleme einen besonders einfühlsamen, bürgernahen Arbeitsstil. Sorgfältige Prüfung der gegebenen Voraussetzungen, genaue Kenntnis der gesetzlichen und praktischen Möglichkeiten und unbürokratische Hilfeleistungen sind die stets in Einklang zu bringenden Seiten der Aufgabe, deren Lösung in vielen Fällen in enger Zusammenarbeit mit anderen Ratsbereichen erfolgen muß. Die bevorzugte Bereitstellung eines Krippenplatzes, die Vermittlung eines geeigneten Arbeitsplatzes haben immer mehr an Bedeutung gewonnen gegenüber der rein finanziellen Hilfeleistung. Dies stellt auch zunehmend höhere Anforderungen an die Qualifikation der in diesem Bereich tätigen Mitarbeiter. Die Sozialfürsorge gehört folgerichtig zu den wichtigsten Einsatzgebieten des Sozialfürsorgers, der in der DDR seit einigen Jahren als Fachschulkader ausgebildet, schrittweise in der Praxis der sozialen Betreuung wirksam wird.
Gesetzlich verankert ist die Mitarbeit ehrenamtlicher Kräfte aus dem Wohngebiet bei der Prüfung und Gewährung von Leistungen der Sozialfürsorge. Die Sozialkommissionen, deren Vorsitzende in der Regel Mitglieder des Wohnbereichsausschusses der Nationalen Front sind, kennen die Bürger ihres Wohngebietes genau; sie unterbreiten Vorschläge und überprüfen Anträge im Auftrag des örtlichen Staatsorgans durch Hausbesuche und persönliche Gespräche.
In den vergangenen Jahren haben diese Kommissionen besonders bei der Betreuung der Bürger im höheren Lebensalter in den städtischen Ballungsgebieten vielfältige wichtige Betreuungsaufgaben übernommen. Sie helfen den örtlichen Organen bei der Schaffung aktueller Betreuungsübersichten, vermitteln Unterstützungsleistungen und organisieren die Hilfe im Wohngebiet. Neben den Wohnungskommissionen sind sie die wichtigsten ehrenamtlichen Kommissionen der örtlichen Staatsorgane und tragen wesentlich zur weiteren Entfaltung der sozialistischen Demokratie und zur Erhöhung der Betreuungsqualität bei. Nicht unterschätzt werden darf dabei auch die Tatsache, daß in diesen Kommissionen viele ältere Bürger eine gesellschaftlich nützliche, ihre Kenntnisse und Lebenserfahrung nutzende Betätigung finden.
Leider ist es nicht in allen Territorien gelungen, die ursprünglich für die Prüfung von Fürsorgeanträgen geschaffenen Kommissionen mit dem Rückgang der Fürsorgefälle arbeitsfähig zu halten und ihnen schrittweise neue Aufgaben zu

übertragen. Es hat sich jedoch als sehr zweckmäßig erwiesen, diese Gremien auch für neue sozialpolitische Anliegen mit einzusetzen, insbesondere in der Betreuung älterer Bürger oder auch der kinderreichen Familien.

Die Anleitung und Kontrolle, die Befähigung aller Kommissionsmitglieder zur Umsetzung sozialpolitischer Ziele gehört zu den wichtigsten Aufgaben der Abteilungen Gesundheits- und Sozialwesen.

Literatur

1. Statut des Ministeriums für Gesundheitswesen – Beschluß des Ministerrates vom 25. 9. 1975, GBl. I Nr. 40/1975
2. Verordnung über die Gewährung von Unterhaltsbeiträgen und anderen finanziellen Leistungen an Angehörige der zum Grundwehrdienst einberufenen Wehrpflichtigen – Unterhaltsverordnung – vom 2. 3. 1978, GBl. Teil I Nr. 12/1978
3. Beschluß über staatliche Vorauszahlungen von Unterhaltsleistungen für minderjährige Kinder vom 16. 5. 1974, Mitteilungen des Ministerrates der DDR Nr. 11/1974
4. Verfassung der Deutschen Demokratischen Republik, Staatsverlag, 1976
5. Verordnung über die weitere Verbesserung der Arbeits- und Lebensbedingungen der Familien mit Kindern, vom 4. 4. 1986 GBl. I Nr. 15/1986
6. Grandke, A.: Familienförderung als gesellschaftliche und staatliche Aufgabe, Staatsverlag, 1981
7. Verordnung über die Gewährung eines staatlichen Kindergeldes sowie die besondere Unterstützung kinderreicher Familien und alleinstehender Bürger mit drei Kindern, vom 4. 12. 1976, GBl. I Nr. 4/1976
8. Verordnung über die besondere Unterstützung für Ehen mit drei Kindern, vom 24. 5. 1984, GBl. I Nr. 16/1984
9. Geschke, O.: Bericht der Abteilung für Sozialwesen, in: Ein halbes Jahr Berliner Magistrat (Kundgebung am 19. 11. 1945), Magistratsdruckerei, 1949
10. Beschluß des Zentralsekretariats der SED über sozialpolitische Richtlinien, 30. 12. 1946, in: Zur Sozialpolitik der antifaschistisch-demokratischen Umwälzung 1945 bis 1949, Dietz-Verlag, Berlin, 1984
11. Richter, H./Reichert, H./Ewald, E.: Die Sozialfürsorge in der Deutschen Demokratischen Republik, Staatsverlag, 1963
12. Mitteilungshefte „Soziale Betreuung", Institut für Medizinische Statistik und Datenverarbeitung, ersch. jährlich
13. Verordnung über Leistungen der Sozialfürsorge – Sozialfürsorgeverordnung – vom 3. 11. 1979, GBl. I Nr. 13/1979

Aktuelle Probleme der Rehabilitation Geschädigter

R. Matthesius; K. Riedel

Als Prinzip jeglicher ärztlicher und medizinisch-pflegerischer Betreuung vollzieht sich die Rehabilitation in der Einheit mit Prophylaxe, Diagnostik, Therapie und sozialer Betreuung. Dabei ist sie auf die Erlangung, Wiedererlangung, Förderung und Pflege der Fähigkeiten geschädigter Menschen gerichtet. Als Methode gesundheitlicher Betreuung gewinnt sie zunehmend an Bedeutung, da durch den Wandel der Morbiditäts- und Mortalitätsstruktur die Beherrschung der chronischen Krankheiten, der traumatisch und genetisch bedingten Schäden und ihrer Folgen im persönlichen und gesellschaftlichen Bereich zu einer gesundheitspolitischen Schwerpunktaufgabe in den ökonomisch entwickelten Ländern herangereift ist. Über den Umfang der erforderlichen Maßnahmen gibt es bis jetzt keine eindeutigen Aussagen. Bisher wurde versucht, über Größenordnung und Struktur von gesellschaftlichen Maßnahmen der sozialen Sicherung Geschädigter auf die Quantität und Qualität des Bestandes sowie der Bewegungen von Behinderungen in der Bevölkerung zu schließen. Diesem Zweck dienten u. a. auch die in der DDR durchgeführten Umtauschaktionen der Beschädigtenausweise.

Zahlen über den Bestand an Behinderten in den einzelnen Ländern stellen vorsichtige Schätzungen dar, da sie in engem Zusammenhang mit der sozialökonomischen Situation des Behinderten sowie mit dem jeweils erreichten Stand der Entwicklung von Wissenschaft und Technik zu sehen sind. Weiterhin wurde und wird eine Schätzung durch unterschiedlich angewendete Begriffe und Definitionen erschwert.[1])

Die genannten Probleme sind auch bei der Wertung der in Vorbereitung des „Jahres des Behinderten" erarbeiteten WHO-Studie „Bericht über die Weltsituation Behinderter" zu berücksichtigen, in der für das Jahr 1980 die Zahl der Behinderten auf 500 Millionen oder 11 % der Weltbevölkerung geschätzt wurde (1).

In der Studie wurde festgestellt, daß von diesen 500 Millionen Behinderten etwa 350 Millionen nicht mit Rehabilitationsleistungen entsprechend den wissenschaftlich gegebenen Möglichkeiten versorgt werden. Auswirkungen im persönlichen Bereich, auf die Familie und auf die Gesellschaft sind die Folge.

Es muß betont werden, daß in diesen Schätzungen ältere Menschen mit Behinderungen nicht berücksichtigt worden sind.

Weitere Studien der WHO und andere Untersuchungen haben enge Beziehungen zwischen der Behinderung und sozialökonomischen Benachteiligungen ergeben, z. B. Armut, Fehlen von Ausbildungs- und Arbeitsmöglichkeiten, schlechte Arbeitsbedingungen, geographische Isolierung, soziale Vorurteile in der Gesellschaft, ethnische und religiöse Faktoren, Bildung und die Gesellschaftsbedingungen selbst u. a. (1). Keine isolierte einzelne Aktion, z. B. verbesserte Gesundheitsbetreuung, kann dieses komplexe Problem lösen.

Die gewachsenen spezifischen Möglichkeiten zur Rehabilitation geschädigter Menschen können ihre volle Wirksamkeit für alle betroffenen Bürger nur unter der Entfaltung der gesamtgesellschaftlichen Verantwortung für den Gesundheitsschutz erreichen – Bedingungen, die prinzipiell nur in der sozialistischen Gesellschaftsordnung gegeben sind.

Die gesellschaftliche Wirksamkeit der Rehabilitation Geschädigter ist in entscheidendem Maße von der bewußten, planmäßigen und proportionellen Entwicklung zweier Hauptaspekte abhängig:
– der sozialen Sicherstellung der Geschädigten
– der Verhütung, Beseitigung oder Verminderung ihrer Behinderung.

Ihre Verwirklichung erfolgt auf der Grundlage der unterschiedlichen sozial- und gesundheitspolitischen Zielstellungen gemäß den gesellschaftlichen Vor-

---

[1]) Mit dem von der WHO 1980 herausgegebenen Entwurf einer „Internationalen Klassifikation" der Schädigungen, Behinderungen und Beeinträchtigungen" liegt in den Mitgliedsländern erstmals eine einheitliche Definition dieser Begriffe als wissenschaftliche Diskussionsgrundlage vor.

aussetzungen der einzelnen Länder. Entsprechend sind in diesem gesellschaftlichen Rahmen auch unterschiedliche Wege und Ergebnisse zu erwarten.

In der DDR wird unter Rehabilitation – nach Winter (1962) – „die zweckgerichtete Tätigkeit eines Kollektivs in medizinischer, pädagogischer, sozialer und ökonomischer Hinsicht zur Erhaltung, Wiederherstellung und Pflege der Fähigkeiten des geschädigten Menschen, aktiv am gesellschaftlichen Leben teilzunehmen" verstanden. Diese Definition erfaßt die Rehabilitation sowohl als *Vorgang* als auch als *Ziel,* andere Definitionen berücksichtigen mehr den organisatorischen Aspekt – die *Institutionen* der Rehabilitation. Zunehmend gewinnt die Wintersche Definition durch ihre Komplexität, und insbesondere durch die Berücksichtigung der „Erhaltung der Fähigkeiten" in der Praxis der Rehabilitation an Bedeutung, da sie damit über die alte einengende Zielstellung der Wiederherstellung der Arbeitsfähigkeit hinausgeht.

Im Rahmen der komplexen Rehabilitation wird in der DDR in der Einheit von Maßnahmen der medizinischen, pädagogischen, beruflichen und sozialen Rehabilitation Einfluß auf

- die körperlichen und geistigen Fähigkeiten,
- die Fähigkeiten zum Lernen und zur Entwicklung der Persönlichkeit,
- die Fähigkeiten zur Teilnahme an gesellschaftlich-produktiver Tätigkeit und
- die Fähigkeiten zur aktiven, gleichberechtigten Teilnahme am gesellschaftlichen Leben genommen.

Die Entwicklung der Rehabilitation in unserer Republik basiert vor allem auf der Verwirklichung der Prinzipien des sozialistischen Humanismus, dem wissenschaftlich-technischen, darunter medizinischen Fortschritt in Einheit mit der planmäßigen Verwirklichung des sozialistischen Programms. Auf dieser gesellschaftlichen Grundlage konnte die Rehabilitation geschädigter Bürger in der DDR als staatlich geleitete und gesellschaftlich wahrgenommene Aufgabe kontinuierlich entwickelt werden und ein international anerkanntes Niveau erreichen. Das Recht auf Bildung, auf Arbeit, auf Schutz der Gesundheit und der Arbeitskraft sowie das Recht auf gesellschaftliche Fürsorge im Alter und bei Invalidität sind bei uns verfassungsmäßig garantierte Rechte, deren Verwirklichung ein besonderes Anliegen der Machtausübung der Arbeiterklasse ist.

Auf der Grundlage einer umfassenden Gesetzgebung wurden die staatlichen Voraussetzungen für die Rehabilitation geschädigter Bürger geschaffen und werden planmäßig die erforderlichen personellen und materiellen Fonds zur Verfügung gestellt.

Mit der Formulierung von Aufgabenstellungen speziell zur Rehabilitation und zur materiellen Fürsorge für Geschädigte hat der XI. Parteitag der SED das sozialpolitische Programm fortgesetzt, das auf der Grundlage der Direktive des VIII. Parteitages der SED erhebliche Verbesserungen der Lebensbedingungen geschädigter Bürger brachte und damit weitere Voraussetzungen für ihre soziale Integration schuf.

In der DDR wurde insbesondere in den letzten 20 Jahren ein System der medizinischen, pädagogischen, beruflichen und sozialen Rehabilitation entwickelt, das – in seinen Teilbereichen noch unterschiedlich weit ausgebaut – im ganzen alle Voraussetzungen enthält, die Lebensbedingungen auch schwerstgeschädigter

Bürger so zu beeinflussen, daß sie ein sinnerfülltes Leben in der Gesellschaft verbringen können.

Ziel ist es, eine geschlossene Rehabilitationskette zu schaffen, die von der Früherfassung der geschädigten Kinder über die Sondergruppen in den Krippen, die Förderungseinrichtungen, die Geschützte Arbeit, das Geschützte Wohnen bis zur Ferien-, Urlaubs- und Freizeitgestaltung reicht.

Je höher der Grad der Behinderung, um so mehr ist die Vielzahl der erforderlichen medizinischen, pädagogischen, beruflichen und sozialen Maßnahmen aller an der Rehabilitation beteiligten Verantwortungsträger nötig, denn die einzelnen Maßnahmen müssen weitgehend nebeneinander ablaufen und können nur im Miteinander aller Beteiligten erfolgreich gelöst werden, um die komplexe Zielstellung zu erreichen.

Die Verantwortung für die einheitliche Durchsetzung der Maßnahmen zur Rehabilitation trägt der Minister für Gesundheitswesen (2). Er koordiniert die Vorbereitung und Durchführung dieser Aufgaben mit anderen zentralen Staatsorganen und gesellschaftlichen Organisationen. Das Ministerium für Gesundheitswesen arbeitet eng mit dem Ministerium für Volksbildung, dem Staatssekretariat für Arbeit und Löhne, dem Staatssekretariat für Berufsbildung, dem Ministerium für Bauwesen, dem Ministerium für Verkehrswesen und verschiedenen Industrieministerien zusammen, z. B. bei der Sicherung der Berufsausbildung Schwer- und Schwerstgeschädigter, der Bereitstellung Geschützter Arbeitsplätze in Betrieben, der Versorgung mit entsprechenden Wohnmöglichkeiten.

Zur Realisierung der umfangreichen staatlichen und gesellschaftlichen Aufgaben wurde eine zentrale Koordinierungsgruppe unter Leitung des Ministers für Gesundheitswesen gebildet.

Im Gesetz über die örtlichen Volksvertretungen in der DDR vom 4. 7. 1985 (3) ist die Verantwortung der Bezirks- und Kreistage für die Rehabilitation geschädigter Bürger und die Förderung ihrer Teilnahme am gesellschaftlichen und beruflichen Leben festgelegt. Eine wesentliche Unterstützung erhalten die Abteilungen Gesundheits- und Sozialwesen der Räte der Bezirke und Kreise von den Rehabilitationskommissionen, die gegenüber den Bezirks- und Kreisärzten wirksam werden. Darüber hinaus haben die Rehabilitationskommissionen auf der Grundlage von Rechtsvorschriften auch eigenverantwortliche Aufgaben wahrzunehmen (4). Diese ehrenamtlichen Gremien, denen Mitarbeiter verschiedener Bereiche der Räte der Bezirke und Kreise wie auch gesellschaftliche Organe angehören, treffen z. B. die Entscheidung darüber, wer als Rehabilitand mit Geschützter Arbeit zu betreuen ist. Sie unterstützen die Maßnahmen des Gesundheitsschutzes und die funktionelle Wiederherstellung, richten ihre besondere Aufmerksamkeit auf die Schaffung spezieller Rehabilitationszentren, fördern die Entwicklung orthopädischer Hilfsmittel und nehmen Einfluß auf die soziale und kulturelle Betreuung der Rehabilitanden (5). Um die komplexe Rehabilitation im Territorium besser gewährleisten zu können, wurden in vielen Bezirken und Kreisen als Einrichtungen des Gesundheits- und Sozialwesens Bezirks- und Kreisstellen oder -zentren für Rehabilitation gebildet, meist hervorgehend aus den Bezirks- und Kreisstellen für Ärztliches Begutachtungswesen.

Obwohl häufig die Organisationsstrukturen historisch gewachsen sind und die

Zuordnung von Aufgaben aus der praktischen Notwendigkeit heraus erfolgte, stellt sich beim gegenwärtigen Stand der Betreuung zunehmend mehr das Erfordernis nach einer einheitlichen Leitungs- und Organisationsstruktur. Diesem Anliegen trägt die seit 1. 2. 1987 in Kraft getretene „Anordnung über die Aufgaben des Gesundheits- und Sozialwesens auf dem Gebiet der Rehabilitation geschädigter Bürger" (6) Rechnung. Auf der Grundlage dieser Anordnung ist vorgesehen, die Einrichtungen der Rehabilitation der Territorien zu einheitlichen Leitungs-, Planungs- und Organisationseinheiten, den „Bezirks- bzw. Kreisrehabilitationszentren" zusammenzuführen.

Bei der Erfüllung der Rehabilitationsaufgaben haben der FDGB und die medizinisch-wissenschaftlichen Gesellschaften der DDR, insbesondere die Gesellschaft für Rehabilitation, einen besonderen Anteil. Umfangreiche Arbeit zur aktiven Einbeziehung der Sinnesgeschädigten in das gesellschaftliche Leben leisten auch der Gehörlosen- und Schwerhörigenverband der DDR und der Sehschwachen- und Blindenverband der DDR. Vielfältige Aktivitäten gehen vom Deutschen Turn- und Sportbund der DDR aus, insbesondere vom Deutschen Verband für Versehrtensport sowie vom Deutschen Roten Kreuz der DDR, das besonders auf dem Gebiet der sozialen Rehabilitation wirksam wird.

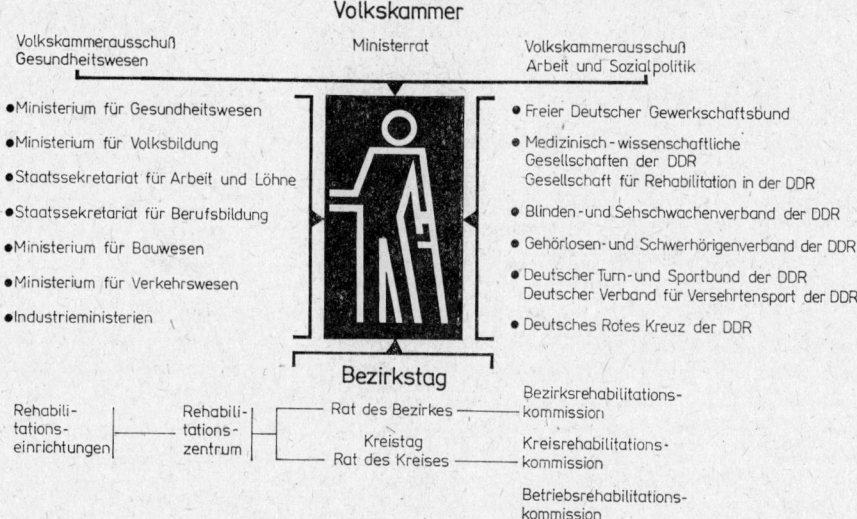

Abb. 7   Organisation der Betreuung geschädigter Bürger in der DDR

Ausgehend von den einzelnen organisatorischen Ebenen der medizinischen und sozialen Betreuung ist die Rehabilitation in der Grundbetreuung, in der spezialisierten und hochspezialisierten Betreuung zu organisieren.

Gegenwärtig wird unter spezialisierter Rehabilitation die Rehabilitation von Patienten mit solchen Behinderungen verstanden, deren Betreuung ständig oder über lange Zeit besondere Maßnahmen erfordert, um ihre aktive Teilnahme am gesellschaftlichen Leben zu gewährleisten und die in entsprechenden, nach nosologischen Gesichtspunkten aufgebauten Dispensaires (z. B. Herzinfarkt-, Geschwulst-, nephrologisches, hämatologisches, rheumatisches Dispensaire) erfolgt.

Zur Betreuung von bestimmten Gruppen Behinderter (z. B. Querschnittsgelähmte, Kinder mit Lippen-Kiefer-Gaumenspalten) wurden auf Republikebene spezielle Zentren geschaffen. Da ihre Rehabilitation ein besonders enges interdisziplinäres Arbeiten erfordert, sind in diesen Zentren Vertreter verschiedener Berufsgruppen und Fachdisziplinen tätig, um bei der Wiedereingliederung dieser Patienten mitzuwirken. Diese Ebene der Rehabilitation wird als hochspezialisierte Rehabilitation bezeichnet. „Dabei kann man nach der bisherigen Erfahrung davon ausgehen, daß sich die Zuordnung zu den einzelnen Ebenen in Richtung Grundbetreuung verändern wird und neue Gruppen Behinderter für die hochspezialisierte Rehabilitation entstehen werden" (7).

In der Praxis bedarf besonders die komplexe Rehabilitation der mehrfachgeschädigten Kinder und Jugendlichen einer Lösung, die in der Schaffung von Zentren entsprechend der Art und dem Grad der kombinierten Schädigung zu sehen ist.

Die **medizinische Rehabilitation** umfaßt im Rahmen der komplexen Rehabilitation den Anteil der Maßnahmen, die durch den Arzt und seine Mitarbeiter zu erbringen sind. Sie umfaßt vor allem:

- die frühzeitige Erfassung Geschädigter und die frühzeitige Einleitung rehabilitativer Maßnahmen,
- die Nutzung der Physio-, Arbeits-, Sport-, Psycho- und Soziotherapie für die Rehabilitation,
- die Nachbehandlung in spezialisierten oder hochspezialisierten Zentren z. B. für Herz-Kreislauf-Erkrankte, Querschnittsgelähmte, Diabetiker, Rheumatiker,
- die Einbeziehung der Schonarbeit und des Arbeitsplatzwechsels in die medizinische Betreuung,
- die Anpassung körpernaher oder körperferner Rehabilitationshilfen,
- die Festlegung des Leistungsvermögens und die Begutachtung zur Festlegung der Stufe des Pflegegeldes, Sonderpflegegeldes, Blindengeldes bzw. die Begutachtung zur Feststellung der Invalidität sowie für eine Tätigkeit in Geschützter Arbeit,
- die Einbeziehung des Kur- und Bäderwesens (8).

Grundlage der Erfassung der geschädigten Kinder und Jugendlichen ist die Anordnung über die Meldung von Körperbehinderungen, geistigen Störungen, Schädigungen des Sehvermögens und Schädigungen des Hörvermögens vom 12. 5. 1954 (9), die überarbeitet wird, um den Erfordernissen des gegenwärtigen Standes der Organisation und Durchführung der gesundheitlichen Betreuung dieser Kinder gerecht zu werden. Die Anzahl der erfaßten Kinder und Jugendlichen mit Körperbehinderungen sowie Schädigungen des Seh- und Hörvermögens betrug 1986 76,4 je 1 000 Kinder und Jugendliche. Mit der Zunahme des Bestandes um 0,8 je 1 000 Kinder und Jugendliche wurde der rückläufige Trend der vergangenen Jahre unterbrochen. Erhebliche bezirkliche Differenzen bestehen in der Meldung und Erfassung dieser Kinder und Jugendlichen (1986 Bezirk Rostock: 22,0 je 1 000 Kinder und Jugendliche; Bezirk Neubrandenburg: 204,7 je 1 000 Kinder und Jugendliche). Diese großen Differenzen sind im wesentlichen aus dem Fehlen von einheitlichen Definitionen und einheitlichen Kriterien zur Erfassung zu erklären. Sicherlich spielt hierbei auch die unterschiedliche Besetzung mit Fachärzten eine Rolle (10).

Die Erfassung bildet eine wesentliche Voraussetzung, um auf vorhandene oder entstehende Körperbehinderungen, Sinnesschädigungen oder geistige Störungen so früh als möglich reagieren zu können. Um Anforderungen und Schlußfolgerungen für die Planung, Leitung und Organisation des Betreuungsprozesses zielgerichtet ableiten zu können, wäre eine Aufteilung der erfaßten Kinder und Jugendlichen nach ihren Behinderungsformen erforderlich, des weiteren eine getrennte Erfassung der rehabilitationsbedürftigen und überwachungsbedürftigen Kinder und Jugendlichen. Bisher werden nur von den orthopädischen Beratungsstellen in Berlin auf Grund der Empfehlungen der Gesellschaft für Orthopädie der DDR körpergeschädigte Kinder und Jugendliche unter 18 Jahre getrennt nach überwachungsbedürftigen und rehabilitationsbedürftigen ausgewiesen. Von den 1986 auf dieser Grundlage in der Hauptstadt erfaßten Kindern und Jugendlichen waren 82,2 % (56 je 1 000) überwachungsbedürftig und 17,8 % (12,1 je 1 000) rehabilitationsbedürftig (11).

Zur Meldung geschädigter Kinder und Jugendlicher sind Ärzte, Zahnärzte, Krankenpflegepersonen unabhängig von ihrer Fachrichtung, Lehrer, Erzieher, Kindergärtnerinnen sowie Eltern Geschädigter verpflichtet.

Die Meldung der geschädigten Kinder und Jugendlichen erfolgt an das Dispensaire für geschädigte Kinder und Jugendliche (12). Die Aufgaben dieses Dispensaires und die Verantwortung des Kreisjugendarztes sind in den Methodischen Hinweisen zur Dispensairebetreuung geschädigter Kinder und Jugendlicher vom 30. 6. 1982 (13) festgelegt. Im Dispensaire werden alle erforderlichen medizinischen, pädagogischen, psychologischen, beruflichen und sozialen Betreuungsmaßnahmen für diese Kinder und Jugendlichen koordiniert und überwacht. In der Verantwortung des Kreisjugendarztes liegt diese Aufgabe in enger Zusammenarbeit mit der Kreisrehabilitationskommission, ambulanten und stationären Einrichtungen des Gesundheits- und Sozialwesens, mit der Abteilung Volksbildung, der Abteilung Berufsausbildung und Berufsberatung, den Berufsberatungszentren, den Betrieben des Territoriums, den Kreiskurenkommissionen und den Eltern. Eine notwendige Voraussetzung für eine einheitliche Erfassung von rehabilitationsbedürftigen Kindern und Jugendlichen ist die Erarbeitung von allgemeingültigen Kriterien zur Feststellung von Art und Grad der Behinderung.

Die Rehabilitation erfordert ein umfassendes System von Maßnahmen, die fordernde und fördernde Möglichkeiten für die Aktivierung des Behinderten beinhalten und u. a. unter Nutzung der Physio-, Arbeits-, Sport-, Psycho- und Soziotherapie realisiert werden. Die differenzierte Anwendung dieser Therapieformen sind einzeln oder kombiniert Bestandteil eines für jeden Patienten aufzustellenden Rehabilitationsplanes.

So ist die Aufgabe der Physiotherapie, „... alle Voraussetzungen zu bieten, um im Rahmen einer intensiven Weiterbehandlung einerseits die Intensiv- bzw. Akutabteilungen mit ihrer hochwertigen diagnostischen und therapeutischen Ausrüstung zu entlasten und zum anderen die Gesamtbehandlungszeit und damit die Arbeitsunfähigkeit der Patienten durch ein intensives, optimales Therapieregime in der Weiterbehandlungsphase zu verkürzen" (14).

Arbeitstherapie wird ärztlich verordnet und erfolgt in Form von sinnvoller bzw. produktiver Arbeit mit dem Ziel, „körperliche oder geistige Funktionen wiederherzustellen, zu erhalten oder in Hinsicht auf eine Berufsfindung bzw. einen Berufswechsel zu überprüfen und/oder die Einordnung in eine solche Gruppe zu üben" (15). Nach den Formen der Arbeitstherapie wird unterschieden zwischen funktionswiederherstellender Arbeitstherapie, funktionserhaltender Arbeitstherapie, berufsfindender (berufsvorbereitender) Arbeitstherapie und Selbständigkeitsübungen, wozu das Training der Verrichtungen des täglichen Lebens gehört.

Von der Arbeitstherapie ist die Schonarbeit als weitere Therapieform abzugrenzen. Sie findet als spezifische Rehabilitationsmaßnahme Anwendung, wenn der Werktätige wegen vorübergehender Minderung der Arbeitsunfähigkeit oder zum vorbeugenden Gesundheitsschutz die vereinbarte Arbeitsaufgabe unter den bisherigen Bedingungen zeitweilig nicht ausführen kann. Der Betrieb hat durch Einschränkung der Arbeitsaufgabe, Veränderung der Bedingungen am Arbeitsplatz oder Veränderung der Arbeitszeit die Weiterbeschäftigung des Werktätigen mit dieser Arbeitsaufgabe zu ermöglichen oder ihm eine zumutbare andere Arbeit zu übertragen. Die Dauer der Schonarbeit wird durch den behandelnden Arzt in Abstimmung mit dem Betrieb festgelegt und kann bis zu 12 Wochen betragen (16).

Mit dem Ziel, die Gesundheit und körperliche Leistungsfähigkeit zu stabilisieren und das Selbstwertgefühl zu stärken, erfolgt der Einsatz von Sport und Spielen als rehabilitative Maßnahme. Die regelmäßige sportliche Betätigung dient nicht nur der Befriedigung des Bewegungsbedarfs, sondern stellt zugleich für den Behinderten eine wichtige prophylaktische Maßnahme dar. Das gemeinsame Erlebnis, die Freude am Wettkampf und die Bildung von Kollektiven sind wesentliche Aspekte bei der Durchführung der Sporttherapie, die darüber hinaus eine Form der Teilnahme des Behinderten am gesellschaftlichen Leben darstellt.

Eine zentrale Stellung innerhalb des Rehabilitationsprozesses nimmt die Begutachtung ein. Hier werden die Entscheidungen über den Grad des Körperschadens, das verbliebene Leistungsvermögen, die Erwerbsfähigkeit, die Einstufung für den Beschädigtenausweis, die Stufe des Pflegegeldes, Sonderpflegegeldes, Blindengeldes sowie über eine Tätigkeit in Geschützter Arbeit getroffen. Die qualifizierte Festlegung dieser Maßnahmen ist von wesentlicher Bedeutung für eine erfolgreiche Gestaltung des Rehabilitationsprozesses jedes Geschädigten. Die vielen dieser Entscheidungen zugrunde liegende „Behinderungtabelle" (eigentlich eine Schädigungtabelle) aus dem Jahre 1955 (9) wird gegenwärtig überarbeitet.

Die **pädagogische Rehabilitation** ist Bestandteil der komplexen Rehabilitation in der DDR. Ihre wichtigsten Aufgaben sind:

- Mitwirkung an der Früherfassung und Diagnostizierung schädigungsgefährdeter oder geschädigter Kinder im Vorschulalter;
- Rehabilitative Früherziehung dieser Kinder mit dem Ziel, ihnen den Besuch einer polytechnischen Oberschule, einer Sonderschule oder einer Förderungsstätte zu ermöglichen;
- Sicherung eines erfolgreichen Bildungsweges für alle geschädigten Kinder

und Jugendlichen bis zum Abschluß einer Berufsausbildung bzw. der Befähigung zur Ausübung einer gesellschaftlich nützlichen Tätigkeit;
- Mitwirkung an der Rehabilitation Spätgeschädigter und Sicherung des einmal erreichten Rehabilitationsniveaus (8).

Die Bildung, Erziehung, Berufsaus- und -weiterbildung sowie Förderung Geschädigter vom Kleinkindalter bis in das Erwachsenenalter erfolgt in Institutionen, die verschiedenen administrativen Bereichen unterstellt sind:
- dem Bereich des Ministeriums für Volksbildung und
- dem Bereich des Ministeriums für Gesundheitswesen.

Die Einrichtungen der Volksbildung, die die sozialistische Bildung und Erziehung physisch-psychisch Geschädigter unter dem Aspekt der Rehabilitation verwirklichen, werden unter dem Begriff „Sonderschulwesen" zusammengefaßt. Die Aufgabe besteht in der Vermittlung von Wissen unter Berücksichtigung der Art und des Grades der Behinderung und nach altersbezogenen Bildungsstufen, wobei es sich in diesen Einrichtungen immer um schulbildungsfähige Kinder und Jugendliche handelt (17, 18). Entsprechend den historisch gewachsenen Strukturen bestehen Sonderschulen für:

Blinde
Sehschwache
Gehörlose
Schwerhörige
Sprachgeschädigte
Geistig Behinderte
Körperbehinderte
Verhaltensgestörte (Sonderschule mit Ausgleichsklassen)

Die Aufnahme in Sonderschulen ist in der 5. Durchführungsbestimmung zum Gesetz über das einheitliche sozialistische Bildungssystem – Sonderschulwesen – vom 20. 12. 1969 (9) geregelt. Es werden nur Kinder in Sonderschulen aufgenommen, die infolge ihrer Behinderung in der regulären Polytechnischen Oberschule auf die Dauer nicht erfolgreich gebildet und erzogen werden können. Da im Vorschulalter besonders günstige Bedingungen für die Verhütung, Beseitigung oder Verminderung einer Behinderung bestehen, liegt ein Schwerpunkt des Sonderschulwesens in der Früherziehung.

Die auf Grund der Schwere ihrer psychisch-physischen Behinderung in Normal- oder Sonderschulen nicht bildbaren Kinder und Jugendlichen werden im Bereich des Gesundheits- und Sozialwesens in Sondergruppen in Krippen, Tagesstätten, Wochenheimen, Heimen oder Krankenhäusern betreut und gefördert. In Tages-, Wochenkrippen und Dauerheimen wurden 1986 2650 geschädigte Kinder im Alter bis zu 3 Jahren versorgt (19).

Für schulbildungsunfähige förderungsfähige Kinder und Jugendliche erfolgt die rehabilitationspädagogische Förderung auf der Grundlage eines zentralen Bildungs- und Erziehungsprogramms mit dem Ziel der optimalen Integration der Förderungsfähigen in die sozialistische Gesellschaft durch die Befähigung zur relativen Selbständigkeit in der Umweltorientierung, in der Selbstbedienung, in der Gestaltung sozialer Beziehungen, im Arbeitsprozeß sowie in der zweckmäßigen Gestaltung der Freizeit (20).

Da der Erfolg der Bildung und Erziehung maßgeblich davon abhängt, wie kon-

117

tinuierlich die rehabilitationspädagogische Förderung durchgeführt wird, wird für diese Gruppe Geschädigter erwogen, nach Schaffung der entsprechenden materiellen und personellen Voraussetzungen zukünftig eine Förderungspflicht einzuführen.

Bei der Rehabilitation von schulbildungsunfähigen förderungsfähigen Kindern und Jugendlichen konnte in enger Verbindung zwischen medizinischer und pädagogischer Rehabilitation ein umfassendes System aufgebaut werden. In der DDR standen 1986 für die Förderung und Betreuung dieser Kinder im Alter von 3 bis unter 18 Jahren 13 810 Plätze in Einrichtungen des Gesundheits- und Sozialwesens zur Verfügung, ebenso ein organisiertes System von qualifizierten rehabilitationspädagogischen Fachkräften.

Seit 1973 konnte die Anzahl dieser Plätze auf das Zweieinhalbfache gesteigert werden. Damit wurde ein durchschnittlicher Versorgungsgrad von 43,1 Plätzen je 10 000 Kinder und Jugendliche im Alter von 3 bis unter 18 Jahre erreicht.

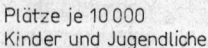

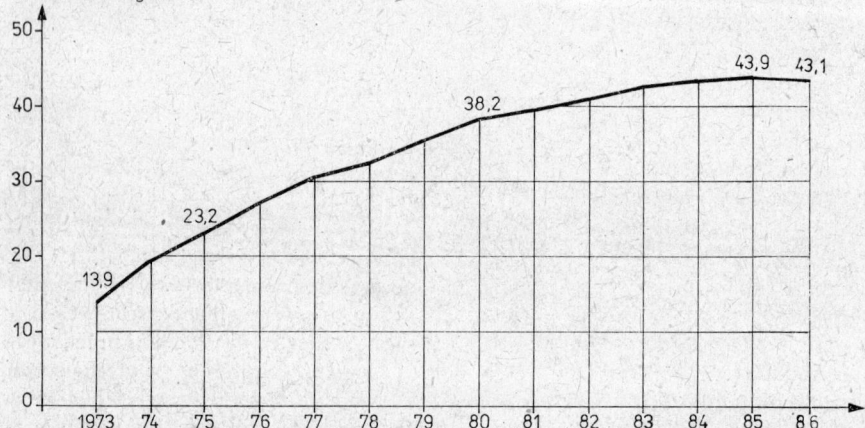

Abb. 8 Entwicklung des Bestandes an Plätzen für schulbildungsunfähige förderungsfähige Kinder und Jugendliche (3 bis unter 18 Jahre) je 10 000 Kinder und Jugendliche gleicher Altersgruppe in der DDR

Die bezirklichen Differenzen des durchschnittlichen Versorgungsgrades zwischen 32,9 und 54,8 Plätzen je 10 000 Kinder und Jugendliche im Alter von 3 bis unter 18 Jahre sind nur ein Beispiel für den unterschiedlichen Stand der Versorgung in den Bezirken und lassen erkennen, welche Anstrengungen auf diesem Gebiet noch unternommen werden müssen.

Die Entwicklung der Plätze für diese Kinder und Jugendlichen nach Art der Einrichtungen zeigt deutlich die Stellung der Tagesstätten als Hauptträger der Betreuung mit einem Anteil von 53 % der Plätze im DDR-Durchschnitt 1986. Ihr Anteil an den Gesamtplätzen in den Bezirken war differenziert und lag zwischen 67 % und 19 %. Diese Differenzierungen sind offensichtlich auf den unterschiedlichen Versorgungsbedarf zwischen Stadt und Land zurückzuführen. Ende des Jahres 1986 standen 7 263 Plätze in Tagesstätten zur Verfügung. Als

118

weitere Einrichtungen sind die Heime mit 18,5 % der Plätze, die Wochenheime mit 17 % der Plätze und die Krankenhäuser mit 11,5 % der Plätze an der Betreuung und Förderung beteiligt. Mit dem Rückgang von Plätzen für Förderungsfähige in Krankenhäusern wurden die stationären Einrichtungen planmäßig weiter von Dauerbetreuungsfällen entlastet.

Tabelle 17   Entwicklung des Bestandes an Plätzen für schulbildungsunfähige förderungsfähige Kinder und Jugendliche nach Art der Einrichtung seit 1980 in der DDR (11)

Bestand	1980	1982	1984	1986
Tagesstätten				
absolut:	6 710	6 775	7 269	7 263
relativ:	51 %	50 %	52 %	53 %
Wochenheime				
absolut	1 819	2 245	2 276	2 404
relativ	14 %	16 %	16 %	17 %
Heime				
absolut	2 282	2 557	2 722	2 553
relativ	17 %	19 %	19 %	18,5 %
Krankenhäuser				
absolut:	2 343	2 057	1 861	1 590
relativ:	18 %	15 %	13 %	11,5 %
Insgesamt:	13 154	13 634	14 128	13 810

Noch unbefriedigend gelöst ist hingegen die Situation bei den schwerstgeschädigten, überwiegend pflegebedürftigen Kindern und Jugendlichen. Zunehmend sind auch bei diesen schwersten Formen und Graden psychischer und physischer Behinderung über die Aufgaben zur unmittelbaren Körperpflege hinaus rehabilitative Zielstellungen anzustreben, die beinhalten, auch bei diesen Menschen diejenigen Leistungspotenzen zu erkennen, die entwicklungsfähig sind, und sie mit Hilfe der Familienangehörigen und der Mitarbeiter in Heimen und anderen Betreuungsstellen zu fördern (21).
Eine Aufgabe, die noch einer weitgehenden Klärung bedarf und noch viele Anstrengungen erfordert.
Die produktive Tätigkeit, das Wissen, etwas für die Gesellschaft tun zu können, stellt einen wesentlichen Teil eines sinnerfüllten Lebens dar. Sie fördert die Persönlichkeitsentwicklung und erhöht das Selbstwertgefühl. Daher wurde der **beruflichen Rehabilitation** geschädigter Bürger in der DDR hohe Beachtung geschenkt und hat bei uns auf der Grundlage gesetzlicher Bestimmungen große Fortschritte gemacht. So ist nicht nur generell das Recht auf Arbeit gesichert, sondern auch, daß Werktätige mit vermindertem Arbeitsvermögen bei der Aufnahme und Ausübung einer Tätigkeit besonders gefördert und geschützt werden.
Die berufliche Rehabilitation erfolgt auf der Grundlage der erreichbaren oder bereits erreichten medizinischen, pädagogischen und sozialen Rehabilitations-

erfolge mit dem Ziel, „den Einsatz des Geschädigten im Arbeitsprozeß so vorzubereiten und zu regeln, daß das verbliebene Leistungsvermögen optimal genutzt und weiterentwickelt wird, wobei die Anforderungen der Arbeit mit den vorhandenen Leistungsvoraussetzungen der Rehabilitanden so abzustimmen sind, daß Überforderungen vermieden und der Invalidität vorgebeugt wird" (22).

Daraus leiten sich folgende Aufgaben ab:

- Berufsberatung der geschädigten Schulabgänger und Sicherung des Ausbildungsplatzes in einem Betrieb oder einem Rehabilitationszentrum für Berufsbildung in einem Beruf, der der Schädigung, dem Leistungsvermögen und den Neigungen entspricht,
- Bereitstellung behinderungsgerechter Arbeitsplätze für Geschädigte,
- Nutzung der Schonarbeit und Arbeitstherapie zur beruflichen Rehabilitation,
- Sicherung des Rechts auf Arbeit für Schwer- und Schwerstgeschädigte durch Arbeit in Geschützten Werkstätten, Geschützten Betriebsabteilungen und auf Geschützten Einzelarbeitsplätzen,
- Einbeziehung der Geschädigten in betriebliche Qualifizierungsmaßnahmen,
- Bereitstellung von Studienplätzen an Hoch- und Fachschulen (8).

Die berufliche Eingliederung behinderter Jugendlicher erfolgt im Rahmen eines gestuften Systems entsprechend dem Grad der Behinderung und dem Leistungsvermögen und reicht von der bevorzugten Vermittlung Geschädigter in Normalbetriebe, über spezielle Ausbildungsgänge in Rehabilitationszentren bis hin zur Geschützten Arbeit, die wiederum differenziert ist in Bereiche mit unterschiedlichen Funktionsanforderungen. Die dreistufige Gestaltung der Geschützten Arbeit in der Form

- Geschützte Werkstätten des Gesundheits- und Sozialwesens
- Geschützte Betriebsabteilungen
- Geschützte Einzelarbeitsplätze

ermöglicht den schwer- und schwerstgeschädigten Bürgern, unter Berücksichtigung ihres Leistungsvermögens in einem besonders ausgestalteten Arbeitsrechtsverhältnis unter spezifischen Bedingungen eine Tätigkeit auszuüben.
1972, in dem Jahr, in dem wir erstmals Geschützte Arbeitsplätze statistisch erfaßten, wurden 4 239 solcher Arbeitsplätze gemeldet. 14 Jahre später konnten 44 279 solcher Plätze registriert werden, davon 6 304 in Geschützten Werkstätten, 6 624 in Geschützten Betriebsabteilungen und 31 351 Geschützte Einzelarbeitsplätze. Bei dieser zahlenmäßigen Erfassung ist zu berücksichtigen, daß z. B. Blinde und Sehschwache, Gehörlose und Schwerhörige über spezielle berufliche Eingliederungsformen außerhalb der Geschützten Arbeit verfügen.
Insgesamt waren 1986 41 727 Rehabilitanden in Geschützter Arbeit tätig. Damit konnte ein durchschnittlicher Versorgungsgrad von 21,1 beschäftigten Rehabilitanden je 10 000 der Bevölkerung bzw. von 38,7 beschäftigten Rehabilitanden im arbeitsfähigen Alter erreicht und gegenüber den Vorjahren weiter gesteigert werden.
Erwähnenswert sind in diesem Zusammenhang die Ergebnisse einer Untersuchung von Seidel (23), die zeigten, daß nur 31 % der psychisch schwer- und physisch schwerstgeschädigten Bürger im arbeitsfähigen Alter in die genannten

Tabelle 18   Entwicklung des Bestandes an Geschützten Arbeitsplätzen insgesamt und nach den Formen der Geschützten Arbeit in der DDR 1972, 1975, 1980, 1986 (8, 11)

Bestand	1972	1975	1980	1986
in Werkstätten des Gesund-heits- und Sozialwesens	2 046	1 982	3 858	6 304
in Betriebsabteilungen	893	3 393	4 685	6 624
Einzelarbeitsplätze ca.	1 300	13 497	26 580	31 351
	4 239	18 872	35 123	44 279

speziellen Formen den Geschützten Arbeit eingegliedert werden mußten und 62 % auf einem Normalarbeitsplatz tätig sind.

Andere Untersuchungen weisen aus, wie sich die Diagnosegruppen der Rehabilitanden in Geschützter Arbeit in den letzten Jahren verändert haben, woraus die Aufgabe erwächst, die Arbeitsbedingungen diesen Veränderungen anzupassen. „Die psychisch-intellektuelle Schädigung der Rehabilitanden dominiert heute eindeutig in Werkstätten und Abteilungen. Die physisch behinderten Rehabilitanden, die noch vor 10 Jahren in allen Formen der Geschützten Arbeit große Anteile stellten, sind nur noch in der Heimarbeit und auf den Geschützten Einzelarbeitsplätzen dominierend. Die kombinierten Schädigungen nehmen in Werkstätten und Abteilungen zu" (24). Die prozentuale Verteilung der Rehabilitanden in Geschützter Arbeit im Jahre 1986 blieb mit 71,0 % der Rehabilitanden auf Geschützten Einzelarbeitsplätzen, 14,4 % der Rehabilitanden in Geschützten Werkstätten und 14,6 % der Rehabilitanden in Geschützten Betriebsabteilungen gegenüber den Vorjahren im wesentlichen unverändert.

Ein gesondertes Problem stellt die Sicherung der weiteren Betreuung von Bürgern dar, die über 18 Jahre alt sind und bei denen nach erfolgter rehabilitationspädagogischer Betreuung in Förderungseinrichtungen die rehabilitative

Tabelle 19   Entwicklung des Bestandes an Rehabilitanden in Geschützter Arbeit insgesamt und differenziert nach Einrichtungsformen seit 1980 in der DDR (11)

	1980	1982	1984	1986
In Werkstätten				
absolut:	3 921	4 800	5 780	5 988
relativ:	11,7 %	12,9 %	14,4 %	14,4 %
In Abteilungen				
absolut:	4 151	4 938	5 535	6 115
relativ:	12,4 %	13,3 %	13,8 %	14,6 %
Auf Einzelarbeits-plätzen				
absolut:	25 340	27 258	28 852	29 624
relativ:	75,9 %	73,8 %	71,8 %	71,0 %
Insgesamt:	33 412	36 996	40 167	41 727

Zielstellung, sie in den Arbeitsprozeß einzugliedern, auf Grund schwerer gesundheitlicher Schädigungen und Pflegebedürftigkeit nicht erreicht werden konnte. Für diese Gruppe von schwer- und schwerstgeschädigten Erwachsenen, die meist noch in ihren Familien leben und deren Leistungsvermögen so weit herabgesetzt ist, daß sie nicht in einen Betrieb zu vermitteln sind, wird in zunehmendem Maße eine weitere Betreuungsform entwickelt – die Tagesbetreuungsstätten für schwer- und schwerstgeschädigte Erwachsene. In diesen Einrichtungen wird die Förderung einfacher lebenspraktischer Fähigkeiten weitergeführt und eine Beschäftigung gesichert.

Die **soziale Rehabilitation** ist zum einen Voraussetzung für eine erfolgreiche medizinische pädagogische und berufliche Rehabilitation und baut zum anderen auf den mit diesen Rehabilitationsmaßnahmen erreichten Ergebnissen auf, unterstützt diese wirkungsvoll und hilft, sie weiter auszubauen. In der Folge dieses Prozesses bilden sich subjektiv neue Bedürfnisse heraus, können und müssen objektiv weitere Möglichkeiten geschaffen werden, um die Persönlichkeitsentwicklung und soziale Integration dieser Bürger zu vervollkommnen.

Die soziale Rehabilitation umfaßt vor allem folgende Maßnahmen:

- Gewährleistung der sozialen Sicherheit, die in der DDR für alle Bürger durch die Verfassung garantiert ist und worin die materielle Sicherheit auf der Grundlage eines sozialen Versicherungssystems eingeschlossen ist,
- Bereitstellung technischer Hilfen, worunter die Gesamtheit aller Geräte und Systeme, die dem Geschädigten die Ausübung der verschiedensten Handlungen und Funktionen ermöglichen oder erleichtern (17), zu verstehen ist. Sie gliedern sich in körperferne und körpernahe sowie implantierte technische Hilfen,
- Schaffung geschützter Wohnmöglichkeiten für Rehabilitanden und Schaffung behinderungsgerechter Wohnungen für Schwerstbehinderte und Rollstuhlfahrer,
- Vermeidung und Beseitigung baulicher Barrieren, einschließlich der in öffentlichen Verkehrsmitteln,
- Schaffung von Freizeit-, Ferien- und Urlaubsmöglichkeiten für Schwer- und Schwerstgeschädigte,
- Unterstützung Geschädigter bei der Herstellung und Festigung von Partner- und Familienbeziehungen,
- Information der Öffentlichkeit über Fragen der gesellschaftlichen Eingliederung Schwer- und Schwerstgeschädigter.

Die Ergebnisse der Rehabilitation und die gewachsenen Möglichkeiten der Geschützten Arbeit eröffneten die Möglichkeit und förderten auch den Wunsch der Rehabilitanden nach eigenem, dem erreichten Grad ihrer Selbständigkeit angepaßten Wohnraums. Daraus ergibt sich die Notwendigkeit des Auf- und Ausbaus von differenzierten Formen des Geschützten Wohnens, die die Art und Schwere der vorliegenden Behinderung und die sich daraus ergebende Betreuungsbedürftigkeit berücksichtigen. Zu diesen Wohnformen zählen Geschützte Wohnheime, Geschützte Wohnhäuser (behinderungsgerechte Wohnungen), Geschützte Einzel- und Gruppenwohnungen sowie Feierabend- und Pflegeheime einschließlich psychiatrischer Pflegeheime.

Die Schaffung von Geschütztem Wohnraum für Rehabilitanden stellt gegenwärtig in allen Bezirken einen Schwerpunkt der Leitung, Planung und Organisation der Rehabilitation Schwer- und Schwerstgeschädigter dar. Ende des Jahres 1986 wurden 3 050 Plätze im Geschützten Wohnen erfaßt. Damit konnten 7,3 % der Rehabilitanden mit Geschütztem Wohnraum versorgt werden. Unberücksichtigt blieben in diesen Zahlen die Plätze, die in Feierabend- und Pflegeheimen für schwer- und schwerstgeschädigte Bürger bereitgestellt wurden.

Die Gestaltung von Freizeit und Erholung gewinnt unter dem Aspekt der vollen Einbeziehung des geschädigten Bürgers in das gesellschaftliche Leben und dem Erreichen eines Höchstmaßes an Selbständigkeit zunehmend an Bedeutung. Zur Gewährleistung dieses Grundrechtes ist das Netz staatlicher und anderer gesellschaftlicher Erholungs- und Urlaubszentren unter Berücksichtigung der speziellen Bedürfnisse der geschädigten Bürger planmäßig weiter auszubauen (25). Im Jahre 1986 konnten insgesamt 15 775 Plätze für geschädigte Kinder und Jugendliche in Betriebs- und Pionierferienlagern sowie in speziellen Ferienlagern und in 254 örtlichen Ferienspielen bereitgestellt werden.

Für die rehabilitative Betreuung und für erlebnisreiche, erholsame Ferientage sorgten 4 384 erfahrene und engagierte Pädagogen, medizinische Fachkräfte, Studenten, Rettungsschwimmer, Kameraden des DRK und Mitglieder des Jugendverbandes der FDJ. Im Durchschnitt nahmen 85 % der in staatlichen und konfessionellen Einrichtungen betreuten schulbildungsfähigen förderungsfähigen Kinder und Jugendlichen an der Ferienaktion teil.

Die Teilnehmerzahl bei schwer- und schwerstkörpergeschädigten Kindern und Jugendlichen konnte kontinuierlich erhöht werden, wobei der Anteil der in hohem Umfang pflegebedürftigen Kinder zunimmt. Im Zentralen Rehabilitations-Zeltlager in Pepelow an der Ostsee, einer Einrichtung, die dem Gesundheitswesen unterstellt ist und seit 1959 besteht, erholen sich jährlich 320 Kinder und Jugendliche.

Neben der Feriengestaltung für Kinder und Jugendliche werden zunehmend für schwerstgeschädigte Erwachsene Ferien- und Urlaubsmöglichkeiten erschlossen. Ferienlager für Rollstuhlfahrer in Dierhagen, unter hohem persönlichen Einsatz der Kameraden des DRK durchgeführt, brachten für die geschädigten Bürger unvergeßliche und erlebnisreiche Ferientage. Ebenso gehören zum Freizeitprogramm Geschädigter kulturelle Aktivitäten, Klubbesuche und Zusammenkünfte sowie die Teilnahme an Zirkeln, in denen die Möglichkeit zu aktiv-schöpferischer Betätigung gegeben ist. Einen breiten Raum nimmt der Sport bei der Freizeitgestaltung Geschädigter ein.

Literatur

1. Renker, K.: Die Weltsituation Behinderter und die Aufgaben Europas. In: Mitteilungen über Praxis und Probleme der Rehabilitation V/81
2. Statut des Ministeriums für Gesundheitswesen, Beschluß des Ministerrates vom 25. 9. 1975, GBl. I 1975 Nr. 40
3. Gesetz über die örtlichen Volksvertretungen in der DDR vom 4. 7. 1985, GBl. I 1985 Nr. 18
4. Mandel, J.: Schwerbeschädigte – betreut und gefördert – Recht in unserer Zeit 48, Staatsverlag der DDR, Berlin 1984
5. Arbeitsrichtlinie über die Bildung und Tätigkeit der Rehabilitationskommissionen vom 5. 4. 1961, VuM 1961 Nr. 4

6. Anordnung über die Aufgaben des Gesundheits- und Sozialwesens auf dem Gebiet der Rehabilitation geschädigter Bürger vom 9. 12. 1986, GBl. I 1987 Nr. 2

7. Seidel, Ch.: Zu Stand und Problemen der Rehabilitation Schwer- und Schwerstgeschädigter, II. Sozialhygienekongreß Band 2, 28.–30. 10. 1985 Leipzig

8. Autorenkollektiv: Rehabilitation Geschädigter in der DDR. Herausgegeben im Auftrag des Ministeriums für Gesundheitswesen zum UNO-Jahr der Geschädigten 1981, Halberstadt 1980

9. Autorenkollektiv: Schwerbeschädigtenbetreuung und Rehabilitation, Staatsverlag der DDR, Berlin 1981

10. Presber, W., Schorr, R., Seidel, Ch., Becker, K.-P.: Planung und Organisation der Rehabilitation in der DDR, Volk und Ges., Berlin 1979

11. Mitteilungen „Soziale Betreuung" 1979–1986, Institut für Medizinische Statistik und Datenverarbeitung

12. Schmidt-Kolmer, E., und Autorenkollektiv: Gesundheitsschutz für Kinder und Jugendliche, Volk und Ges., Berlin 1986

13. Methodische Hinweise zur Dispensairebetreuung geschädigter Kinder und Jugendlicher vom 30. 6. 1982 VuM 1982 Nr. 6

14. Albrecht, U., Cordes, J. C., Presber, W., Uibe, P.: Rehabilitation und Physiotherapie. In: Mitteilungen über Praxis und Probleme der Rehabilitation II/81

15. Arendt, Cordes, Presber, Wendt: Grundsätze zur Arbeitstherapie in der DDR. In: Mitteilungen über Praxis und Proben der Rehabilitation II/84

16. Arbeitsgesetzbuch der DDR, Staatsverlag der DDR, Berlin 1980

17. Becker, K.-P., und Autorenkollektiv: Rehabilitationspädagogik, 2. Auflage, Volk und Ges., Berlin 1984

18. Theiner, Ch., Künne, E., Becker, K.-P.: Zur Theorie und Praxis der Erziehung und Bildung Geschädigter in sozialistischen Ländern, 2. Auflage, Volk und Ges. Berlin 1981

19. Mitteilungen „Kinderkrippen, Dauerheime und Saisonkrippen" 1986. Institut für Medizinische Statistik und Datenverarbeitung

20. Eßbach, S., und Autorenkollektiv: Rehabilitationspädagogik für schulbildungsunfähige förderungsfähige Intelligenzgeschädigte. Volk und Ges., Berlin 1985

21. Autorenkollektiv unter Leitung von Presber, W., und Löther, R.: Sozialistischer Humanismus und Betreuung Geschädigter. Medizin und Gesellschaft Band 14 Fischer, Jena 1981

22. Renker, K., Renker, U.: Grundlagen der Rehabilitation. Volk und Ges., Berlin 1985

23. Seidel, Ch.: Zur Rehabilitation schwer- und schwerstgeschädigter Personen in der DDR – Analyse der Schädigungen und Behinderungen. Diss. B, Akademie für Ärztliche Fortbildung der DDR, 1981

24. Walter, J.: Zur Effektivität der Geschützten Arbeit in der DDR. II. Sozialhygienekongreß Band 2, 28.–30. 10. 1985 Leipzig

25. Rauer, A.: Freizeitgestaltung Geschädigter unter besonderer Berücksichtigung psychisch Geschädigter. II. Sozialhygienekongreß Band 2, 28.–30. 10. 1985 Leipzig

Aufgaben, Arbeitsweise und Struktur der Rehabilitation am Beispiel einer Bezirksstelle

K. Leipold

Im Bezirk Suhl hat es sich bewährt, eine Zusammenfassung der verbindlichen Gesetze einschließlich der bezirklichen Beschlüsse und Ratsdokumente, eine Rahmenstrukturordnung und die Aufgaben der Arbeitsgruppen der Kreis-Rehabilitations-Kommissionen in einer Handakte zusammenzufassen, die ein Anleitungsmaterial sowohl für den Kreisarzt als auch für den kreisbeauftragten Arzt für Rehabilitation und alle unmittelbar an der Arbeit Beteiligten ist.

Die Rahmenstrukturordnung kennzeichnet die Struktur, Leitungsbeziehungen und die für die Funktionsfähigkeit der Rehabilitationseinrichtungen notwendige Anzahl von Mitarbeitern (s. Schema 7).

Schema 7

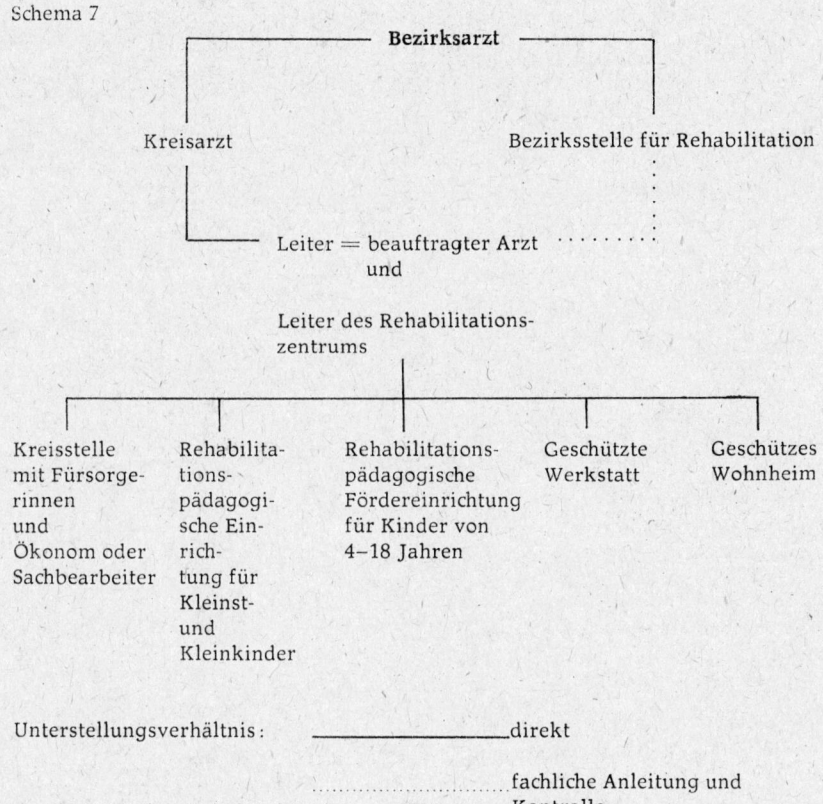

Unterstellungsverhältnis: _____ direkt

.... fachliche Anleitung und Kontrolle

Diese Festlegungen werden im nachfolgenden Text in den einzelnen Abschnitten erläutert.

Zur Stellung des kreisbeauftragten Arztes:

Hier gilt das Prinzip der Doppelunterstellung.

Die fachliche Anleitung erhält der kreisbeauftragte Arzt vom bezirksbeauftragten Arzt für Rehabilitation.

In der Leitungsstruktur des Kreises ist er direkt dem Kreisarzt unterstellt, ist Leiter der Kreis-Rehabilitations-Kommission und gleichzeitig Leiter des Kreiszentrums für Rehabilitation als nachgeordnete Einrichtung der Abteilung Gesundheits- und Sozialwesen beim Rat des Kreises. Der kreisbeauftragte Arzt leistet die konzeptionelle Zuarbeit zu den Planaufgaben im Rahmen der Volkswirtschaftspläne für das Territorium nach Vorgabe der Kennziffern vom übergeordneten Staatsorgan.

An Hand der bezirklichen Beschlüsse und Maßnahmepläne erfolgt die Umsetzung der notwendigen rehabilitativen Maßnahmen im Kreis.

Die Aufgaben in Verantwortung des beauftragten Arztes für Rehabilitation sind im Kreis folgende:

1. Erfassung der Personen mit bestehenden oder drohenden Schädigungen;
2. Organisation, Leitung und Kontrolle der Kreisrehabilitationskommissionen mit den Arbeitsgruppen
   - Kinder und Jugendliche
   - Medizinische Rehabilitation
   - Soziale Rehabilitation
   - Berufliche Rehabilitation
3. Regelmäßige Durchführung des Sprechtages für Behinderte;
4. Durchführung von Hausbesuchen aus medizinischer und sozialer Indikation zur Sicherung rehabilitativer Maßnahmen;
5. Sicherung der Bildung und Erziehung psychisch und physisch geschädigter Kinder und Jugendlicher in enger Zusammenarbeit mit den Abteilungen Volksbildung und Berufsbildung des Rates;
6. Sicherung der Förderung schulbildungsunfähiger, förderungsfähiger Kinder und Jugendlicher;
7. Sicherung der Heranführung an die Produktivtätigkeit und Vermittlung von geschützter Arbeit, Einrichtung Geschützter Werkstätten des Gesundheits- und Sozialwesens;
8. Sicherung der komplexen sozialen Rehabilitation;
9. Sicherung der Weiterbildung der Mitarbeiter der Rehabilitationseinrichtungen.

Für die Realisierung der komplexen Rehabilitation in den kreislichen Territorien unseres Bezirkes enthält die Rahmenstrukturordnung mit der Vorgabe einer einheitlichen Leitung, Struktur und Planung die Grundlage für eine exakte analytische Tätigkeit und für den Leistungsvergleich zwischen den Kreisen.

Die Besetzungsrichtwerte für die leitenden Ärzte für Rehabilitation lauten:

1 hauptamtlich tätiger Arzt für Rehabilitation ab 50 000 Einwohner im Kreis
1 hauptamtlich tätiger Arzt für die Bereiche ärztliches Begutachtungswesen und Rehabilitation in Kreisen mit weniger als 50 000 Einwohnern.

Grundsätzlich gilt:

Der Verantwortliche für Rehabilitation im Kreis ist ein Arzt, der gleichzeitig Leiter der Kreisrehabilitationskommission und Leiter des Kreiszentrums für Rehabilitation ist. Aufbau, Arbeitsweise und Aufgaben des Kreisrehabilitationszentrums regelt ein Beschluß des Rates des Bezirkes. In dem Beschluß ist ebenfalls enthalten, eine geschlossene Kette der Rehabilitationseinrichtungen in allen Kreisen zu realisieren.

Es hat sich in der Praxis erwiesen, daß die Führung und Leitung aller rehabilitativen Prozesse im Territorium entscheidend davon abhängt, wie in Verantwortung des Kreisarztes im zuständigen Rat die Beschlüsse und staatlichen Aufgaben auf den Kreis übertragen werden, um allen Geschädigten die umfassende Integration in das gesellschaftliche Leben zu sichern.

Die Durchsetzung der kreislichen Aufgaben wiederum ist in der von der SED und der Regierung geforderten Komplexität nur unter Leitung eines politisch und fachlich erfahrenen und engagierten Arztes zu realisieren.

Die Leitungsstruktur in der Rehabilitation ist wie folgt aufgebaut:

Die Kreisstelle für Rehabilitation ist Bestandteil des Kreisrehabilitationszentrums.

Es setzt sich zusammen aus:

Leitender Arzt, Bereich Fürsorge, Physiotherapeut, Arbeitstherapeut.

Arbeitsanteilige Leistungen aus den Bereichen Psychiatrie, Psychologie, Orthopädie, Stomatologie, Gynäkologie, des weiteren der Logopädie werden von hier aus im notwendigen Umfang für die Einrichtungen des Rehabilitationszentrums vertraglich gebunden.

Zu den weiteren Einrichtungen des Rehabilitationszentrums:

1. Rehabilitations-pädagogische Einrichtung für Kleinst- und Kleinkinder

Die Früherziehung von Kindern im Alter von 0–4 Jahren in Sondergruppen der Kinderkrippen, die vom Gesetzgeber in dieser Form geregelt wurde, erfuhr im Bezirk Suhl eine inhaltliche Erweiterung.

Da der Bezirk Suhl weder über Sondervorschuleinrichtungen noch über Sonderschulen für körper- und mehrfach Behinderte verfügt, wurde eine gemeinsame Vereinbarung des Bezirksschulrates mit dem Bezirksarzt zur Betreuung dieser Kinder getroffen.

Um allen Kindern den Besuch einer ihrer Schädigung adäquaten Einrichtung zu ermöglichen, wurde festgelegt, daß in Verantwortung der Kreisärzte in vorhandenen Einrichtungen der Kreise entsprechende Voraussetzungen zu schaffen sind.

Die Erfassung der Kinder erfolgt über das Dispensaire des Jugendarztes. Für die Bildung und Erziehung der 0–7jährigen Kinder sind geeignete Kinderkrippenerzieher und Kindergärtnerinnen tätig.

Die physiotherapeutische und logopädische Betreuung wird gewährleistet.

Die fachliche Anleitung und Kontrolle erfolgt durch die Arbeitsgruppe „Kinder und Jugendliche" der Bezirksrehabilitationskommission.

Laut Analyse sind 30 Plätze pro 100 000 Einwohner erforderlich.

Das Besetzungsnormativ in diesen Einrichtungen lautet 1 Erzieher für 3 Kinder.

Folgende Gruppen von Kindern werden in die o. g. Einrichtungen aufgenommen:

- 0–3jährige mit Körper- oder Mehrfachschädigungen oder auch entwicklungsretardierte Kinder bis zur Aufholung des Entwicklungsrückstandes
- 4–5jährige, die für eine Aufnahme in eine Vorschuleinrichtung der Hilfsschule vorgesehen sind
- 4–7jährige, die schulbildungsfähig werden, aber eines hohen Pflegeaufwandes bedürfen und auf Grund ihrer Schädigung und der intensiven Bindung

an das Elternhaus noch nicht in eine Internatsschule für Körperbehinderte im Nachbarbezirk aufgenommen werden können.

Die medizinische Betreuung in den Einrichtungen sollte durch einen Pädiater, einen Neuropsychiater, einen Orthopäden und weitere erforderliche Dispensaires der Pädiatrie gesichert werden.
Der Jugendarzt als Leiter der Arbeitsgruppe „Kinder und Jugendliche" wirkt dabei als Koordinator.
Dieses im Bezirk Suhl praktizierte Modell der rehabilitations-pädagogischen Einrichtung für Kleinst- und Kleinkinder hat folgende Vorteile:

– Die Kontinuität des Bildungs- und Erziehungsprozesses ist über einen langen Zeitraum gewährleistet. Geschädigte Kinder werden in kleinen Gruppen von erfahrenen Erziehern und Therapeuten geführt.

– Die Einrichtung hat auch aus ökonomischer Sicht Vorteile:
Spiel- und Beschäftigungsmaterial, Übungsmittel der Physiotherapie und technische Hilfsmittel kommen konzentriert zum Einsatz.

Unter fachlicher Anleitung der Arbeitsgruppe „Geschädigtes Kind" wird in diesen Einrichtungen mit Kindergärtnerinnen und Krippenerzieherinnen eine qualifizierte Krippen- und Vorschulerziehung geleistet. Damit werden wir der Forderung zur Bildung und Erziehung geschädigter Kinder im Rahmen des sozialistischen einheitlichen Bildungssystems gerecht.

2. Die Nachfolgeeinrichtung innerhalb des Rehabilitationszentrums ist die **rehabilitations-pädagogische Fördereinrichtung für schulbildungsunfähige, förderungsfähige Kinder und Jugendliche im Alter von 4–18 Jahren** (Tageseinrichtungen, Wochenheime, Dauerheime).
Die Plankennziffer für die Fördereinrichtungen ist mit 47,5 Plätzen pro 10 000 3–18jährige Kinder und Jugendlichen festgelegt. Der Besetzungsrichtwert für die Einrichtungen ist mit

1 hauptamtlichen Leiter für eine Einrichtung ab 45 Plätze,
1 Erzieher für 6 Kinder

bestimmt.
Bei erhöhtem Pflegeaufwand von förderungsfähigen Kindern kann vom Leiter des Rehabilitationszentrums an den Kreisarzt ein Antrag auf zusätzliche Einstellung von Erziehungskräften gestellt werden.
Die inhaltliche Arbeit wird nach dem Rahmenförderplan gestaltet. Die planmäßige Bildungs- und Erziehungsarbeit ist zur Vorbereitung auf das Leben im Zusammenhang mit dem einheitlichen sozialistischen Bildungssystem zu sehen. Ein Schwerpunkt bei der Erhöhung der Qualität der Arbeit ist die Sicherung einer fachlich fundierten pädagogischen Tätigkeit in den Förderungseinrichtungen einschließlich der individuellen elementaren Förderung mit Hilfe von Weiterbildung und Leistungsvergleichen.

Im Leistungsvergleich haben wir folgende Kriterien in den Mittelpunkt gestellt:

1. Einschätzung der pädagogisch-differenzierten Betreuung mehrfach geschädigter Kinder;
2. Belegungsziffer der Einrichtung und Zielstellung (85 %);

3. Elternarbeit (Elternseminar, Tätigkeit des Elternbeirates, Hausbesuchstätigkeit);
4. Betreuung nicht aufgenommener Kinder und deren Eltern;
5. Ärztliche Betreuung der Einrichtung durch Psychiater, Jugend- und Gesundheitsschutz, Leiter der Reha-Zentren, Orthopäden, Stomatologen, Gynäkologen;
6. Physiotherapeutische Betreuung;
7. Pädagogische Planungsarbeit
   – dazu erfolgt als Anlage zum Leistungsvergleich in jedem Jahr ein spezialisierter Gruppenplan;
8. Einschätzung des Entwicklungsstandes der Kinder;
9. Ferienbetreuung;
10. Kontrolle der Funktionspläne der Erzieher;
11. Einschätzung der innerbetrieblichen Weiterbildung.

In den Erfahrungsaustauschen der Einrichtungen hat sich die positive Auswirkung des Leistungsvergleiches zur Qualitätserhöhung erwiesen.

Trotz zielstrebiger Arbeit auf dem Gebiet der Betreuung geschädigter Kinder, Jugendlicher und Erwachsener gibt es eine Reihe von Problemen, denen wir gegenwärtig unsere besondere Aufmerksamkeit zu widmen haben und bei denen wir besonders immer wieder das gesamtgesellschaftliche Anliegen der Rehabilitation ansprechen und hervorheben müssen.

Die Früherfassung und Früherziehung Geschädigter ist ein bedeutsames Moment und bildet die eigentliche Grundlage für die Nutzung aller möglichen Chancen, die für die Entwicklung des geschädigten Kindes bestehen.

Die Früherfassung geschädigter Kinder beginnt mit der Einhaltung der Meldepflicht.

Es geschieht heute noch, daß trotz eindeutiger Meldeordnung nicht alle Arztberichte über Erkrankungen der Kinder beim Jugendarzt eingehen und damit der Jugendarzt letztendlich Lücken in seinem Dispensairesystem verzeichnen muß.

3. Eine weitere Einrichtung im Rehabilitationszentrum ist die **Geschützte Werkstatt**. Sie ist ein wesentlicher Bestandteil der ununterbrochenen Rehabilitationskette.

Die Geschützte Werkstatt des Gesundheitswesens ist die erste Stufe der Geschützten Arbeit, besonders für psychisch Schwergeschädigte. Hier steht vor allem die soziale Betreuungsaufgabe in enger Verbindung mit einer produktiven Tätigkeit.

Bei der Entwicklung der Kapazitäten spielt die Verantwortung der örtlichen Staatsorgane eine bedeutende Rolle.

Da wir gegenwärtig und auch sicher bis zum Jahre 1990 nicht auf umfangreiche Investitionen zurückgreifen können, sind wir auf die Nutzung vorhandener räumlicher Reserven in den kreislichen Territorien angewiesen und bedürfen dahingehend der Unterstützung des örtlichen Staatsorgans.

Beschäftigte in der Geschützten Werkstatt sind:
– Jugendliche, die in der Tagesstätte gefördert wurden und eine Arbeitserziehung erhielten (frühestens ab 16. Lebensjahr);

– Hilfsschüler mit Abschluß der Abteilung 2 oder aus niederen Hilfsschulklassen, die auf Grund eines retardierten Sozialverhaltens nicht oder noch nicht in andere Formen der Geschützten Arbeit eingegliedert werden können;
– geistig Kranke mit Defektheilungen, die nur unter diesen Bedingungen einer Geschützten Arbeit nachgehen können.

Die gegenwärtige Plankennziffer ist mit Plätzen pro 10 000 Einwohner bestimmt. Wir planen perspektivisch 7 Plätze pro 10 000 Einwohner. Die Begründung für die Zunahme an Rehabilitanden in Geschützten Werkstätten geht daraus hervor, daß die Geschädigten keine geringere Lebenserwartung haben als Nichtbehinderte.

Das Besetzungsnormativ für die Geschützte Werkstatt lautet:

1 Leiter
1 Betreuer für 10 Rehabilitanden
1 Mitarbeiter für die Heimarbeiterversorgung

Mit den Pädagogen der Fördereinrichtung besteht enger Kontakt. Als Leiter können Ingenieure oder Meister eingesetzt werden, die Betreuer können Schwestern oder auch Facharbeiter sein.

Die Aufgaben der Geschützten Werkstätten sind folgende:
– Langfristige Arbeitsdiagnostik unter Einbeziehung des Mediziners, des Arbeitstherapeuten, des Betreuerkollektivs und im Bedarfsfall eines Arbeitspsychologen
– Sicherung der Ganztagsbetreuung Leistungsschwergeminderter und Weiterführung der Förderung
– Bereitstellung einer breiten Palette von geeigneter Arbeit und Absicherung der Produktionsaufgaben in Form von Vereinbarungen mit Kombinaten, Betrieben und Einrichtungen
– Sicherung der Berufsausbildung von Hilfsschulabgängern Abt. 2 in enger Zusammenarbeit mit der Volks- und Berufsbildung
– In der Geschützten Werkstatt sichern wir, daß jeder Rehabilitand einen Arbeitsvertrag erhält, in dem das Leistungsvermögen vermerkt ist. Leistungsvermögen ist normativ geleistete Arbeit.
Als Mitglied des FDGB sind die Rehabilitanden gleichberechtigte Werktätige.

An dieser Stelle soll noch einmal die Verantwortung der AG „Berufliche Rehabilitation" der Kreisrehabilitationskommission unter Leitung des kreisbeauftragten Arztes bei der Entscheidung des Einsatzes von Rehabilitanden hervorgehoben werden.
Es ist von erheblicher Bedeutung für die Entwicklung des Rehabilitanden, daß sowohl sein Leistungsvermögen als auch sein soziales Anpassungsvermögen sowie die Anforderungen seinerseits an eine mehr oder weniger umfassende medizinische und soziale Betreuung berücksichtigt werden. Diese Faktoren müssen sehr sorgfältig bei der Entscheidung über den Einsatz des Rehabilitanden geprüft werden. Nach unseren Erfahrungen sollte der Einsatz in einer Geschützten Betriebsabteilung in Verantwortung des Betriebes erst dann erfolgen, wenn weder der Rehabilitand in bezug auf sein Leistungsvermögen und seine soziale Anpassung noch der Betrieb in bezug auf seinen Betreuungsaufwand überfordert sind.

4. Das **Geschützte Wohnheim** für berufstätige Rehabilitanden ist eine weitere Einrichtung im Rehabilitationszentrum. In ihm finden Rehabilitanden eine Wohnform, die keine familiäre Bindung haben und denen die Bewältigung der Aufgaben des täglichen Lebens nicht vollkommen selbständig möglich ist.
Auch hier muß wieder die Verantwortung des örtlichen Staatsorgans hervorgehoben werden. Es muß eben Klarheit in den Köpfen verantwortlicher Mitarbeiter darüber geschaffen werden, daß familiengelöste berufstätige Rehabilitanden auch Bürger unseres Staates mit Bedarf auf angemessenen Wohnraum sind.
Dabei bietet ja das Geschützte Wohnheim immer noch den Vorteil, daß Freizeiträume konzentriert werden können und zum Beispiel Aufgänge von 5geschossigen Wohnhäusern oder Etagen von Hochhäusern sich recht günstig als Wohnheime für geschädigte Bürger nutzen lassen. Das Feierabendheim ist keine günstige Wohnmöglichkeit für Rehabilitanden.
Laut staatlicher Kennziffer haben wir 2.0 Geschützte Wohnplätze auf 1 000 Einwohner zu schaffen.
Im Wohnheim sollten minimal 20 bis maximal 40 Rehabilitanden aufgenommen werden.
In der 7. Durchführungsbestimmung zur Jugendhilfeverordnung ist klar die Verantwortung des Gesundheits- und Sozialwesens für die soziale Führung und Betreuung von Jugendlichen, die infolge fehlender sozialer Hilfe noch nicht in der Lage sind, völlig selbständig zu leben, festgelegt.
Weitere Bewohner unserer Wohnheime sind berufstätige Rehabilitanden, die familiengelöst sind und aus unseren Förderungseinrichtungen kommen.
Eine weitere Gruppe sind ehemals psychisch Kranke, die zwar nicht akut krank sind, aber eine Persönlichkeitsveränderung aufweisen und entweder von ihrer Familie nicht mehr angenommen werden oder von vornherein alleinstehend waren und nicht selbständig in der Lage sind, ihr Leben zu führen.
Die Betreuung erfolgt durch 6 Mitarbeiter des Gesundheits- und Sozialwesens, die im Schichtdienst rund um die Uhr tätig sind.
Zur Unterstützung der Freizeitgestaltung sollte ein befähigter Pädagoge unterstützend wirken. Überhaupt widmen wir der Freizeit der Rehabilitanden besonderes Augenmerk.
In allen Kreiszentren entstehen Clubs für geistig Geschädigte unter Leitung erfahrener Pädagogen.
Grundlage für die Arbeit ist eine Konzeption zur Freizeitgestaltung, die bezirklich erarbeitet und vorgegeben wurde. Ebenso verfahren wir mit dem Schwerpunkt Therapie- und Gesundheitssport.
Als ambulante Einrichtung des Rehabilitationszentrums sollte in jedem Kreis eine Arbeitstherapieabteilung unter Leitung eines Fachkaders in enger Zusammenarbeit mit den stationären und ambulanten Einrichtungen des Gesundheitswesens, wie Chirurgie, Orthopädie, Rheumatologie und Neuropsychiatrie eingerichtet werden.

5. Die **Arbeitsgruppe „Kinder und Jugendliche"** mit folgender Zusammensetzung:
– Kreisjugendarzt
– Beauftragter Arzt für Rehabilitation

- Fürsorgerinnen des Jugendgesundheitsschutzes und des Kreisrehabilitationszentrums
- Behandelnde Fachärzte auf den Gebieten der
  - Kinderneuropsychiatrie
  - Orthopädie
  - Physiotherapie
- Psychologe
- Vertreter der Volksbildung
- Vertreter der Berufsbildung
- Zu Problemen der Berufsberatung der Leiter der Arbeitshygieneinspektion des Kreises

Die Arbeitsgruppe hat die Aufgabe, den Entwicklungsstand retardierter oder geschädigter Kleinst- und Kleinkinder einzuschätzen, dabei die Beurteilungen des Pädagogenkollektivs zu beachten, um wirklich komplex medizinisch-pädagogisch-psychologisch zu beurteilen, alle Entwicklungschancen für das Kind zu beachten und zu Gunsten der optimalen Bildungsmöglichkeit zu entscheiden.
Analog erfolgt die Entscheidung über die Förderfähigen beim Übergang in die Geschützte Arbeit.
Die Arbeitsgruppe hat auch entscheidende Aufgaben bei der Berufsberatung und Berufslenkung zu lösen.
Das verlangt auch eine kollektive Zusammenarbeit zwischen dem Jugendarzt, dem beauftragten Arzt für Rehabilitation, der Abt. Berufsberatung und dem Berufsberatungszentrum.
In Anwendung der gesetzlichen Bestimmungen wurde in einer gemeinsamen Anweisung des Leiters der Abt. Berufsbildung beim Rat des Bezirkes und des Bezirksarztes die Zusammenarbeit aller in der Berufsberatung und Berufslenkung Beteiligten für den Bezirk Suhl verbindlich konkretisiert.
In dieser Anweisung steht im Mittelpunkt die kollektive Beratung im Rahmen der Arbeitsgruppentätigkeit. Diese in der Anweisung geforderte Maßnahme zur Berufslenkung Geschädigter läßt weniger Informationslücken zu und erlaubt ab der 7. Klasse eine systematische Arbeit in den Berufsberatungszentren nach Empfehlungen der Arbeitsgruppe zu dem Schädigungsgrad angepaßten, im Territorium ausübbaren und gesellschaftlich auch notwendigen Berufszielen.

6. Die Sicherung des Rechts auf Arbeit für geschädigte Bürger, d. h., die umfassende berufliche Rehabilitation ist Aufgabe der **Arbeitsgruppe „Berufliche Rehabilitation"** im Rahmen der Rehabilitationskommissionen unter Leitung des kreisbeauftragten Arztes für Rehabilitation.

Die Arbeitsgruppe setzt sich wie folgt zusammen:
- Beauftragter Arzt für Rehabilitation
- Fürsorgerin
- Rat des Kreises, Amt für Arbeit
- Rat des Kreises, Plankommission
- Rat des Kreises, Abt. Berufsberatung
- Kreisvorstand FDGB, Amt f. Arbeit und Löhne
- Kreisgutachter
- Arbeitshygieneinspektion

Zur Tätigkeit der Arbeitsgruppe besteht eine gemeinsame Anweisung des Mitgliedes des Rates für Arbeit und Löhne und des Bezirksarztes.

Der Planungsrichtwert lautet: 5 Plätze auf 10 000 Einwohner. In den Geschützten Betriebsabteilungen arbeiten Rehabilitanden mit einem Leistungsvermögen von etwa 40–60 % und einem angepaßten sozialen Verhalten. Es gibt nur 1 Betreuer, der Angestellter des Betriebes ist. Die Geschützte Betriebsabteilung ist eine völlig in den Betrieb integrierte Einrichtung.

Veränderungen am Status und Arbeitsplatz des Rehabilitanden können nur von der AG „Berufliche Rehabilitation" vorgenommen werden, nicht von der Betriebsrehabilitationskommission. Die Betriebsrehabilitationskommission hat vornehmlich Aufgaben innerhalb des Betriebes bei der Gestaltung entsprechender Arbeitsplätze, der Schaffung des technisch und sozial angepaßten Umfeldes und bei der Betreuung der Rehabilitanden. Sie ist der Partner der Kreisrehabilitationskommission bei der Vorbereitung von Entscheidungen, die diese zu treffen hat.

7. Die **Arbeitsgruppe „Soziale Rehabilitation"** hat vielfältige und umfangreiche Aufgaben.

Mitarbeiter sind:
- Beauftragter Arzt für Rehabilitation
- Fürsorgerin
- Rat des Kreises, Abt. Sozialwesen
- Rat des Kreises, Abt. Wohnungswirtschaft
- Rat des Kreises, Abt. Verkehr
- Rat des Kreises, Abt. Bauamt
- Rat des Kreises, Abt. Körperkultur und Sport
- 1 Vertreter des Blindenverbandes
- 1 Vertreter des Gehörlosenverbandes
- FDGB-Kreisvorstand – Sozialversicherung
- 1 Geschädigter

Die Vergabe von Wohnungen an Körperbehinderte, an Eltern mit geschädigten Kindern sowie die Durchsetzung der Barrierefreiheit an öffentlichen Gebäuden und der wichtigsten Verkehrswege wird in der AG „Soziale Rehabilitation" beraten und dem örtlichen Staatsorgan zur Entscheidung zugeführt.

Weiter ist die Ferien- und Urlaubsbetreuung der Geschädigten in Zusammenarbeit mit Betrieben und Einrichtungen des Territoriums zu sichern.

8. Eine notwendige Maßnahme im Territorium ist das enge Zusammenwirken zwischen stationärer und ambulanter medizinischer Rehabilitation mit den Kreisrehabilitationszentren.

Dazu ist u. E. erforderlich, daß eine **Arbeitsgruppe „Medizinische Rehabilitation"** wirksam wird.

Mitarbeiter sind:
- Beauftragter Arzt für Rehabilitation
- Fürsorgerin

- Internisten der Spezialisierungsrichtungen Herz-Kreislaufbehandlung, Nephrologie, Rheumatologie
- Chirurg
- Orthopädie
- Urologie
- Neuropsychiater

Die Schwerpunkte in der Arbeit sind wie folgt definiert:

- Koordination der Einrichtung von Abteilungen der funktionswiederherstellenden Arbeitstherapie in den Krankenhäusern mit den Arbeitstherapieabteilungen und Kreisrehabilitationszentren für chirurgisch, rheumatisch und orthopädisch erkrankte Patienten.
- Sicherung der beruflichen Rehabilitation von Patienten mit Herz-Kreislauf-Erkrankungen, besonders auch bei der Rehabilitationsphase 3 des Herzinfarktes in rechtzeitiger und enger Zusammenarbeit der stationären Einrichtungen und des kardiologischen Dispensaires mit den Kreisrehabilitationszentren.
- Sicherung der engen Zusammenarbeit mit staatlichen Organen und Einrichtungen bei der Rehabilitation Querschnittsgelähmter in der Phase 3
- Realisierung der engen Zusammenarbeit der Dialysezentren des Bezirkes mit den Kreisrehabilitationszentren zur Sicherung der beruflichen und sozialen Rehabilitation chronisch Nierenkranker
- Sicherung der beruflichen und sozialen Rehabilitation von Patienten mit neuropsychiatrischen Erkrankungen.

Zu Ausgangspunkten und aktuellen Aspekten der medizinischen und sozialen Betreuung älterer Bürger

R. Matthesius; S. Waldschmidt

Es ist das Grundanliegen der sozialistischen Gesellschaft, allen Bürgern soziale Sicherheit und Geborgenheit zu gewährleisten, ihnen die Teilnahme am gesellschaftlichen Leben zu ermöglichen und damit beste Möglichkeiten der Persönlichkeitsentwicklung und Lebensverwirklichung zu schaffen. Darin sind die geschädigten und pflegebedürftigen Bürger ebenso eingeschlossen wie die Bürger im Rentenalter. Die hierfür notwendigen Rechtsvorschriften wurden in der DDR systematisch auf der Grundlage der humanistischen Grundpositionen, wie sie in der Verfassung der DDR verankert sind, entwickelt (1).

Mit dem Grundrecht wird den älteren und geschädigten Bürgern Fürsorge und Betreuung sowie das Recht auf Arbeit, Bildung und Mitgestaltung des politischen Lebens, auf Freizeit und Erholung und auf Schutz ihrer Gesundheit und Arbeitskraft als elementare Menschenrechte garantiert.

Die Stellung des älteren Menschen in unserer Gesellschaft ist entsprechend charakterisiert durch völlige Gleichberechtigung und durch die Gewährleistung eines Lebens in der Geborgenheit der Gemeinschaft aller Bürger der DDR unter Beachtung der speziellen, sich individuell wandelnden und gesellschaftlich entwickelnden Bedürfnisse im höheren Lebensalter.

Die Politik von Partei und Regierung in der DDR ist stets darauf gerichtet, den Bürgern im Rentenalter die Teilnahme am gesellschaftlichen Leben in noch größerem Umfange zu ermöglichen, die kulturelle, medizinische und soziale Betreuung auszubauen und die Lebensbedingungen der Veteranen der Arbeit und aller älteren Bürger planmäßig zu verbessern. Aufgaben und Ziel sind integrierter Bestandteil der Verwirklichung des Kurses der Hauptaufgabe in seiner Einheit von Wirtschafts- und Sozialpolitik (2).

In der besonderen Fürsorge für die Bürger im höheren Lebensalter drücken sich Dank und Anerkennung der ganzen Gesellschaft für ihren Anteil am Wachsen und Werden der DDR aus. Auf diesen Zusammenhang verwies E. Honecker auf dem XI. Parteitag der SED: „Unsere Veteranen können gewiß sein, daß wir im Maße der steigenden Leistungen der Volkswirtschaft alles tun werden, die Bedingungen ihres Lebensabends besser zu gestalten" (3).

Die umfassende Fürsorge für die Bürger im höheren Lebensalter ist ein entscheidendes Bewährungsfeld der Sozial- und Gesundheitspolitik der DDR, wobei die Komplexität des Herangehens dadurch gekennzeichnet ist, daß auf breitester Basis sowohl Mittel und Maßnahmen des Staates als auch der gesellschaftlichen Kräfte, besonders des FDGB, der Volkssolidarität, des DRK der DDR, des DFD und der sozialistischen Jugendorganisation mit jeweils eigener spezifischer Verantwortung einfließen.

Die Verwirklichung der Betreuung der älteren Bürger als gesamtgesellschaftliche Verpflichtung der staatlichen Organe, der Betriebe und Einrichtungen, der gesellschaftlichen Organisationen unter breiter Mitwirkung der Bürger ist entscheidende Grundlage für ihre hohe Wirksamkeit und Ausdruck praktizierter sozialistischer Demokratie.

Den Bedürfnissen, sozialpolitischen Zielstellungen und wachsenden Möglichkeiten entsprechend faßte der Ministerrat der DDR im Jahre 1969 den Beschluß über „Grundsätze und Maßnahmen zur Verbesserung der medizinischen, sozialen und kulturellen Betreuung der Bürger im höheren Lebensalter und zur Förderung ihrer stärkeren Teilnahme am gesellschaftlichen Leben sowie über die Hauptkomplexe der Altersforschung" (4).

Zur Verwirklichung dieses grundlegenden Beschlusses wurde zwischen folgenden staatlichen Organen und gesellschaftlichen Organisationen eine Rahmenvereinbarung abgeschlossen, die gemeinsam mit dem Ministerratsbeschluß auch heute noch die Prinzipien für ihre Verantwortlichkeit und Wirksamkeit bei der Betreuung der älteren Bürger festlegt:

- Ministerium für Gesundheitswesen
- Ministerium für Kultur
- Freier Deutscher Gewerkschaftsbund
- Staatliches Komitee für Körperkultur und Sport
- Volkssolidarität
- Demokratischer Frauenbund Deutschlands
- Deutsches Rotes Kreuz der DDR
- Deutscher Turn- und Sportbund der DDR
- Freie Deutsche Jugend und die
- Pionierorganisation (5).

Mit dem genannten Ministerratsbeschluß wurde der Minister für Gesundheitswesen, über seine spezifische Verantwortung für die gesundheitliche Betreuung der älteren Bürger hinaus, mit der zentralen Anleitung, Koordinierurng und

Kontrolle aller Maßnahmen beauftragt. Unter seiner Leitung steht deshalb seither die zentrale Koordinierungsgruppe „Komplexe Betreuung der älteren Bürger", die regelmäßig die Ergebnisse der Betreuung einschätzt und Vorschläge für ihre weitere Entwicklung unterbreitet.

Um auf örtlicher Ebene eine hohe Wirksamkeit bei der Lösung der komplexen Betreuungsaufgaben zu erreichen, wurden auf der Grundlage der zentralen Vorgaben örtliche Vereinbarungen abgeschlossen, die konkrete Festlegungen unter Berücksichtigung der spezifischen territorialen Bedingungen beinhalten.

Bei den Räten der Bezirke und Kreise arbeiten gleichfalls entsprechende Koordinierungsgruppen, zum großen Teil unter Leitung des 1. Stellvertreters des Ratsvorsitzenden. Als beispielgebend für die Arbeit der Koordinierungsgruppen sind die Schweriner Erfahrungen herauszustellen (6). Auf dieser Grundlage wurde in der DDR unter Ausbau vorhandener und Schaffung neuer Leitungs- und Betreuungsformen ein System der komplexen Betreuung älterer Bürger entwickelt, das stets auf die Befriedigung der speziellen sozialen und kulturellen Bedürfnisse der älteren Bürger sowie ihres konkreten Bedarfs nach gesundheitlicher Betreuung gerichtet ist.

In der DDR leben gegenwärtig (1986) 2,73 Millionen Bürger im Rentenalter. Mit ihrem hohen Anteil von Altersrentnern an der Gesamtbevölkerung gehört unsere Republik im internationalen Vergleich zu den Ländern mit sehr vielen älteren Menschen in der Bevölkerung. In der DDR-Bevölkerung schwankt dieser Anteil im historischen Ablauf:

1946: 13 % − 1975: 19,6 % − 1986: 16,4 %. Er wird sich bis Mitte der 90er Jahre weiter rückläufig entwickeln und 1995 ca. 15,3 % der Bevölkerung betragen.

Nach 1995 ist wieder mit der Zunahme der Zahl der Altersrentner und ihres Anteils an der Bevölkerung zu rechnen. Infolge der nach dem Geschlecht differenzierten Rentenaltersgrenzen und Lebenserwartung werden wir bis zur Jahrhundertwende weiter von einem hohen, häufig alleinbleibenden, Anteil älterer Frauen an der Rentnerpopulation ausgehen müssen. Allerdings wird der Anteil der verheirateten Altersrentner in der Altersgruppe 60 bis unter 75 Jahre sowohl bei den Frauen als auch bei den Männern in den Jahren 1985 bis 2000 zunehmen (7).

Die Altersstruktur der Bevölkerung im Rentenalter wird sich ebenfalls verändern.

Hinsichtlich der Konzeption der Schwerpunkte der Betreuung hat es sich als günstig erwiesen, die Bürger im Rentenalter in zwei Altersgruppen zu betrachten:

1. Die Gruppe der „älteren Altersrentner" im Alter von 75 Jahren und älter.
2. Die Gruppe der „jüngeren Altersrentner" im Alter von 60 bzw. 65 Jahren bis zum 74. Lebensjahr.

Die Zahl der Bürger im Alter von 75 und mehr Lebensjahren, also der älteren Altersrentner, betrug 1986 1,08 Millionen, was einem Anteil von 39,6 % der Altersrentner bzw. 6,5 % der Gesamtbevölkerung entspricht. Beginnend mit dem Jahre 1985 ist auch für diese Altersgruppe von einer allmählichen Abnahme auszugehen. Beachtenswert ist allerdings, daß die Zahl der Bürger im Alter über 80 Jahre bis zum Jahre 1990 noch zunehmen wird.

Charakteristisch für diese alten Menschen ist, daß sie den Hauptteil ihres Lebens unter schweren Bedingungen verbracht haben. Zwei Weltkriege mit den durch Hunger und Epidemien gekennzeichneten Nachkriegszeiten, Weltwirtschaftskrise und Faschismus beeinflußten den Gesundheitszustand der meisten dieser Bürger negativ. Es resultiert ein, hoher Bedarf an medizinischer und sozialer Betreuung speziell für diese Gruppe der Bevölkerung. Sie ist die Bevölkerungsgruppe, die die meisten pflegebedürftigen Bürger stellt.

Für die zweite Gruppe, die der jüngeren Altersrentner, ist kennzeichnend: Die schwache Besetzung der während des 1. Weltkrieges geborenen Jahrgänge führte seit Anfang der 80er Jahre zur rapiden Abnahme der Zahl der jüngeren Altersrentner. Diese Entwicklung verlangsamt sich gegenwärtig und wird etwa Anfang der neunziger Jahre langfristig in eine deutliche Zunahme dieser Bevölkerungsgruppe umschlagen. Damit wird sich der Umfang des potentiellen gesellschaftlichen Arbeitsvermögens im Rentenalter ändern, und im Hinblick auf die komplexe Betreuung älterer Bürger werden neue Anforderungen zu berücksichtigen sein.

Die Gruppe der gegenwärtig jüngeren Altersrentner hat im Hauptteil ihres Lebens die wachsenden Vorzüge der sozialistischen Gesellschaftsordnung miterarbeitet, mitgestaltet und genießen können. Die Entwicklung ihrer Persönlichkeit und ihres Gesundheitszustandes ist schon wesentlich Ergebnis der neuen gesellschaftlichen Verhältnisse. Hervorzuheben sind die Veränderungen des allgemeinen und beruflichen Bildungsniveaus, was zu einer Verringerung sozialer Unterschiede in Bildung und Qualifikation führte. Bei einer allgemeinen Erhöhung des Niveaus betrifft dies insbesondere die wesentlichen Unterschiede, die zwischen den Geschlechtern sowie zwischen Stadt und Land bestehen. Daraus resultieren höhere differenzierte Erwartungen und Bedürfnisse an die Gestaltung der nicht mehr durch Berufstätigkeit gekennzeichneten Lebensphase als sie in der alten Gesellschaftsordnung vorherrschten. Sie bestehen vor allem im Anspruch auf Fortsetzung der aktiven Mitgestaltung des gesellschaftlichen Lebens entsprechend der individuellen Möglichkeiten auf der Grundlage sozialer Sicherheit sowie des Schutzes und der Förderung ihrer Gesundheit im Rentenalter. Die Bedürfnisse nach Weiterbildung und Kommunikation werden wei-

Tabelle 20   Demografische Entwicklung der Bevölkerung der DDR im Rentenalter (8)

| Jahr | Altersrentner | | darunter Bürger im Alter | |
	insgesamt	Anteil an der Gesamtbevölkerung (%)	von 75 und mehr Jahren insgesamt	Anteil an der Bevölkerung im Rentenalter (%)
1946	2 400 802	13,0	350 897	14,6
1950	2 539 437	13,8	530 944	20,9
1960	3 028 268	17,6	770 706	25,5
1970	3 331 602	19,5	882 014	26,5
1980	2 996 498	17,9	1 042 690	34,8
1985	2 754 762	16,6	1 087 579	39,5
1986	2 728 374	16,4	1 079 985	39,6

ter wachsen, ebenso wie die Rentnergeneration zunehmend hohe Anforderungen an das Wohnen, einschließlich Wohnumwelt und Verkehrsbedingungen, stellt.
Alle für die DDR insgesamt getroffenen Aussagen, sowohl zum gegenwärtigen Stand der Bevölkerungsentwicklung als auch zu ihrer Prognose, sind territorial nicht gleichermaßen relevant. Dies zu verdeutlichen, sollen exemplarisch die erheblichen Unterschiede des Anteils der Rentner an der Gesamtbevölkerung im Jahre 1986 angeführt werden:
DDR: 16,4 %, Karl-Marx-Stadt: 19,9 %, Rostock: 12,8 %.
Grundlagen für die Gewährleistung der sozialen Sicherheit der älteren Bürger der DDR sind vor allem

— die Garantie des Rechts auf Arbeit. Damit ist jeder Bürger in der Lage, einen eigenen Rentenanspruch zu erlangen.
— das umfassende Sozialversicherungssystem.
  Die vom Freien Deutschen Gewerkschaftsbund geleitete Sozialversicherung der Arbeiter und Angestellten betreut als Pflichtversicherung über 85 % der Bevölkerung der DDR. Das sind alle Arbeiter, Angestellten, Studenten, freiberuflich tätigen Kunst- und Kulturschaffenden usw.
  Alle anderen berufstätigen Bürger, insbesondere die Mitglieder der Produktionsgenossenschaften, erhalten die entsprechenden Leistungen der Sozialversicherung bei der Staatlichen Versicherung der DDR.
— die kontinuierlichen Rentenerhöhungen und Erweiterungen der Anspruchsberechtigungen in ständiger Verwirklichung der Einheit von Wirtschafts- und Sozialpolitik.

Das garantierte Mindesteinkommen der Altersrentner wurde schrittweise von 55,– M im Jahre 1949 auf derzeit 300,– M erhöht. Allein seit dem VIII. Parteitag der SED wurden fünf Rentenerhöhungen durchgeführt. Im Dezember 1986 betrug die monatliche durchschnittliche Altersrente somit rund 379,– M, rund 180,– M mehr als 1970. Rentner mit einer freiwilligen Zusatzrentenversicherung erhalten gegenwärtig rund 470,– M. Schon über 50 % der Empfänger einer Altersrente erhalten eine zweite Rentenleistung in Höhe von durchschnittlich rund 56,– M (8, 9).
Künftige Rentnergenerationen werden finanziell besser gestellt sein als die heutigen, insbesondere sehr alten Bürger. Besonderer Aufmerksamkeit in der Betreuung bedürfen gegenwärtig jene Altersrentner, die ihr Renteneinkommen lediglich aus der Pflichtversicherung bzw. die Mindestrente erhalten und alleinstehend sind.
Bürger, die nicht in der Lage sind, ihren Lebensunterhalt durch Arbeitseinkommen zu bestreiten, über kein sonstiges Einkommen oder Vermögen verfügen, haben Anspruch auf Sozialfürsorgeunterstützung. Im folgenden soll auf einige ausgewählte Leistungen der Versicherungen bzw. der Sozialfürsorge hingewiesen werden: Neben finanziellen Beihilfen für Tuberkulosekranke, Geschwulstkranke und Zuckerkranke werden an pflegebedürftige Bürger Unterstützungen gezahlt. Durch die Sozialversicherung der Arbeiter und Angestellten wurden 1985 an rund 15 % der Altersrentner je nach Anspruchsberechtigung Pflegegelder in Höhe von durchschnittlich 41,– M, Blindengeld in Höhe von durchschnittlich 89,– M und Sonderpflegegeld in Höhe von durchschnittlich 133,– M monatlich gezahlt. Unter Berücksichtigung der sozialen Verhältnisse können

weiterhin die Kosten für gegebenenfalls notwendige Hauswirtschaftspflege übernommen sowie Mietzuschüsse und Beihilfen für betreuungsbedürftige Bürger gezahlt werden. Von besonderer Bedeutung ist die Förderung von Rehabilitationsmaßnahmen durch die Versicherungen und die unentgeltliche Versorgung mit Hilfsmitteln, z. B. mit technischen Hilfen, die die Integration auch des behinderten älteren Bürgers erleichtern oder ermöglichen. Dazu gehören Prothesen, Hörgeräte, Brillen u. a.

Neben diesen Leistungen gibt es weitere soziale Vergünstigungen, wie Fahrpreisermäßigungen in den öffentlichen Verkehrsmitteln, Ermäßigung von Eintrittspreisen bei kulturellen und sportlichen Veranstaltungen usw.

Der Eintritt in das Rentenalter beendet in der DDR nicht automatisch das Arbeitsverhältnis des Werktätigen.

Nach dem Arbeitsgesetzbuch der DDR ist jeder Betriebsleiter verpflichtet, bereits fünf Jahre vor Erreichen der Altersgrenze ein Gespräch mit dem Bürger zu führen, in dem beraten wird, ob und wie dieser nach dem 60. bzw. 65. Lebensjahr weiterarbeiten möchte. Zu diesem Zeitpunkt ist der Mitarbeiter in eine spezielle arbeitsmedizinische Dispensairebetreuung einzubeziehen. Viele Werktätige (z. Z. rund 11 % der Altersrentner) machen insbesondere in den ersten Jahren des Rentenalters von ihrem Recht auf Arbeit Gebrauch. Selbstverständlich erhalten sie neben dem Lohn oder Gehalt ihre volle Altersrente. Scheidet der ältere Mensch zu einem von ihm gewünschten Zeitpunkt aus dem Arbeitsleben aus, sind sein ehemaliges Arbeitskollektiv und die Veteranenkommission der Betriebsgewerkschaftsleitung verpflichtet, auch weiterhin zu ihm Kontakt zu halten. Im jährlich zwischen Gewerkschaftsleitung und Betriebsleitung abgeschlossenen Betriebskollektivvertrag sind Maßnahmen zur Betreuung älterer ehemaliger Mitarbeiter festzulegen. Sie können z. B. weiterhin die Einrichtungen des Betriebsgesundheitswesens in Anspruch nehmen und am Werkessen teilnehmen.

Die Möglichkeiten der nützlichen und sinnvollen Betätigung im Rahmen des gesellschaftlichen Lebens im Wohngebiet, in der volkswirtschaftlichen Masseninitiative, im geistig-kulturellen Bereich usw. sind so gewachsen, daß viele ältere Bürger ihre Ansprüche an einen erfüllten Lebensabend auf diese Weise verwirklichen. Beispiele für diese Wirksamkeit der älteren Bürger der DDR sind ihre breite Mitwirkung in den Ausschüssen der Nationalen Front, ihr hoher Anteil an den Vorhaben der volkswirtschaftlichen Masseninitiative und zur Verschönerung der Städte und Gemeinden, ihre rege Teilnahme an den vielfältigen Zirkeln und Arbeitsgemeinschaften der Volkssolidarität und des Demokratischen Frauenbundes Deutschlands und der große Zuspruch der an Hochschulen, Volkshochschulen und anderen Bildungseinrichtungen bzw. durch die URANIA organisierten mehr als 200 „Veteranenakademien" oder „Bildungszirkel für ältere Bürger", in denen Kenntnisse über die marxistisch-leninistische Weltanschauung, über aktuelle Fragen der Innen- und Außenpolitik der DDR, aber auch spezielle Rechtsfragen, Krankheitserscheinungen und deren Vermeidung und Bekämpfung, Kunst, Literatur usw. vermittelt werden.

Das Wohnen gewinnt für ältere Bürger, insbesondere, wenn sie nicht mehr berufstätig sind, besonders an Bedeutung, da sich die tägliche Aufenthaltszeit in der Wohnung erhöht und ein Großteil der Lebensäußerung, aber auch Betreuung und Pflege in diesem Bereich vollzogen wird. Mit modernen, komfortablen Wohnungen wird in hohem Maße Einfluß auf die Selbständigkeit in der Lebensführung und auf das Wohlbefinden dieser Bürger genommen. Deshalb hat das Wohnungsbauprogramm der Republik einen erheblichen Einfluß vor allem auch auf die Lebensbedingungen der älteren Bürger. Darüber hinaus wird schrittweise – zum großen Teil ebenfalls im Rahmen des komplexen Wohnungsbaus – ein abgestuftes und differenziertes System alters- bzw. behinderungsgerechten Wohnens ausgebaut, das einerseits den spezifischen Bedürfnissen älterer Menschen gerecht wird und andererseits gute Voraussetzungen für eine effektive medizinische und soziale Betreuung bietet. Dabei bilden „altersgerechte Wohnungen" die Hauptform der Versorgung. Sie werden solchen älteren Bürgern zur Verfügung gestellt, die in ihrer eigenen abgeschlossenen Wohnung leben und ihre wirtschaftliche Selbständigkeit behalten wollen. Sie sind mit moderner Heizung sowie Bad/Dusche ausgestattet und können von den älteren Bürgern ohne Anstrengung erreicht werden, erleichtern also die Lebens- und Haushaltsführung wesentlich. Um den Bürgern im höheren Lebensalter die Inanspruchnahme medizinischer Betreuung, die Teilnahme am gesellschaftlich-kulturellen Leben und die Versorgung mit warmen Speisen zu erleichtern, sind diese Wohnungen territorial möglichst so einzuordnen, daß die in den Feierabend- und Pflegeheimen sowie in den Wohnhäusern für ältere Bürger vorhandenen Versorgungs- und Betreuungseinrichtungen mitgenutzt werden können. Damit wird gleichzeitig erreicht, daß sich diese Einrichtungen zu Zentren der Versorgung und Betreuung älterer Bürger im Wohngebiet entwickeln.

Eine wachsende Bedeutung kommt den „Wohnhäusern für ältere Bürger" zu, deren Wohnungen von der Abteilung Wohnungspolitik des örtlichen Rates vergeben werden. Indem das Gesundheits- und Sozialwesen in der zuständigen Kommission zur Vergabe dieses Wohnraums das Vorschlagsrecht hat, trägt es eine hohe Verantwortung für die richtige Belegung. In diesen Wohnhäusern wird den älteren Bürgern ebenfalls das individuelle Wohnen mit selbständiger Haushaltsführung und eigenen Möbeln, aber in stärkerem Maße als in der altersgerechten Wohnung die Inanspruchnahme medizinischer, sozialer und kultureller Betreuung sowie von Dienstleistungen ermöglicht. Deshalb sollen diese Wohnhäuser über Gemeinschafts- und Klubräume sowie über eine Schwesternwohnung mit Sanitätsraum verfügen.

Ende des Jahres 1986 lebten 33 875 Bürger in 437 Wohnhäusern für ältere Bürger. Die Anzahl der Wohnplätze hat in den letzten Jahren erheblich zugenommen. Innerhalb eines Fünfjahrplanzeitraumes konnten die Plätze nahezu verdoppelt werden. Der Versorgungsgrad (Plätze je 1 000 Bürger im Rentenalter) ist von 0,9/1970 auf 12,4/1986 angestiegen.

Tabelle 21   Entwicklung der Wohnhäuser für ältere Bürger in der DDR 1970–1986 (10)

Jahr	Wohnhäuser	Plätze absolut	Plätze je 1 000 Bürger im Rentenalter
1970	57	2 824	0,9
1975	96	6 966	2,1
1980	214	16 338	5,4
1985	381	30 395	11,0
1986	437	33 875	12,4

Der Bau von Wohnhäusern für ältere Bürger wurde entsprechend den territorialen Möglichkeiten und unter Berücksichtigung anderer Formen der komplexen Betreuung differenziert geplant. Die bezirklichen Differenzen liegen zwischen 21,1 Plätzen je 1 000 Bürger im Rentenalter im Bezirk Karl-Marx-Stadt und 2,4 je 1 000 Bürger im Rentenalter im Bezirk Dresden.

Die Feierabend- und Pflegeheime sind als Einrichtungen des Gesundheits- und Sozialwesens Stätten gemeinsamen Wohnens älterer und pflegebedürftiger Bürger, die eine konzentrierte medizinische, soziale und kulturelle Betreuung ermöglichen.

Im Feierabendheim wird der Bürger von wesentlichen Pflichten der individuellen Haushaltsführung entlastet, wie es die Essenversorgung, die Wäschereinigung u. a. mehr sind.

Das Pflegeheim als Wohnstätte für dauernd pflegebedürftige Bürger kommt hinsichtlich des erforderlichen Grades und der Qualität der Betreuung dem Charakter einer klinischen Einrichtung nahe. Das hat entsprechende Anforderungen an die baulichen und ausstattungsmäßigen Voraussetzungen sowie an Anzahl und Qualifikation des Personals zur Folge.

Die Kosten des Heimaufenthalts werden überwiegend aus dem Staatshaushalt zur Verfügung gestellt. Die Heimbewohner leisten lediglich einen monatlichen Unterhaltskostenbeitrag bis zu 105,– M in den staatlichen Feierabendheimen bzw. bis zu 120,– M in den staatlichen Pflegeheimen bzw. -stationen.

In Feierabendheimen werden vorwiegend Bürger aufgenommen, die infolge ihres Alters oder ihres Gesundheits- und Körperzustandes einer Betreuung bedürfen. In Pflegeheimen bzw. -stationen werden Bürger aufgenommen, die keiner ständigen stationären medizinischen Betreuung, jedoch einer dauernden pflegerischen Betreuung bedürfen. Über die Heimaufnahmeanträge der betreuungs- oder pflegebedürftigen Bürger beraten die Heimaufnahmekommissionen und entscheiden die Fachabteilungen der örtlichen Räte nach Kriterien der medizinischen und sozialen Dringlichkeit unter Berücksichtigung der territorialen Gesamtsituation (11).

Tabelle 22 Entwicklung der Feierabend- und Pflegeheime in der DDR 1970–1986 (10)

Jahr	Anzahl	Plätze	Versorgungsgrad[1]	Anteil der Pflegeplätze in %
1970	1 206	96 191	28,9	54,6
1975	1 262	104 965	31,6	59,4
1980	1 336	121 665	40,4	61,1
1985	1 373	136 651	49,4	66,5
1986	1 371	138 966	50,8	67,7

[1]) Zahl der Plätze bezogen auf 1 000 Bürger im Rentenalter

Insbesondere seit Beginn der siebziger Jahre wurden viele Heime rekonstruiert, modernisiert oder im Rahmen des komplexen Wohnungsbauprogrammes neu errichtet. Entsprechend den Erfordernissen nach verstärkter Bereitstellung von Pflegekapazitäten wurde in den letzten Jahren kontinuierlich insbesondere der Anteil der Pflegeplätze an der Gesamtkapazität erhöht.

Es werden überwiegend Feierabendheime mit Pflegestationen oder Pflegeheime gebaut und – wo möglich – Feierabendheimplätze zu Pflegeplätzen umprofiliert, so daß die Zahl der Feierabendheimplätze seit 1983 rückläufig ist. Im Vergleich zu 1970, wo das Verhältnis von Feierabendheimplätzen zu Pflegeplätzen noch 1:1,2 betrug, wurde 1985 ein Verhältnis von 1:2 erreicht. Da z. Z. auch auf den Feierabendheimstationen in zunehmendem Maße Pflegebedürftige betreut werden müssen und viele hochbetagte Bürger eine Heimaufnahme wünschen, bleibt es vorerst noch erforderlich, konzentriert den Ausbau der Pflegeplätze fortzusetzen.

Der Versorgungsgrad ist von 28,9 Plätzen auf 1 000 Bürger im Rentenalter im Jahre 1970 auf 50,8 im Jahre 1986 angestiegen. Zu konstatieren sind allerdings beträchtliche Unterschiede im Versorgungsgrad zwischen den Bezirken. Zum Beispiel hat der Bezirk Karl-Marx-Stadt nur einen Versorgungsgrad mit Feierabend- und Pflegeheimplätzen von 37,6 Plätzen auf 1 000 Bürger im Rentenalter, während der Bezirk Frankfurt/Oder bereits einen Versorgungsgrad von 67,3 erreicht hat.

In den Bezirken Karl-Marx-Stadt und Leipzig stehen jeweils rund 10 Pflegeplätze je 1 000 Bürger im Rentenalter weniger zur Verfügung als im Durchschnitt der DDR. Bei der Betrachtung der Versorgung mit Pflegeplätzen muß berücksichtigt werden, daß über 14 % dieser Plätze in der DDR an Behinderte vergeben wurden, die sich nicht im Rentenalter befinden. Für diese Betreuungsaufgaben wurden ganze Heime, Stationen oder Zimmergruppen profiliert. Die Zahl der psychisch geschädigten Pflegebedürftigen in den Feierabend- und Pflegeheimen hat in den letzten Jahren kontinuierlich zugenommen. Ihr Anteil an der Gesamtzahl der Heimbewohner betrug für das Jahr 1986 26,9 % im Republikmaßstab. Im Zeitraum von 1975 bis 1985 wurde auf dieser Grundlage eine Reduktion der Betten in den Fachkrankenhäusern für Neurologie und Psychiatrie um 14,5 %, und damit eine Verbesserung der Arbeits- und Lebensbedingungen insbesondere in den Großkrankenhäusern sowie der schrittweise Übergang zu neuen Betreuungsformen, möglich. Aus dieser Entwicklung ergeben sich wesentlich neue Anforderungen an die Qualifikation der Mitarbeiter und die Ausstattung der Heime sowie an die Kooperation zwischen medizinischem und sozialem Bereich des Gesundheits- und Sozialwesens.

Die meisten älteren Menschen haben nach wie vor den Wunsch, ihren Lebensabend so lange es irgend geht, d. h. auch mit stärkeren Behinderungen sowie bei auftretender Hilfs- und Pflegebedürftigkeit, in ihrer gewohnten Umgebung und Nachbarschaft zu verbringen, und werden diesen mit Sicherheit auch in Zukunft haben. Beim Entschluß des älteren Menschen, diese vertraute Umgebung aufzugeben und in ein Heim zu ziehen, spielt der qualifizierte Rat des Hausarztes, die Wahrnehmung seiner zentralen Verantwortung für die Betreuung und Hilfe für die Bürger in seinem Einzugsgebiet eine wesentliche Rolle. Aufbauend auf seinem hohen Ansehen in der Bevölkerung, auf der Entwicklung langjähriger vertrauensvoller Beziehungen zu „seinen Bürgern" – wozu in hohem Maße der regelmäßige, auch unaufgeforderte Hausbesuch besonders bei alleinstehenden und hochbetagten älteren Bürgern beiträgt – hat er die Schlüsselfunktion der medizinischen und sozialen Betreuung auch des älteren Bürgers in seinem Wohngebiet inne.

„Die Erfahrungen der letzten Jahre bestätigen, daß der Hausarzt bei der Gewährleistung einer guten medizinischen Grundbetreuung eine entscheidende Schlüsselfunktion hat. In den kommenden Jahren geht es vor allem darum, die hausärztliche Betreuung der Bürger zunehmend, auch unter den komplizierten Bedingungen der Großstadt und industriellen Ballungsgebieten umfassend zu sichern. Das ist ein gesellschaftlicher Auftrag, vor allem gerichtet an den Facharzt für Allgemeinmedizin" (12).

Die wirksame Wahrnehmung dieses Auftrages in der Betreuung der älteren Bürger erfordert eine hohe Sachkenntnis des Hausarztes über die bisher entwickelten und weiter auszubauenden Formen der komplexen Betreuung sowie das Wissen um seine Kooperationspartner auf diesem Gebiet und die enge nahtlose Verbindung zu ihnen.

Entscheidende Bedeutung in dieser Hinsicht kommt der Tätigkeit der Gemeindeschwester zu. Sie ist seine engste Partnerin in der Betreuung der älteren Bürger des Wohngebiets.

Selbstverständlich spielt das enge Zusammenwirken zwischen ambulanter und stationärer medizinischer Betreuung auch in der Betreuung der älteren Bürger eine große Rolle. Von besonderer Bedeutung sind die Festlegungen der Rahmenkrankenhausordnung vom 14. 11. 1979, die z. B. regeln, daß die Aufnahme und Betreuung älterer Bürger in stationären Gesundheitseinrichtungen nicht nur aus medizinischer, sondern auch aus sozialer Indikation zu erfolgen hat. Die Entlassung aus stationär-medizinischer Betreuung darf nur erfolgen, wenn die erforderliche Nachbetreuung gewährleistet ist.

Eine große Kraft in der Betreuung der älteren Bürger im Wohngebiet bildet die Volkssolidarität. Im Vordergrund der Arbeit dieser Massenorganisation steht die Verwirklichung des Solidaritätsgedankens. Ihre Wirksamkeit gestaltet sich nach den Grundsätzen „Tätigsein, Geselligkeit und Fürsorge". Den Hauptteil der Arbeit zum „Tätigsein" leistet die Volkssolidarität mit den Ausschüssen der Nationalen Front bei der Entfaltung der Initiativen der älteren Bürger im Wohngebiet (z. B. Renovierung und Modernisierung von Rentnerwohnungen, Pflege von Grünanlagen, Mithilfe bei der Wahrnehmung von Ordnung und Sicherheit im Wohngebiet). Zu Zentren der Betreuung im Wohngebiet haben sich die Klubs und Treffpunkte der Volkssolidarität entwickelt. Sie sind Stätten der Geselligkeit und Unterhaltung, in deren Mittelpunkt die politisch-ideologische Bildung, die Begegnung mit Kunst und Kultur sowie betreuende Maßnahmen stehen. Die Zahl der Klubs der Volkssolidarität stieg im Zeitraum von 1970 bis 1985 von 288 auf 542. Die Zahl der Treffpunkte konnte im gleichen Zeitraum von 190 auf 371 erhöht werden.

Ein Hauptfaktor der Betreuung im Wohngebiet ist die fürsorgerische Betreuung durch die Volkssolidarität. Hervorzuheben ist die durch sie organisierte und überwiegend staatlich finanzierte Hauswirtschaftspflege. Auf Unterstützung in der Haushaltsführung angewiesene Bürger, deren Betreuung durch Angehörige und Nachbarn nicht ausreichend gesichert werden kann, wird auf Antrag des Hausarztes Hauswirtschaftspflege gewährt. Je nach Erfordernis werden folgende Leistungen übernommen:

– Einkaufen von Waren des täglichen Bedarfs,
– Heizen,
– Wohnungsreinigung,

- Zubereitung oder Versorgung mit Mahlzeiten (insbesondere mit Mittagessen, auch in der Wohnung),
- Grundpflege (entsprechend der Anweisung des Arztes oder der Gemeindeschwester).

Tabelle 23   Entwicklung der Hauswirtschaftspflege (10)

Jahr	Zahl der Pflegerinnen	Std. insges. in Mio	Betreute	Versorgungsgrad[1]
1970		6,9	13 736	4,1
1975	31 841	20,7	48 949	14,6
1980	43 630	30,3	74 353	24,2
1985	39 058	30,5	79 823	28,9
1986	39 515	31,0	83 386	30,2

[1]) Zahl der Betreuten bezogen auf 1 000 Bürger im Rentenalter

Die Anzahl der Hauswirtschaftspflegerinnen hat sich gegenüber dem Jahre 1979 um 12,7 % verringert. Die Gesamtstundenzahl dagegen ist nur um 1,2 % auf 31 Millionen Pflegestunden zurückgegangen. Der durchschnittliche Zeitaufwand pro Betreuten verringerte sich im gleichen Zeitraum von 33 auf 31 Stunden. Die Zahl der betreuten Bürger konnte im gleichen Zeitraum auf 83 386 Personen erhöht werden, so daß im Jahre 1986 mehr Bürger in diese Betreuungsform einbezogen wurden als all die Jahre zuvor. Diese positive Entwicklung war möglich durch vielfältige Initiativen der Mitarbeiter der Volkssolidarität, Verbesserungen in der Arbeitsorganisation sowie durch Steigerung der geleisteten Arbeitsstunden je Mitarbeiter von 59 Stunden monatlich im Jahre 1979 auf 65 Stunden im Jahre 1986. Sehr erfreulich ist auch, daß 1986 erstmals wieder eine Zunahme der Zahl der Hauswirtschaftspflegerinnen erreicht werden konnte.
Es gilt, in den nächsten Jahren das erreichte Betreuungsniveau zu halten und zu verbessern. Diesem Anliegen entspricht die Anweisung zur weiteren Erhöhung der Wirksamkeit der Hauswirtschaftspflege vom 21. 4. 1986 sowie eine Vereinbarung zum RKV für Mitarbeiter der gesellschaftlichen Organisationen vom 1. 1. 1986, die die Vergütung der Hauswirtschaftspflegerinnen und Brigadiere der Volkssolidarität neu regelt (13).
Darüber hinaus organisierte die Volkssolidarität in Zusammenarbeit mit den Räten der Kreise, Städte und Stadtbezirke und Gemeinden sowie mit den Betrieben und Einrichtungen des Territoriums 1986 täglich für rund 199 000 betreuungsbedürftige Bürger ein Mittagessen. Von den durchschnittlich täglich ausgegebenen Essenportionen wurden etwa 30 % in die Wohnungen der betreuungsbedürftigen älteren Bürger gebracht. Die Versorgung mit einer warmen Mahlzeit an 6 Tagen bzw. durchgängig an 7 Tagen hat sich in den letzten Jahren spürbar erhöht. Insbesondere die Hausversorgung mit einer warmen Mahlzeit und die Versorgung an 6 bzw. 7 Tagen der Woche sind in Abhängigkeit vom Betreuungsbedarf eine weiter zu steigernde Leistung. Die planmäßige Weiterentwicklung der komplexen Betreuung älterer Bürger in den Wohngebieten erfordert vor allem die qualitative Verbesserung und bedarfsgerechte Orga-

nisation der Mittagessenversorgung für betreuungsbedürftige Bürger. Die Bürger, die mit Mittagessen versorgt werden müssen, oder ihre Helfer stellen einen formlosen Antrag an das Kreissekretariat der Volkssolidarität. Die Versorgung mit Mittagessen durch die Volkssolidarität sollte sich weiter auf Bürger im Rentenalter konzentrieren, die aufgrund ihres Gesundheitszustandes nicht oder nur erschwert Essen zubereiten können, insbesondere solche, die ihre Wohnung nicht oder nur unter erschwerten Bedingungen verlassen können, und auf Bürger, deren soziale Bindungen und Kontakte auf diese Weise gefördert werden müssen.

Tabelle 24   Entwicklung der Mittagessenversorgung durch die Volkssolidarität (10)

Jahr	tgl. Portionen (in Tausend)	davon werden in die Wohnungen gebracht	Versorgungsgrad[1]
1970	29,0	3 410	8,7
1975	129,8	19 622	38,7
1980	210,4	41 925	68,2
1985	196,0	58 520	71,0
1986	199,1	62 284	72,1

[1]) Zahl der Betreuten bezogen auf 1 000 Bürger im Rentenalter

Der überwiegende Teil der Kosten für die Mittagessenversorgung wird aus dem Staatshaushalt bereitgestellt. Die betreuten Bürger leisten einen angemessenen Beitrag nach örtlich getroffenen Regelungen (14).
Neben der Volkssolidarität nehmen die Ausschüsse der Nationalen Front der DDR, der Demokratische Frauenbund Deutschlands und das DRK besonders Einfluß auf die Entwicklung zwischenmenschlicher Beziehungen in Form der Nachbarschaftshilfe, die für die Sicherung der komplexen Betreuung der älteren Bürger unerläßlich sind.
Für die älteren Bürger in den Wohngebieten, die medizinisch-pflegerischer Betreuung bedürfen, sind die Leistungen des Pflege- und Sozialdienstes des Deutschen Roten Kreuzes der DDR von großer Bedeutung. Über 60 000 Kameraden und Kameradinnen leisten hierbei eine aufopferungsvolle ehrenamtliche Tätigkeit.
Als Mittel zur Erziehung der Kinder wird von der Pionierorganisation die Arbeit der Timurhelfer angesehen und unterstützt.
Hauptträger der täglichen Pflege älterer Bürger im Wohngebiet ist nach unseren Untersuchungen (15) nach wie vor die Familie (insbesondere der Ehepartner und die Kinder) des Bürgers. Ihrer Unterstützung und Anleitung muß eine hohe Aufmerksamkeit durch den Hausarzt und seine Partner in der komplexen Betreuung geschenkt werden.
Zur Unterstützung des Hausarztes, zur Erfassung der Betreuungsbedürftigen und zur Koordinierung der vielfältigen Maßnahmen im Territorium sowie zur eingehenden Beratung der älteren Menschen haben sich in vielen Kreisen der Republik die „Beratungs- und Betreuungsstellen für ältere Bürger" bewährt (allerdings oft mit weniger bürgerfreundlichen Namen, was ihre Funktion für

den Bürger oft schwer erkennbar macht). Ebenfalls bewährt hat sich, daß ihr Leiter meist den Kreisarzt in Fragen der Betreuung älterer Bürger berät.

Eine die vielfältigen Betreuungsleistungen im Wohngebiet ergänzende Form der komplexen Betreuung älterer Bürger ist die Tagesbetreuung in den staatlichen Feierabend- und Pflegeheimen. Diese Betreuungsform wurde erst in den letzten Jahren entwickelt und hat sich in einigen Territorien der DDR bereits bewährt. Ende des Jahres 1986 standen dafür 762 Plätze zur Verfügung. Mit der Richtlinie Nr. 2 zur Durchführung der VO über Feierabend- und Pflegeheime vom 20. 1. 1986 wurden Inhalt und Aufgaben der Tagesbetreuung geregelt, sowie der Personenkreis festgelegt, der in diese Betreuung aufzunehmen ist (16).

Die häufig pflegenden Familienangehörigen werden durch die Tagesbetreuung erheblich entlastet und können besser ihrer Berufstätigkeit nachgehen. Darüber hinaus nehmen die Pflegeheime pflegebedürftige Bürger zeitweilig auf (zur Entlastung der pflegenden Angehörigen, z. B. bei Krankheit, im Urlaub, zur Überbrückung von Notsituationen/Kälteperioden).

Weitere Fortschritte, insbesondere eine höhere Qualität und Effektivität in der medizinischen und sozialen Betreuung älterer Bürger, setzen eine genaue Kenntnis des Betreuungsbedarfs und seiner Entwicklung voraus. Bei den Analysen und Prognosen zum Betreuungsbedarf der älteren Bürger in der DDR sind vor allem zu berücksichtigen:

– die wachsenden Erwartungen und Bedürfnisse einer neuen Rentnergeneration an die Gestaltung des höheren Lebensalters,
– die demografischen Veränderungen sowie
– die Veränderungen im Gesundheitszustand der älteren Bevölkerung.

Es gibt eine Vielzahl von Publikationen zur Theorie des Alterns. Ihnen ist das für die Konzeption der Betreuung älterer Bürger wichtige, aber noch ungelöste Problem der Abgrenzung von normalem und krankheitsbedingtem Alter gemeinsam, so daß es bisher noch nicht möglich ist – analog des Herangehens in der Medizin allgemein – aus der Differenz zwischen Norm und Normabweichung praktisch realisierbare Ziele der gesundheitlichen Betreuung des älteren Bürgers abzuleiten (17).

Zweifellos aber lassen sich gegenwärtig folgende Grundpositionen zum Gesundheitszustand der älteren Bürger der DDR als Ausgangspunkt für Überlegungen zur weiteren Ausgestaltung ihrer Betreuung ableiten:

Der Gesundheitszustand der älteren Bürger in der DDR

– ist gemeinsam mit den realen gesellschaftlichen Verhältnissen entscheidende Determinante ihrer Lebensweise und ihres Wohlbefindens,
– ist wesentlich Ergebnis der durchlebten gesellschaftlichen Verhältnisse,
– ist geprägt durch die Morbidität an chronischen Krankheiten.

Mit der gesamtgesellschaftlichen Entwicklung auf das engste verknüpft ist, daß die Ansprüche und Bedürfnisse der älteren Bürger an Qualität und Quantität ihrer medizinischen und sozialen Betreuung rasch wachsen. Diese Entwicklung hat die Notwendigkeit heranreifen lassen, Kriterien zu bestimmen, die es gestatten, in Abhängigkeit von der gesundheitlichen und sozialen Lage des älteren Bürgers, individuell und gesellschaftlich zweckmäßige Maßnahmen einzuleiten und deren Qualität und Effektivität meßbar zu machen.

Woran mißt man sie? Ohne an dieser Stelle auf die wissenschaftliche Diskussion zum Gesundheits-/Krankheitsbegriff eingehen zu können, ist doch mit Sicherheit zu postulieren, daß biologische Parameter den Einfluß dieser Maßnahmen auf den Gesundheitszustand nur partiell darstellen können.

Es bietet sich an, auch und gerade in der medizinischen und sozialen Betreuung der älteren Bürger das Konzept der Schädigungen, Behinderungen und Beeinträchtigungen zu nutzen, auf das an anderer Stelle eingegangen wurde. Auf seiner Grundlage ist es offenbar möglich, die gesundheitlichen Voraussetzungen und Bedingungen für ein Leben auch des älteren Menschen in Glück und Zufriedenheit besser als bisher zu beschreiben und aus der Einschätzung dieser Voraussetzungen und Bedingungen im konkreten Fall Schlußfolgerungen abzuleiten.

An dieser Aufgabe sowie an der Schaffung eines entsprechenden Klassifikationssystems zusätzlich zur „Internationalen Klassifikation der Krankheiten und Todesursachen" für den Einsatz zunächst in der Grundbetreuung arbeitet die Abt. Soziale Betreuung des ISOG zusammen mit einer Reihe von Kooperationspartnern des Gesundheits- und Sozialwesens der Republik (18).

„Vorbeugende Maßnahmen, die eine völlige oder teilweise Verhütung bestimmter Krankheiten zum Ergebnis haben, führen zu keiner Verringerung des Betreuungsaufwandes. Sicher ist das Ergebnis eine oft durch erhebliche Verlängerung der durch Leistungsfähigkeit gekennzeichneten Lebensspanne des Menschen, jedoch über die damit einhergehende Erhöhung der Lebenserwartung entstehen letztlich ebenfalls neue in der Regel höhere Betreuungserfordernisse" (12).

Die Errungenschaften auf dem Gebiet der Fürsorge für ältere Menschen sind u. a. verbesserte Rentenleistungen, die Vervollkommnung des Arbeits- und Gesundheitsschutzes oder die gewachsene Zahl von Betreuungskapazitäten. Sie bilden gute Voraussetzungen für künftige sozial- und gesundheitspolitische Entscheidungen entsprechend den sich abzeichnenden demografischen Veränderungen sowie den Erfordernissen der weiteren Gestaltung der sozialistischen Lebensweise.

Literatur

1. Verfassung der Deutschen Demokratischen Republik vom 6. 4. 1968, GBl. Teil 1 Nr. 8 vom 9. 4. 1968
2. Programm der SED, Berlin 1986, S. 25
3. Bericht des ZK der SED an den XI. Parteitag der SED, Berichterstatter: E. Honecker, Berlin 1986, S. 48
4. Ministerratsbeschluß vom 30. 5. 1969, Mitt. d. Ministerrat Nr. 5/69, VD 8/69
5. Rahmenvereinbarung zur Verwirklichung der „Grundsätze und Maßnahmen" vom 24. 7. 1969, VuM d. MfGe Nr. 8 v. 31. 4. 1970
6. Gulbin, K.: Ergebnisse der Arbeitsgruppe „Komplexe Betreuung der Bürger im höheren Lebensalter" im Bezirk Schwerin, Dt. Gesundheitswesen 35 (1980), 487–488
7. Schwitzer, K.-P.: Quantitative und qualitative Aspekte der Entwicklung der Bevölkerung im Rentenalter. Vortrag auf dem X. Kongreß der Gesellschaft für Gerontologie der DDR vom 27.–29. 8. 1985, veröff. 1986
8. Statistisches Jahrbuch der DDR, Jahre 1950 bis 1986, Berlin
9. ND vom 29. 1. 1987, S. 3/4
10. Institut für medizinische Statistik und Datenverarbeitung, Mitteilungen Soziale Betreuung, Jahrgänge VII (1971) 8 bis XXII (1986) 6

11. Verordnung über Feierabend- und Pflegeheime, in GBl. 1 Nr. 10 vom 1. 3. 1978
12. Seidel, K.: Vortrag vor Parteiarbeitern aus dem Bereich Gesundheits- und Sozialwesen, in: humanitas 26 (1986) 24 vom 27. 11. 1986
13. VuM d. MfGe Nr. 2/1986, Nr. 4/1986
14. Gemeinsame Anweisung zur Anwendung der Grundsätze für die Organisierung der Mittagessenversorgung betreuungsbedürftiger Bürger in den Wohngebieten durch die Volkssolidarität, in: VuM d. MfGe Nr. 5 vom 19. 8. 1980, Nr. 4 vom 30. 6. 1986
15. Schmidt, B.; Wunderlich, H.: Matthesius, R.: Objektivierung des Bedarfs an sozialer Betreuung bei pflegebedürftigen älteren Bürgern in einem Landkreis. Vortrag auf dem Lehrgang für Geriatrie der Akademie für Ärztliche Fortbildung der DDR 1986
16. Richtlinie Nr. 2 zur Durchführung der Verordnung über Feierabend- und Pflegeheime – Tagesbetreuung älterer und pflegebedürftiger Bürger in staatlichen Feierabend- und Pflegeheimen – vom 20. 1. 1986, in: VuM d. MfGe Nr. 2/1986
17. Ries, W.: Altern und Krankheit, in: Prozesse des Alterns. Akademie-Verlag, Berlin 1983
18. Schmidt, B.; Schönebeck, M.: Matthesius, R.: Zur Klassifikation der Behinderung älterer Bürger; Vortrag auf dem Lehrgang für Geriatrie der Akademie für Ärztliche Fortbildung der DDR, 1986

Komplexe Betreuung von Bürgern im höheren Lebensalter als gesellschaftliche Aufgabe in der Großstadt Halle

P. Krause

Jeder Bürger der DDR hat das Recht auf Fürsorge der Gesellschaft im Alter und bei Invalidität.

Dieses Recht findet seinen Niederschlag im Artikel 36 der Verfassung der DDR (1). Er bringt die hohe Anerkennung für die erbrachten Leistungen im Arbeitsleben zur Entwicklung unserer Gesellschaft zum Ausdruck, und die Gewährleistung der sozialen Sicherheit im Alter wird zur gesamt-gesellschaftlichen Aufgabe erklärt.

Der Betreuungsbedarf ist abhängig vom Anteil der Bürger im Rentenalter. Per 30. 12. 1986 betrug er in der DDR 16,5 %, der sich nach einer geringfügig rückläufigen Tendenz bis zum Jahre 2000 geringgradig erhöht. Nach Lengwinat (2) steigt dabei anteilmäßig und absolut die Gruppe der über 80jährigen Bürger, die einen besonders hohen Betreuungsbedarf haben. Aus dieser Bedarfsentwicklung leitet sich die gesellschaftliche Notwendigkeit ab, entsprechende Maßnahmen zur Sicherung der Betreuung sowie der gesellschaftlichen Integration dieses Bevölkerungskreises auf breiter gesellschaftlicher Basis zu organisieren. Im Vordergrund steht dabei die komplexe Betreuung älterer Bürger im Wohngebiet.

1. Komplexe Betreuung älterer Bürger im Wohngebiet

Die Sicherung der komplexen Betreuung älterer Bürger im Wohngebiet ist eine gesamt-gesellschaftliche Aufgabenstellung, die für die staatlichen Organe, die Betriebe und Einrichtungen, ja auch für jeden einzelnen Bürger als Bestandteil seiner staatsbürgerlichen Pflichten konkrete und bewußte Mitarbeit erfordert.

Dabei ist der fachspezifische Anteil des Gesundheits- und Sozialwesens fest in diese gesamt-gesellschaftliche Aufgabenstellung integriert. Die Durchsetzung der Strategie der Sicherung eines dem sozialistischen Staat angepaßten individuellen Alters, das heißt:

1. die lebenslange Vorbereitung auf eine aktive und gesundheitsfördernde individuelle und kollektive Lebensführung auch im Alter, und
2. die Ausgestaltung der komplexen Betreuung für Bürger im Rentenalter (Erpenbeck [3])

kann nicht als Ressortangelegenheit des Gesundheitswesens realisiert werden. Es handelt sich vielmehr um eine Aufgabe der Volksvertretungen und ihrer Organe unter Einbeziehung aller gesellschaftlichen Kräfte und muß als Bestandteil der Sozialpolitik im Territorium verwirklicht werden.

Der Ministerratsbeschluß aus dem Jahre 1969 war die Grundlage zur Bildung der Koordinierungsgruppen für die komplexe Betreuung der älteren Bürger bei den Räten der Städte und Kreise.

In Auswertung des XI. Parteitages der SED, auf dem Genosse Erich Honecker feststellte,

„Die Fürsorge gegenüber den Veteranen der Arbeit, den älteren und geschädigten Bürgern ist und bleibt eine besonders hohe humanistische Verpflichtung der sozialistischen Gesellschaft" (4),

wurde auch in der Stadt Halle die Rahmenvereinbarung zur umfassenden Betreuung der Bürger im höheren Lebensalter neu formuliert.

Unter Leitung des Oberbürgermeisters der Stadt legten der Stadtausschuß der Nationalen Front, der Stadtvorstand des FDGB, der Stadtvorstand des DFD, die Stadtleitung der FDJ, das Kreiskomitee des DRK, der Stadtvorstand des DTSB, der Kreisvorstand der URANIA sowie die Martin-Luther-Universität Halle – Wittenberg konkrete abrechenbare Aufgaben fest. So unter anderem, daß der Stadtausschuß der Nationalen Front zusammen mit dem Stadtvorstand des DFD sowie dem Stadtausschuß der Volkssolidarität die Stadtbezirksausschüsse, Wohnbezirksausschüsse, Ortsgruppen und Wohngruppen darauf orientiert, daß

- die Mitglieder der Hausgemeinschaften, Nachbarn, Volkshelfer, Sozialhelfer und andere ehrenamtliche Kräfte regelmäßig die betagten alleinstehenden betreuungsbedürftigen Bürger aufsuchen, sich nach ihrem Befinden erkundigen und ihnen erforderliche Hilfe geben
- die Bürger im höheren Lebensalter entsprechend ihren Möglichkeiten in das gesellschaftliche Leben einbezogen werden
- in den Ausschüssen ein oder mehrere Mitglieder für die Betreuung der bejahrten Bürger ihres Bereiches verantwortlich werden
- der Stadtausschuß der Nationalen Front und der Stadtvorstand des FDGB zusammen mit dem Stadtausschuß der Volkssolidarität auf die Betriebe Einfluß nehmen, alle betagten Bürger zu bestimmten Anlässen würdig zu ehren und zu beglückwünschen.

In weiteren Maßnahmen wurde die Stellung der bejahrten Bürger im gesellschaftlichen Leben und ihre geistig-kulturelle Betreuung mit konkreten Festlegungen und Verantwortlichkeiten untersetzt. Die Palette reicht dabei von dem Einsatz älterer Bürger auf Arbeitsplätzen, die dem veränderten Leistungsvermögen Rechnung tragen, bis zur Weiterführung der Veteranenakademie in der Martin-Luther-Universität Halle – Wittenberg. Es ist festgelegt, daß die älteren Bürger zu Theater- und Kulturveranstaltungen einen entsprechenden Kartenanteil erhalten, daß die Erfahrungen breiter Schichten der Bürger im höheren Lebensalter bei der Erforschung und Darstellung der Geschichte der Arbeiterbewegung im Ballungszentrum genutzt werden, bis zur weiteren Ausprägung des Gesundheitssports für Bürger im höheren Lebensalter.

In einer weiteren Gruppe von Maßnahmen geht es um die Sicherung einer erleichterten Lebensführung und ausreichenden Betreuung der Bürger im höheren Lebensalter.

Voraussetzung ist die durch den Rat der Stadt gesicherte Erfassung aller Bürger im Rentenalter sowie die ständige Aktualisierung dieser Erfassungskartei in den Stadtbezirken. Des weiteren wird die ständige Einschätzung der Betreuungsbedürftigkeit vorgenommen.

Es wurden Maßnahmen festgelegt, die darauf gerichtet sind, die Verbesserung der Wohnraumsituation der älteren Bürger durch den Bau altersgerechten Wohnraumes durchzusetzen sowie die Erleichterung von Einkaufsmöglichkeiten durch Verkaufsmessen und Sonderverkäufe in den Klubs und Treffs der Volkssolidarität zu erreichen.

Das Sekretariat des Stadtausschusses der Nationalen Front organisiert Dienstleistungen für die Bürger im höheren Lebensalter einschließlich Hol- und Bringedienst und Nachbarschaftshilfe. Dabei liegt der Schwerpunkt insbesondere in den Hausgemeinschaften.

Vor dem Stadtvorstand des DFD steht die Aufgabe, gemeinsam mit dem Stadtausschuß der Nationalen Front zur Gewinnung von Hauswirtschaftspflegerinnen verstärkt beizutragen und die Entwicklung der Nachbarschaftshilfe weiter aufzubauen.

Die Pionierorganisation „Ernst Thälmann" wird noch kontinuierlicher durch die „Timur-Bewegung" alleinstehenden Bürgern im höheren Lebensalter beim Einkaufen, Besorgen von Heizmaterial usw. Unterstützung geben. Die Vergabe von Mittagessen an Bürger im höheren Lebensalter in den Treffs der Volkssolidarität und Veteranenklubs sowie das Bringen in die Wohnung wurden festgelegt.

Das Kreiskomitee des DRK unterstützt die Arbeit, insbesondere in der häuslichen Krankenpflege, in der Organisation der Nachbarschaftshilfe, im DRK-Pflegedienst und dem Bahnhofsdienst.

Die Durchsetzung dieser Maßnahmen wird jährlich durch den Rat der Stadt im Zusammenwirken mit dem Sekretariat des Stadtausschusses der Nationalen Front der DDR und den Leitungen der zuständigen gesellschaftlichen Organisationen eingeschätzt, und es werden konkrete Maßnahmen zur Verbesserung der komplexen Betreuung aus der Erfahrung des letzten Jahres festgelegt, um so ständig die Betreuung dem Bedürfnis anzupassen.

Um alle älteren Bürger in das gesellschaftliche Leben im Wohngebiet einzubeziehen, muß der ältere Mensch bereits vor Beendigung seiner Berufstätigkeit mit den Möglichkeiten der Betätigung im Wohngebiet vertraut gemacht werden. Das heißt, es ist notwendig, bereits im Vorrentenalter die Bürger auf das Ausscheiden aus dem jeweiligen Arbeitsbereich planmäßig vorzubereiten, ihnen die Möglichkeiten und Probleme schon in dieser Phase klar und deutlich aufzuzeigen. Eine besondere Verantwortung hat dabei der jeweilige Betrieb. Ihm obliegt entsprechend des § 236 AGB die Pflicht, die Arbeiterveteranen in das geistig-kulturelle Leben des Betriebes sowie in die soziale Betreuung einzubeziehen. Die Inanspruchnahme der Einrichtungen des Betriebsgesundheitswesens sowie die Teilnahme am Werkküchenessen ist ihnen zu ermöglichen. Des weiteren sind die Arbeiterveteranen bei der Vergabe von Ferienplätzen zu berücksichtigen. Hierbei spielen die Veteranen-AGL, als gewerkschaftliche Vertretungen der Veteranen des Betriebes, eine wesentliche Rolle. Die Vorbereitung der älteren Bürger auf das Alter kann nur in Zusammenarbeit zwischen Betrieben, gesellschaftlichen Organisationen und Einrichtungen des Gesundheits- und Sozialwesens erfolgen. Entscheidend ist, daß der Bürger das Alter nicht als Last, sondern als ein Stadium der gesetzmäßigen Entwicklung des Menschen versteht und ihm bewußt wird, daß auch in dieser Phase eine aktive Gestaltung des Lebens möglich und bedeutsam ist. Um diese Vorbereitung auf das Alter einheitlich in der Stadt zu organisieren, wurde durch das Kreiskabinett für Gesundheitserziehung der Abteilung Gesundheits- und Sozialwesen beim Rat der Stadt Halle eine Broschüre „Der sinnvolle Lebensabend" entwickelt. In dieser Broschüre erhält der Leser konkrete Auskunft zu folgenden Themen:

- gesunde Lebensweise – warum?
- Vorschläge zur Gestaltung eines sinnvollen Lebensabends
- aktive Erholung auch im Alter
- gesundheitliche und psychische Probleme im Alter
- einiges zur altersgerechten Ernährung
- Vorschläge zur Haut- und Körperpflege
- Medikamentengebrauch bei älteren Bürgern
- Fragen der Altersversorgung
- Rechtsfragen im Alter

Diese Broschüre ist heute bei unseren älteren Bürgern sehr beliebt und in der Stadt allseits bekannt.

2. Der Hausarzt und die Gemeindeschwester in der komplexen Betreuung der Bürger im höheren Lebensalter

Voraussetzung für die Wirksamkeit der Gemeindeschwester und des Hausarztes, in der überwiegenden Zahl ein Facharzt für Allgemeinmedizin, ist eine zeitlich stabile Besetzung in eindeutig begrenzten Betreuungsbereichen. Durch die über längere Zeit personell stabile Besetzung erwachsen vertrauensvolle Beziehungen zwischen den Mitarbeitern des Gesundheits- und Sozialwesens und den betreuten Bürgern. Aus dem Kennen der Bürger ihres Betreuungsbereiches gewinnen die Gemeindeschwester und der tätige Facharzt für Allgemeinmedizin die Information über die notwendigen medizinischen Maßnahmen. Dabei zeigt sich auch in der Stadt Halle der durch Metzig und Pönisch aufgezeigte Bedürfniswandel (vgl. Beitrag in diesem Heft). Es sollte im Sinne einer Dispensairebetreuung älterer Bürger, insbesondere bei Risikogruppen, die Kontrolle des Gesundheitszustandes durch Gemeindeschwester und Hausarzt im Rahmen eines Betreuungsplanes erfolgen.

Besonders zu erfassen sind folgende Personengruppen:

- Antragsteller auf kurzfristige Heimaufnahme
- Pflegegeldempfänger

- Bürger, die Hauswirtschaftspflege erhalten
- Personen, die mit Betreuungsbedarf aus stationärer Behandlung entlassen werden
- Personen der höchsten Altersstufe
- verwahrloste Personen.

Unterstützt wird dabei der Hausarzt durch die gesellschaftlichen Organisationen entsprechend der Rahmenvereinbarung.

Es ist also notwendig, daß er im Rahmen der Erfüllung seiner Aufgaben einen ständigen Kontakt zur Volkssolidarität und zur Nationalen Front hält, um über beide auf die gesellschaftlichen Kräfte seines Territoriums einzuwirken und die Betreuung älterer Bürger ständig zu unterstützen.

Wie Hellmund und Grethe (5) formulierten:

„Altersdispensaire soll nicht verstanden werden als eine neue Säule der Dispensairebetreuung mit dem Leitsymptom Alter, im Gegenteil, es ist eine Methode, nicht Krankheiten, sondern den zur Krankheit neigenden alten Menschen in seiner sozialen Umwelt komplex zu betreuen".

3. Betreuung in Feierabend- und Pflegeheimen

In der Stadt Halle stehen für die Betreuung pflegebedürftiger Bürger insgesamt 17 Heime mit 2 584 Plätzen verschiedenster Eigentumsformen zur Verfügung. Die Analyse der Gesundheits- und Körperschäden zeigt eine große Differenziertheit. Insbesondere bei den psychisch geschädigten Heimbewohnern, deren Unterbringung inmitten allgemeiner Pflegebereiche sehr kompliziert ist, machte sich unter Berücksichtigung der unterschiedlichen Krankheitsbilder eine zielgerichtete Profilierung erforderlich, um die Qualität der Betreuung aller Heimbewohner zu erhöhen. Es wird dabei der Weg gegangen, innerhalb der Pflegebereiche auch Pflegestationen für schwerstgeschädigte Kinder und Jugendliche direkt in neuen Feierabend- und Pflegeheimen zu schaffen. Damit wird die Möglichkeit gegeben, überalterte Kinder aus Sonderkrippen sowie Kinder aus Krankenhäusern, Dauerheimen und Haushalten aufzunehmen und ihnen eine schädigungsspezifische Betreuung und Förderung zuteil werden zu lassen. Diese Kinder werden von den älteren Bürgern voll akzeptiert und in die Gemeinschaft integriert. Die langfristige Vorbereitung der Umprofilierung solcher Stationen macht ausführliche Gespräche mit Mitarbeitern, Heimausschuß und Heimbewohnern erforderlich, zeigt aber, daß eine komplikationslose Integration einer so spezifischen Station in einem Feierabend- und Pflegeheim möglich ist. Diese Profilierungen werden auch in den nächsten Jahren planmäßig weitergeführt. Sie stehen unter ständiger Kontrolle der Heimärzte und bedürfen der fachärztlichen Unterstützung durch Fachärzte für Psychiatrie, um eine wirksame Rehabilitation zu erreichen.

Probleme treten immer wieder auf bei der Anerkennung der Heime als Wohnstätten der älteren Bürger und der daraus erwachsenden Verantwortung aller Ratsbereiche.

Regelmäßig durch den Kreisarzt vorgenommene Kontrollen zeigen, daß auf diesem Gebiet ein ständiger Auftrag an das Gesundheits- und Sozialwesen sowie die Fachabteilungen des Rates besteht, um die immer bessere Befriedigung der

Bedürfnisse der Bürger in den Feierabend- und Pflegeheimen in Gesamtverantwortung des Rates planmäßig abzusichern. In der Stadt Halle sind alle Heime durch beauftragte Heimärzte ärztlich versorgt. Diese ärztliche Betreuung wird von einer dem Kreisarzt direkt unterstellten Ärztin fachlich-medizinisch organisiert und gelenkt.

4. Betreuung der VdN-Kameraden

Die Betreuung der VdN-Kameraden ist eine vorrangige Aufgabe der Abteilung Gesundheits- und Sozialwesen des Rates der Stadt. Um sie entsprechend der Anweisung vom 12. 7. 1973 (6) vollinhaltlich durchzusetzen, ist in der Fachabteilung eine hauptamtliche Mitarbeiterin im Bereich Sozialwesen tätig. Entsprechend der Richtlinie wird die jährliche ärztliche Untersuchung nach einem Standardprogramm durchgeführt. Daraus werden die entsprechenden medizinischen Maßnahmen für die VdN-Kameraden abgeleitet. Um eine regelmäßige Kontrolle über ihre Durchsetzung zu gewährleisten, erfolgt jährlich eine Beratung des Kreisarztes mit den Verantwortlichen für die VdN-Betreuung der Stadtleitung sowie der Stadtbezirksleitungen. In diesen Beratungen, die gemeinsam mit den Stadtbezirksärzten stattfinden, wird die Durchsetzung der genannten Richtlinien gemeinsam geprüft und eingeschätzt, verbunden mit Schlußfolgerungen für weitere konkrete Maßnahmen zur Verbesserung der Betreuung.

Literatur

1. Verfassung der DDR vom 6. April 1968 i. d. F. des Gesetzes vom 7. Oktober 1974 zur Ergänzung und Änderung der Verfassung der DDR (GBl. I Nr. 47 S. 432)
2. Lengwinat, A.: Zur Weiterentwicklung der komplexen Betreuung älterer Bürger in Auswertung des X. Parteitages der SED unter besonderer Berücksichtigung der Wirksamkeit gesellschaftlicher Kräfte. Protokoll der 2. gemeinsamen wissenschaftlichen Konferenz des Lehrstuhles für Sozialhygiene der Karl-Marx-Universität Leipzig und des Präsidiums des DRK der DDR. Dresden 1984, S. 4–7
3. Erpenbeck, F.: Die Aufgaben des Gesundheitswesens bei der Einbeziehung gesellschaftlicher Kräfte in die komplexe Betreuung älterer Bürger. Ebenda S. 16–19
4. Honecker, E.: Bericht des Zentralkomitees der SED an den XI. Parteitag der SED. Dietz-Verlag 1986, S. 72
5. Hellmund, W., u. H. Grethe: Allgemeinmedizin und komplexe Betreuung der Bürger im höheren Lebensalter. Wissenschaftliche Zeitschrift der Humboldt-Universität zu Berlin. Math.-Nat. R XXVII (1978) 4, S. 371–373
6. Anweisung vom 12. 7. 1973 (unveröffentlicht)
7. Wir verweisen auf folgende mit der Thematik eng verbundene Literatur:
   – Autorenkollektiv unter Leitung von Schmidt, U. J., Schwitzer, K. P., und Runge, I.: Altern in der sozialistischen Gesellschaft. VEB Gustav Fischer Verlag, Jena, Berlin 1982, Heft 16 der Schriftenreihe „Medizin und Gesellschaft"
   – Protokolle und Informationen – Studien, Analysen und Berichte des wissenschaftlichen Rates für Sozialpolitik und Demografie 1/87 – Protokoll der 46. Tagung des Rates zum Thema: Lebensweise der Bürger im höheren Lebensalter in der sozialistischen Gesellschaft.

Der Bedürfniswandel bei sozialer Betreuung von Bürgern im höheren Lebensalter

H. Metzig; D. Pönisch

Die Betreuung und die Fürsorge für die Bürger im höheren Lebensalter in immer besserer Qualität und mit größerer Effektivität zu garantieren, ist eine Aufgabenstellung des XI. Parteitages der SED (5).

Die Realisierung dieser Aufgabe verlangt von allen an der komplexen Betreuung Beteiligten eine detaillierte Kenntnis der Bedürfnisse und Ansprüche der Veteranen der Arbeit.

Ausgehend von den Ergebnissen bei der Organisation der komplexen Betreuung nach dem Ministerratsbeschluß von 1969 (10) wurde im Zusammenwirken der staatlichen Organe mit den gesellschaftlichen Organisationen eine Vielzahl von Maßnahmen im Sinne der Bedürfnisbefriedigung für die Bürger im höheren Lebensalter in der Stadt Leipzig wirksam, die sich in folgenden Schwerpunkten zusammenfassen lassen:

- die Vorbereitung auf das Alter
- die Entwicklung des altersadäquaten Wohnens – vorrangig durch die Errichtung von Feierabend- und Pflegeheimen sowie Rentnerwohnhäusern und
- die Sicherung der Betreuung im Wohngebiet.

Die erreichten Ergebnisse zur Kapazitätsentwicklung sind aus Tabelle 25 ersichtlich.

Tabelle 25
Entwicklung der Platzkapazitäten in Rentnerwohnhäusern (RWH) in Gegenüberstellung zur Entwicklung der Plätze in Feierabend- und Pflegeheimen (FAH/PH) in der Stadt Leipzig

Jahr	RWH	FAH/PH
1976	275	4 910
1978	703	5 249
1980	1 572	5 559
1982	2 823	6 160
1984	3 471	6 036[1]
1985	3 471	6 260

[1]) Rückgang, bedingt durch Platzreduzierung in Mehrbettzimmern

Es konnte in den letzten Jahren beobachtet werden, daß sich ein kontinuierlicher Bedürfniswandel vollzog. Die Verlängerung der durchschnittlichen Lebenserwartung hat daran einen wesentlichen Anteil. Durch die Kommission für Bevölkerungsfragen der UNO wird eingeschätzt, daß die älteren Jahrgänge der Bevölkerung der Welt, gemessen an der Gesamtbevölkerung, ansteigen. Die europäischen Länder liegen dabei mit einem Anteil von 17 % über 60jähriger an der Spitze (Trojan, 9). Die DDR übertrifft mit einem Prozentsatz von rund 18 % diesen Durchschnitt noch. In der Stadt Leipzig stieg der Anteil der über 70jährigen relativ und absolut von 1973 bis 1985, wie Tabelle 26 ausweist.

Gutsche (4) führte aus, daß der wachsende Anteil der sehr alten Menschen aus gesellschaftlicher Sicht ein Vorgang ist, der in den Gesamtreproduktionsprozeß der Gesellschaft einfließt und als Erfordernis nach sich zieht, den Prozeß des individuellen Alterns zunehmend beherrschbar zu machen. Daraus resultiert, die jeweils ökonomischen, sozialen und politischen Voraussetzungen zu nutzen, um das Alter für jeden Menschen lebenswert zu machen, das Wohlbefinden zu

Tabelle 26   Vergleich der Altersverteilung der Bevölkerung im Rentenalter (Frauen ab 60, Männer ab 65 Jahre) in der Stadt Leipzig

Alter	1973	1983	1985
60 – unter 70jährig	61 071 – 47,4 %	36 914 – 34,9 %	35 970 – 35,0 %
70 – unter 80jährig	51 079 – 39,6 %	49 416 – 46,6 %	46 329 – 45,2 %
80 – unter 90jährig	15 862 – 12,3 %	18 103 – 17,2 %	18 845 – 18,4 %
90 und älter	944 – 0,7 %	1 403 – 1,3 %	1 422 – 1,4 %

sichern und die subjektiven Erfordernisse und Determinanten zu benennen, damit die objektiven Gegebenheiten auch subjektiv als positiv erlebt werden. Die Bedürfnisse der älteren Bürger verändern sich auf der Basis sozialökonomischer Verhältnisse, des gesellschaftlichen und individuellen Lebensniveaus und der konkreten Situation der Persönlichkeit.

Bedürfnisse bei älteren Bürgern sind ein allgemeines, wesentliches, relativ beständiges Verhältnis zur Umwelt, gerichtet auf Aneignung und aktive Auseinandersetzung mit dieser (Lengwinat, 6).

Die Bedürfnisse unterliegen auf Grund objektiver und subjektiver Gegebenheiten einem Wandel. Eine bewußte und geplante Lebensgestaltung kann dazu beitragen.

Beeinflussend wirkt weiterhin, daß Bedürfnisse im Alter nicht von biologischen Veränderungen, sondern vorwiegend vom sozialen Alterungsprozeß geprägt werden. Die Anspruchs- und Erwartungswerte fallen wesentlich später ab als bei früheren Generationen, diese Entwicklung hat sich in den letzten Jahren verstärkt (Winter, 19). Die Vorstellung „alt" ist für jeden Menschen relativ und subjektiv differenziert. Darauf sind alle Betreuungsmaßnahmen auszurichten. Alte Menschen haben keine geringeren Interessen- und Kontaktwünsche, ihre Normen und die Bedürfnisstruktur werden von dem sozialen und nur teilweise von dem biologischen Gefüge beeinflußt. Die Bedürfnisse bei älteren Menschen sind von hohem Anspruch gekennzeichnet und weisen diese immer stärkere Differenziertheit aus. Somit ist der Bedürfniswandel bei den älteren Menschen durch die objektiven gesellschaftlichen Verhältnisse mit geprägt.

Bei der Bedürfnisbefriedigung gibt es folgende Aspekte:
– Der alte Mensch erlebt soziale Sicherheit durch die vielfältigen sozialpolitischen Maßnahmen, die Einkommensverhältnisse alter Bürger haben sich kontinuierlich verbessert.
– Den Bedürfnissen der älteren Bürger nach altersadäquatem Wohnraum kann durch Realisierung des Wohnungsbauprogrammes immer besser entsprochen werden.
– Die Ansprüche an ein niveauvolles geistig-kulturelles Leben, an Kommunikation und Möglichkeiten vielfältigster Aktivitäten sind gewachsen.

In der Stadt Leipzig wurden Maßnahmen eingeleitet, die die veränderten Bedürfnisse der älteren Menschen stärker berücksichtigen, damit eine Rückkopplung auf die Persönlichkeit ermöglichen, und es resultiert die Weiterentwicklung positiver Lebensqualität und Lebenszufriedenheit.

Aus den Analysen ergeben sich für den Bedürfniswandel der letzten Jahre folgende Schwerpunkte:

1. Der Bedürfniswandel bei altersgerechtem Wohnen

Ein vorrangiges und zugleich unverändertes Bedürfnis bei älteren Menschen ist das möglichst lange Verbleiben in der bekannten Wohnumgebung. Das macht erforderlich, entsprechende Kapazitäten zur Verbesserung der Wohnraumsituation und zur Absicherung von Betreuungsleistungen zur Verfügung zu stellen.
Die altersangepaßte Wohnform änderte sich im Stellenwert bei den älteren Menschen entsprechend den Ergebnissen des Wohnungsbauprogramms in den letzten Jahren erheblich. Noch bis in die Mitte der siebziger Jahre war der Wunsch nach Aufnahme in einem Feierabendheim vorrangig. Dem wurde durch den Bau von Feierabend- und Pflegeheimen in der Stadt Leipzig entsprochen (s. Tab. 25).
Im Jahre 1985 konnte ein Versorgungsgrad von rund 6,5 % Feierabend- und Pflegeheimplätzen erreicht werden.
Untersuchungen von Metzig (8) ergaben seit 1981 einen beginnenden Bedürfniswandel nach Wohnen in einem Rentnerwohnhaus vor allem bei 60–70jährigen Bürgern. In den letzten Jahren konnte dieser Bedürfniswandel auch bei der Altersgruppe der 70–80jährigen festgestellt werden, und es somit nun die bevorzugte Wohnvariante für altersgerechtes Wohnen.
Eine Befragung älterer Bürger, die einen Feierabendheimantrag gestellt haben, macht deutlich, daß ein großer Teil der Anträge auf „lange Sicht" zur Vorsorge gestellt wird (Abb. 9).

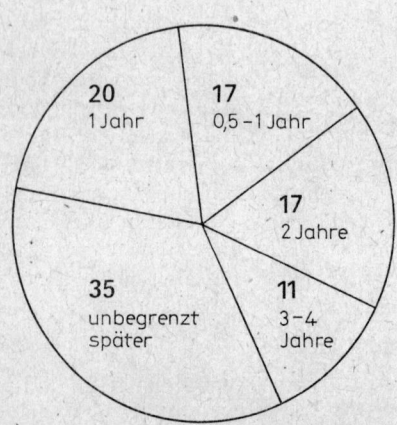

Abb. 9 Gewünschte Realisierungstermine bei 100 befragten 60- bis 80jährigen Antragstellern zur Aufnahme in ein Feierabendheim, Leipzig 1984

Unverändert geblieben ist der Bedarf an Pflegeplätzen.
Die Ursachen für den Bedürfniswandel für das altersgerechte Wohnen im Rentnerwohnhaus sind folgende:

- die länger gewünschte und erhaltene Selbständigkeit,
- gewisse Vorbehalte gegen institutionalisierte Betreuung und die gewollte längere Aktivität bei der Gestaltung der Lebensführung in einem Rentnerwohnhaus gegenüber einem Feierabendheim,
- der Aufbau oder Erhalt selbst gewünschter und nicht durch das Wohnen in Zweibettzimmern sich ergebender Kommunikationsformen mit anderen älteren Bürgern, die Kontakte können selbstbeeinflußt aufgebaut werden,
- der altersgerechte Wohnraum mit eigener Wohnkultur,

- eine erleichterte Lebensführung durch den erreichten Ausbau der Dienstleistungen,
- die Steigerung des Selbstwertgefühles durch bewältigbare Pflichten in der altersgerechten Wohnung.

Es wird somit dem Aktivierungs- und Integrationsgedanken gegenüber dem Betreuungsgedanken entsprochen (Lengwinat, 6). Das Raumangebot ist nur die eine, die Raumaneignung die andere Seite. Diese Feststellung begründet den Bedürfniswandel vom Feierabendheim zum Rentnerwohnhaus mit.

Das Milieu einer Wohnung und der Wohnumwelt entsteht entscheidend durch die Art und Weise, wie Menschen darin leben und damit umgehen. Es ist deshalb die Meinung zu vertreten, daß dem höher vorhandenen Zeitbudget älterer Menschen für persönliche Belange durch die Wohnung und Wohnumwelt in einem Rentnerwohnhaus in höherem Maße entsprochen wird als im Feierabendheim mit dem mehr vordergründigen Betreuungsgedanken. Die Wohnung nach eigenem Ermessen zu bewältigen, vermittelt ein besonderes Gefühl von Lebensqualität und Wohlbefinden.

Für die nächsten Jahre gilt es, in Fortführung des sozialpolitischen Programmes mit der vorrangigen Lösung der Wohnraumfrage diese Aspekte weiter zu beachten.

2. Die medizinische Betreuung der Bürger im höheren Lebensalter als Teil der hausärztlichen Betreuung

Die umfassende und zuwendende medizinische Betreuung hat bei den älteren Bürgern ebenfalls einen zunehmenden Stellenwert.

Beratend und helfend zu wirken, ist eine Herausforderung an die Hausärzte, der sie sich in Realisierung gerohygienischer Maßnahmen sowie bei der Wahrnehmung von Betreuungsleistungen immer mehr stellen müssen. Es wächst der Bedarf an regelmäßiger medizinischer Betreuung durch den Hausarzt mit zunehmendem Alter der Patienten. Der Hausarzt wird dabei immer stärker als Bezugsperson angesehen.

Die Hausärzte haben bei der komplexen Betreuung von Bürgern im höheren Lebensalter folgende Aufgaben:

- Sie wirken an der Erfassung betreuungsbedürftiger älterer Menschen mit und melden akut eingetretenen Betreuungsbedarf an die Räte der Stadtbezirke, Abteilungen Gesundheits- und Sozialwesen.
- Die Vermittlung von Hauswirtschaftshilfe, Mittagessen oder Betreuungsleistungen durch die Gemeindeschwestern wird realisiert, und sie arbeiten eng mit diesen zusammen.
- Es werden unaufgeforderte Hausbesuche durchgeführt, und andere medizinische Leistungen, zum Beispiel Physiotherapie in der Wohnung für gehbehinderte ältere Patienten, werden organisiert.
- Die älteren Bürger werden betreffs des günstigsten Zeitpunktes einer Feierabend- und Pflegeheimaufnahme beraten, darauf vorbereitet und bis zur Realisierung des Antrages besonders engmaschig betreut.
- Es erfolgt die Einschaltung von Angehörigen zur Absicherung der Betreuung oder zur Aktivierung der Patienten.

- Sie wirken auf die älteren Bürger gesundheitserzieherisch ein.
- Mit den Wohnbezirksausschüssen und den gesellschaftlichen Organisationen wird eine enge Zusammenarbeit organisiert, um diese zur Mitwirkung an der komplexen Betreuung zu motivieren.

Im Rahmen der medizinischen und sozialen Betreuung wurde ein stabiles System der Betreuung durch Gemeindeschwestern aufgebaut. Eine Voraussetzung dazu war, die quantitative Entwicklung der Zahl der Gemeindeschwestern auf 1:4 500 Einwohner zu sichern. Dieses Ergebnis wurde 1986 erreicht.

Um dem Bedürfnis nach Bezugspersonen zu entsprechen, wurden die Gemeindeschwestern struktuell den ambulanten Gesundheitseinrichtungen und dort den Fachärzten für Allgemeinmedizin zugeordnet. Die leitenden Gemeindeschwestern der Stadtbezirke arbeiten in der Koordinierungsgruppe zur komplexen Betreuung älterer Bürger und in den Einweisungskommissionen für die Feierabend- und Pflegeheime mit und sind meist Ausschußmitglied der Volkssolidarität.

Somit sind ständig Informationen über den Betreuungsbedarf und daraus erforderliche Leitungsaktivitäten vorhanden. Den Gemeindeschwestern werden die Betreuungsaufgaben für ein bestimmtes Territorium – zumeist auf WBA-Grundlage – übergeben und gleichzeitig für die Zusammenarbeit Brigaden für die Hauswirtschaftspflege für das gleiche Territorium festgelegt. Durch dieses System hat sich ein gutes Vertrauensverhältnis dieser Bürger zu den Gemeindeschwestern und Hauswirtschaftspflegerinnen entwickelt, und das Bedürfnis nach Betreuung in der Wohnung ist ständig angestiegen.

Die Gemeindeschwestern realisieren folgende Aufgaben:
- die Mitwirkung an der Erfassung hilfsbedürftiger älterer Bürger,
- die Hausbesuche bei allen Pflegeheimantragstellern; dadurch können die Entscheidungsfindungen der Einweisungskommissionen für die Dringlichkeit der Heimaufnahme wesentlich verbessert werden,
- kontinuierliche Hausbesuche bei allen Pflegeheimantragstellern in festgelegten Zeitabständen, auch wenn diese von Angehörigen oder Bekannten betreut werden, damit liegen aktuelle Informationen über sich verändernde Dringlichkeiten vor, und die Antragsteller für einen Pflegeheimplatz haben das Gefühl, daß mit dem Antrag gearbeitet wird und dieser nicht nur eine Verwaltungsunterlage ist,
- die koordinierende Einleitung von sozialen Betreuungsmaßnahmen und deren Qualitätskontrolle im Zusammenwirken mit den gesellschaftlichen Organisationen, besonders der Volkssolidarität und dem DRK der DDR,
- aus der Kenntnis der Lage des praktischen Betreuungsbedarfs Weitergabe von Informationen zur Vorbereitung von Leitungsentscheidungen der örtlichen Räte,
- die Weiterentwicklung der Qualität durch die differenzierte Auswertung von Pflegevisiten der leitenden Gemeindeschwestern und gemeinsamer Erfahrungsaustausch mit der Volkssolidarität,
- die Übernahme von Weiterbildungsveranstaltungen durch die Gemeindeschwestern für die Hauswirtschaftspflegerinnen,
- die Betreuung von Bürgern im Rentnerwohnhaus.

Somit hat die Gemeindeschwester eine zentrale Stellung bei der medizinischen und sozialen Betreuung von Bürgern im höheren Lebensalter inne.

3. Das wachsende Bedürfnis nach Kommunikation

Die älteren Bürger haben ständig wachsende Bedürfnisse nach Kommunikation und einem umfassenden geistig-kulturellen Leben. Die Kontakte werden nicht nur zu Kindern oder Verwandten gewünscht, sondern werden zunehmend zu ehemaligen Kollegen des Betriebes, zu den Bewohnern der Rentnerwohnhäuser oder der Heime sowie zu jüngeren Menschen im Wohngebiet realisiert.
Dieses Kommunikationsbedürfnis wird auch durch die Leistungen der Volkssolidarität befriedigt.
Es werden verstärkt Angebote für aktive kulturelle Betätigung, ein differenziertes geistig-kulturelles Leben auf hohem Niveau in den Klubs und Treffs sowie den Ortsgruppen der Volkssolidarität gefordert. Die Ansprüche der älteren Menschen an die Betreuungsarbeit durch die Volkssolidarität wachsen ständig, so daß Qualitätsfragen für diese gesellschaftliche Organisation immer mehr im Mittelpunkt stehen. Um diesen Ansprüchen an ein niveauvolles geistig-kulturelles Leben besser zu entsprechen, wurde 1986 ein neuer Informationszyklus „Prominente und Studenten der Stadt Leipzig für die Veteranen – Hochschulen und Kombinate stellen sich vor" eingeführt. Mit großem Interesse nehmen die älteren Bürger die Veranstaltungen, die sie z. B. mit Schlüsseltechnologien, Einsatz der Rechentechnik und der Arbeit von künstlerischen Hochschulen bekanntmachen, wahr. Dieser Informationszyklus ergänzt durch seine Themen die Veranstaltungen des Veteranenkollegs der KMU mit ständig mehr als 1 000 Teilnehmern.
Alle Heime der Stadt haben Patenschaftsverträge oder freundschaftliche Beziehungen zu gesellschaftlichen Einrichtungen, Kindergärten, Schulen oder Betrieben. Auch dadurch wird dem steigenden Kommunikationsbedürfnis entsprochen.

4. Die wachsenden Bedürfnisse nach Betreuung im Wohngebiet

Neben der medizinischen und sozialen Betreuung durch die Gemeindeschwestern gibt es eine Reihe von Möglichkeiten der Betreuung im Wohngebiet, die sich immer mehr zum Bedürfnis bei älteren Menschen entwickeln. Ein Teil von ihnen wünscht keine Heimaufnahme, so daß die Versorgung im häuslichen Milieu abgesichert werden muß.
Die Hauswirtschaftspflegerinnen werden zunehmend besser der Aufgabe der Betreuung, nicht nur im hauswirtschaftlichen Bereich, sondern als Partner der älteren Bürger, gerecht. Ausdruck dafür ist, daß in steigendem Maße z. B. die Erledigung von Dienstleistungen oder persönlichen Anliegen, die Ausgestaltung von kleinen Feiern an Festtagen übernommen werden. Für diese Aufgaben und die Gesprächsführung mit älteren Menschen werden die Hauswirtschaftspflegerinnen qualifiziert und nehmen in ihren Wettbewerbsprogrammen Bezug. Somit wurde neben der kontinuierlichen quantitativen Entwicklung auch die Qualität der Betreuungsleistungen erhöht.
Stabile Ergebnisse gibt es bei der Mittagessenversorgung. Wurden 1981 4 405 Rentner täglich mit einer warmen Mahlzeit versorgt, sind es 1986 5 210 Bürger. Besonders entwickelt wurde der Anteil der Versorgung in der Wohnung. Dieser betrug 1986 50,1 %. Die Qualität dieser Betreuungsleistungen konnte ebenfalls gesteigert werden, das betrifft die Mahlzeiten selbst, aber

ebenso das niveauvolle Darreichen, die Gesprächsführung beim Essenreichen und die schon teilweise erfolgende Verabreichung von Schonkost.

Zwei Drittel älterer Bürger schätzt die Qualität als sehr gut bzw. gut ein (7). Die Timurhilfe und der Einsatz von Kameraden des DRK der DDR sind weitere Möglichkeiten bei der Absicherung der komplexen Betreuung. Beide Leistungen entwickeln sich durch neue Methoden bei der Organisation und bei der Durchführung entsprechend den gestiegenen Bedürfnissen der Bürger im höheren Lebensalter.

Neben der Realisierung der hilfegebenden Betreuungsleistungen für die Haushaltführung oder die Pflege wurde auch hier Wert auf die gleichzeitige individuelle Gesprächsführung und Information gelegt.

Es ist einzuschätzen, daß die sich ständig ändernden Bedürfnisse der Bürger im höheren Lebensalter entsprechende Leitungsentscheidungen, die in Konzeptionen und bei der Planung Beachtung finden müssen, erfordern. Voraussetzung dafür ist eine kontinuierliche Analyse des sich vollziehenden Bedürfniswandels. Die Befriedigung der Wohn-, Tätigkeits-, Informations-, Kommunikations- und Sozialbedürfnisse, die eine ausgeglichene Beziehung zwischen Individuum und Gesellschaft ermöglichen, nimmt dabei einen besonderen Stellenwert in der Arbeit der Fachabteilung Gesundheits- und Sozialwesen ein. Bei der Realisierung der Bedürfnisse gehen wir davon aus, daß das Anspruchsniveau entsprechend der gesellschaftlichen Entwicklung weiter steigen wird. Gleichzeitig wird damit den Aufgaben des XI. Parteitages, die qualitativen Faktoren bei der Entwicklung des Gesundheits- und Sozialwesens in den Mittelpunkt zu stellen, entsprochen und die Forderung, die Bedingungen für die soziale Sicherheit und Geborgenheit zu festigen und die Bedürfnisse der Bürger in wachsendem Maße zu befriedigen, realisiert (1).

Die Arbeitsschwerpunkte für die nächsten Jahre sind deshalb:

— eine noch differenziertere Vorbereitung auf ein aktives Alter, welches z. B. eine weitere — eventuell auch stundenweise — Berufstätigkeit auf dem erreichten Qualifikationsstand ermöglicht,

— die Erweiterung der Kapazität an altersgerechten Wohnmöglichkeiten, besonders in Rentnerwohnhäusern, anderem altersadäquaten Wohnraum und Pflegeheimen mit der Sicherung eines hohen Betreuungsniveaus,

— ein vielfältiges Angebot für das Aktivsein, für Kommunikation und Information, auch nach dem Ausscheiden aus dem Arbeitsprozeß, mit der Erfüllung des Anspruchs an ein umfassendes geistig-kulturelles Leben,

— eine den Vorstellungen und Wünschen älterer Bürger entsprechende allseitige Einbeziehung in das gesellschaftliche Leben der Wohngebiete.

Diese Schwerpunkte in hoher Qualität und mit mehr Effektivität zu realisieren, macht erforderlich, die Koordination der Aktivitäten aller gesellschaftlichen Organisationen durch die Fachabteilungen Gesundheits- und Sozialwesen zu verbessern.

Literatur

1. Direktive des XI. Parteitages der SED, Berlin, Dietz-Verlag 1986, S. 93 und S. 106
2. Eitner, S.: Lebensführung und Lebensgestaltung. In: Gerohygiene von Eitner, S., Berlin, Volk und Gesundheit 1966, S. 309

3. Flier, B.: Der ungeheure Drang, Spuren zu hinterlassen. Sonntag – Kulturpolitische Zeitschrift 13 (1980)
4. Gutsche, G., Hahn, T., und K. P. Schwitzer: Entwicklung der Persönlichkeit und Lebensweise älterer Bürger in der entwickelten sozialistischen Gesellschaft. In: Medizin und Gesellschaft, Autorenkollektiv Jena, Gustav-Fischer-Verlag, Heft 16, 1982, S. 62
5. Honecker, E.: Bericht des Zentralkomitees der SED an den XI. Parteitag der SED Berlin, Dietz-Verlag 1986, S. 72
6. Lengwinat, A.: Verantwortung des Gesundheits- und Sozialwesens für eine ständige Qualifizierung der medizinischen und sozialen Betreuung der Bürger. In: Organisation des Gesundheitsschutzes für ältere Bürger, von A. Lengwinat. Berlin, Volk und Gesundheit 1984, S. 11–19
7. Lengwinat, A.: unveröffentlicht
8. Metzig, H., und A. Lengwinat: Anforderungen an die Sozialhygiene bei der Absicherung des sozialen Betreuungsbedarfs. Sozialhygienereport 1983, Nr. 1/2, S. 17–22
9. Trojan, J. A.: Demografie des Greisenalters. In: Handbuch der Gerontologie von Autorenkollektiv. Jena, Gustav-Fischer-Verlag 1978, S. 43
10. Verf. u. Mitt. des MfG Nr. 8/1970 vom 21. 4. 1970. Rahmenvereinbarung zur Verwirklichung der „Grundsätze und Maßnahmen zur Verbesserung der medizinischen, sozialen und kulturellen Betreuung der Bürger im höheren Lebensalter und . . ."
11. Winter, K.: Soziologie für Mediziner. Berlin, Volk und Gesundheit 1973, S. 106 bis 110 und S. 118/119

Ausgewählte Aspekte der Leitung, Planung und Organisation der medizinischen und sozialen Betreuung im Territorium

Abgeordnete und Bürger im engen Vertrauensverhältnis

Aus der Tätigkeit des Ausschusses für Gesundheitswesen der Volkskammer der DDR

Ch. Brückner

Wie allen 15 Ausschüssen der Obersten Volksvertretung der DDR obliegt dem Ausschuß für Gesundheitswesen der Volkskammer die Beratung von Gesetzentwürfen und die ständige Durchführung der Gesetze.

Auf der Grundlage der von der Volkskammer der DDR verabschiedeten Gesetze tritt er dafür ein, daß das in der Verfassung garantierte Grundrecht auf Schutz der Gesundheit und der Arbeitskraft jedes Bürgers der DDR in der Praxis des täglichen Lebens durchgesetzt wird. Das ist nicht nur Aufgabe der mehr als 585 000 Mitarbeiter des Gesundheits- und Sozialwesens der DDR, sondern dafür setzen sich auch die Abgeordneten der Volksvertretungen aller Ebenen aktiv ein.

Gemeinsam mit ihren Wählern überprüfen die Abgeordneten sachkundig, wie die von ihnen gefaßten Beschlüsse in der Praxis wirken. Sie unterstützen die Initiativen, beraten sich mit ihren Wählern und gewinnen dabei wichtige Erkenntnisse für Maßnahmen der zentralen und örtlichen staatlichen Leitungen. Dieser Arbeitsstil bereichert den ständigen Informationsfluß über Probleme, Erfahrungen und Erkenntnisse zwischen den Organen des Staates und den Bürgern. Die Abgeordneten betrachten es als ständige Aufgabe, ihren Wählern gesellschaftliche Zusammenhänge zu erläutern, Probleme zu erkennen und lösen zu helfen. Sie sind bestrebt, durch ihre gesellschaftliche Arbeit die besten Erfahrungen mit zu verallgemeinern und nicht zuletzt durch vorbildliche Tätigkeit im eigenen beruflichen Wirkungskreis zur Realisierung der Aufgaben beizutragen.

Dem Ausschuß für Gesundheitswesen gehören in der 9. Wahlperiode der Volkskammer, die 1986 begann, 27 Abgeordnete und 15 Nachfolgekandidaten der Volkskammer an. Von den 42 Ausschußmitgliedern – 27 Frauen und 15 Männer – arbeiten 22 Mitglieder unmittelbar im Gesundheitswesen. 20 Abgeordnete kommen aus anderen Berufen.

Die soziale und berufliche Zusammensetzung auch dieses Volkskammer-Ausschusses widerspiegelt überzeugend den Charakter unseres sozialistischen Staates, denn in ihm wirken miteinander und nebeneinander der Hochschulprofessor, der Elektriker, der praktische Arzt, die Krankenschwester, der Bürgermeister, die Hebamme, der LPG-Vorsitzende, die Textilfacharbeiterin.

27 Ausschußmitglieder verfügen über langjährige Erfahrungen als Volksvertreter; sie erhielten bereits in mehreren Wahlen das Vertrauen der Wähler ihres Wahlkreises. Im Ausschuß für Gesundheitswesen, diesem vom obersten staatlichen Machtorgan der DDR gebildeten Arbeitsgremium, sind alle 10 Fraktionen der Volkskammer vertreten.

In der 8. Legislaturperiode (1981–1986) führte der Ausschuß für Gesundheitswesen u. a. 36 Arbeitsgruppeneinsätze durch, vorrangig mit dem Anliegen, beste Erfahrungen in der medizinischen Grundbetreuung zu verallgemeinern und weitere innere Reserven zur materiellen Sicherung der medizinischen Betreuung zu erschließen. Hierzu waren die Abgeordneten in den Bezirken Cottbus, Leipzig, Neubrandenburg, Karl-Marx-Stadt u. a.

Darüber hinaus beteiligten sich die Mitglieder des Ausschusses an einer Vielzahl weiterer Veranstaltungen im Bereich des Gesundheits- und Sozialwesens ihrer Wahlkreise.

Unentbehrliche Treffpunkte der Abgeordneten mit ihren Wählern sind die Gespräche am Arbeitsplatz und die Sprechstunden, die regelmäßig abgehalten werden. Alle Mitglieder des Ausschusses unterhalten engen Kontakt zu den Ständigen Kommissionen Gesundheits- und Sozialwesen des Kreistages bzw. der Stadtverordnetenversammlung ihres Wahlkreises.

In Informations- und Problemtagungen mit dem Minister für Gesundheitswesen der DDR und weiteren Vertretern des Ministerrates bereiten die Abgeordneten operative Einsätze des Ausschusses vor. Solche Aktivitäten, bei denen die Ausschußmitglieder als geschlossene Gruppe von Volksvertretern an Brennpunkten des wirtschaftlichen Geschehens und des gesellschaftlichen Lebens wirksam werden, gehören zum bewährten Arbeitsstil der Obersten Volksvertretung der DDR.

Gemeinsam mit ihren Wählern überprüfen die Abgeordneten, wie die Gesetze mit Leben erfüllt werden. Sie beraten sich eingehend mit Ärzten, Schwestern, mit Leitern von Betrieben und mit Werktätigen an ihren Arbeitsplätzen, mit Bürgern, die in gesellschaftlichen Organisationen arbeiten. Sozusagen „vor Ort" studieren sie Probleme, unterstützen auf das allgemeine Wohl gerichtete Bürgerinitiativen, geben von ihren Erfahrungen ab. Dabei werden neue Erkenntnisse für die Gesetzgebung und für das Anwenden gesetzlicher Regelungen gewonnen.

Unmittelbare Partner bei der operativen Arbeitsgruppentätigkeit sind die Abgeordneten der örtlichen Volksvertretungen, die Mitglieder der Ständigen Kommissionen Gesundheits- und Sozialwesen der Städte, Kreise und Bezirke. Diese haben, das entspricht auch dem 1985 beschlossenen Gesetz über die örtlichen Volksvertretungen, eigene Aufgaben zu erfüllen, aber die Abgeordneten des Volkskammerausschusses arbeiten eng und freundschaftlich mit ihnen zusammen, denn sie kennen örtliche Besonderheiten, sie wissen um spezifische Fragen, sind Sachkundige und Berater. Mit ihnen Gedanken auszutauschen und Wissen zum Nutzen für alle anzubringen, daraus resultierten in allen Wahlperioden immer wieder zahlreiche Aufgaben, die sich der Ausschuß für Gesundheitswesen in seinen Arbeitsplänen stellte.

Die planmäßige Verbesserung der medizinischen Betreuung der Werktätigen, vor allem der Arbeiter in den industriellen Ballungsgebieten, ist ein wichtiger Bestandteil des vom VIII. Parteitag der SED beschlossenen sozialpolitischen Programms. Es gehört zur Tätigkeit der Abgeordneten des Ausschusses für Gesundheitswesen, daß sie sich in den Gesundheitseinrichtungen, in Betriebspolikliniken und Arztpraxen in vertrauensvollen Gesprächen darüber informieren, wie gesundheitspolitische Beschlüsse praktische Gestalt angenommen haben, wo es noch Schwierigkeiten bei der Realisierung gibt, was und wie mit welchem Erfolg getan wird, um die gesundheitliche Betreuung der Werktätigen und ihrer Familienangehörigen weiter zielstrebig zu verbessern.

Ein Blick in die von den Abgeordneten bewältigten Aufgaben soll das verdeutlichen. In der 8. Wahlperiode begannen die Abgeordneten ihre Arbeitsgruppeneinsätze zu Fragen der Rehabilitation. Sie besuchten in Karl-Marx-Stadt das Rehabilitationszentrum für Blinde, im Kreis Aue wurden Erfahrungsaustausche geführt zur Unterstützung des UNO-Jahres der Geschädigten, zur Förderung und Verallgemeinerung von gemeinsamen Initiativen der staatlichen Organe, Betriebe und gesellschaftlichen Organisationen, die der weiteren Ausgestaltung der gesellschaftlichen Fürsorge für geistig und körperlich behinderte Menschen dienen.

Auch in Annaberg führte eine Arbeitsgruppe Gespräche und Erfahrungsaustausche zu dieser Thematik durch, und bezeichnend für das Wirken der sozialistischen Demokratie ist dabei, daß auch hier die Volkskammerabgeordneten freundschaftlich und konstruktiv mit denen zusammenwirkten, die auf örtlicher Ebene als Volksvertreter im Rahmen der Rehabilitation und der gesundheitlichen Betreuung tätig waren.

So war es möglich, daß die vielen Erfahrungen, die zur Rehabilitation gesammelt wurden, auch unmittelbar in die Beratungen und Beschlüsse der zuständigen örtlichen Volksvertretungen und deren Organe einfließen konnten. Eine solche Arbeitsform gestattet es also, koordiniert auf wichtige Probleme zu reagieren.

Die Erfahrungen aus solchem Zusammenwirken von Abgeordneten verschiedener Ebenen werden ständig in Ausschußsitzungen mit Vertretern der Regierung diskutiert und wurden inzwischen auch schon in zahlreichen Rechtsvorschriften berücksichtigt. Hinzu kommt, daß Vertreter des Ausschusses auf gesundheitspolitisch wichtigen Veranstaltungen Berichte über ihre Tätigkeit abgaben und darlegten. Die gewonnenen Erfahrungen zur Rehabilitation beispielsweise wurden auf einer Arbeitstagung der Gesellschaft für Rehabilitation in Dresden und auf dem Rehabilitationskongreß in Karl-Marx-Stadt vorgetragen. In den weiteren Arbeitsgruppeneinsätzen der abgelaufenen Wahlperiode widmeten sich die Abgeordneten Fragen der wissenschaftlichen Verordnungsweise und dem rationellen Einsatz der Medizintechnik, und es ging um die Profilierung der materiellen Betreuungsbedingungen, speziell der komplexen Betreuung der älteren Bürger. Hierzu waren Arbeitsgruppen in Senftenberg, Leipzig, Suhl, Nordhausen, Berlin-Lichtenberg und anderswo tätig. Zahlreiche Erkenntnisse führten zu umfangreichen und vielseitigen Schlußfolgerungen. Am Ende eines solchen operativen Einsatzes steht gewöhnlich eine Ausschußsitzung, in der die Arbeitsgruppenmitglieder ihre Erfahrungen in Gegenwart des Ministers für Gesundheitswesen und anderer Regierungsvertreter vortragen und der Oberbürgermeister und der Kreisarzt des jeweils besuchten Territoriums als Gäste an der

Beratung teilnehmen und schon über mögliche Auswirkungen des Einsatzes berichten, d. h., welche Probleme aufgegriffen werden konnten, wo die Volksvertreter helfende Anregungen geben konnten, oder wo Lösungen nicht gefunden oder mögliche nicht gleich umgesetzt werden konnten. Die Einsätze in den erwähnten Bezirken sowie in den Hochschulen waren nicht zuletzt auch Grundlage für das im November 1986 beschlossene neue Arzneimittelgesetz.

Das unmittelbare Gespräch mit den Bürgern ist für die Abgeordnetenarbeit unerläßlich. Wenn auch die Arbeitsgruppeneinsätze von jedem Ausschußmitglied weiten gesellschaftlichen Überblick, gutes Wissen um die Entwicklungsrichtungen sozialistischer Gesundheitspolitik in der DDR, umfangreiche Vorbereitungszeit, hohe Einsatzbereitschaft und sicheres Einfühlungsvermögen verlangen, so bedeuten sie dennoch nur einen Teil der verantwortungsvollen Aufgaben des Volkskammerabgeordneten. Kontakt mit dem Bürger, dem Wähler, auf der Grundlage eines gesicherten Vertrauensverhältnisses, das ist auch wichtiger Arbeitsalltag. Schon deswegen, weil die Volkskammerabgeordneten alle einen Beruf ausüben, einem Arbeitskollektiv angehören, genau genommen in ihrer beruflichen Tätigkeit selbst die Beschlüsse mit durchsetzen, die Gesetze mit realisieren, die sie im Parlament mit gefaßt haben und so – in der Praxis – täglich das Gespräch mit ihren Wählern führen.

In diesen Gesprächen überzeugen sie sich regelmäßig davon, wie das sozialpolitische Programm der Sozialistischen Einheitspartei Deutschlands, das ja auch die gesundheitliche Betreuung, die medizinische Versorgung der Bürger mit einschließt, praktisch immer mehr Gestalt annimmt.

Es liegt auf der Hand, daß alle Ausschußmitglieder ihre operativ gewonnenen Erkenntnisse mit größtem Nutzen in ihrem eigenen Wahlkreis anwenden.

Davon ausgehend, daß die Gesunderhaltung im sozialistischen Staat nicht dem Arzt überlassen, sondern gesamtgesellschaftliches Anliegen ist, führen die Abgeordneten in ihren Wahlkreisen Beratungen mit Ärzten, Schwestern, Betriebsleitern und Gewerkschaftsfunktionären sowie Mitgliedern des DRK, der Volkssolidarität, der Parteien und Massenorganisationen, die in der Nationalen Front der DDR vereinigt sind, durch. Dort legen sie ihre Erfahrungen dar und beraten mit den Bürgern gesundheitspolitische Fragen in ihrem Wahlkreis.

In Auswertung des XI. Parteitages der SED und entsprechend dem Fünfjahrplan für die Entwicklung der Volkswirtschaft der DDR in den Jahren 1986–1990 sind dies Probleme, den vorbeugenden Gesundheitsschutz zu intensivieren, das Verhältnis von Arzt und Patient noch vertraulicher zu festigen und damit die gesundheitliche Betreuung immer wirksamer zu gestalten, und schließlich Fragen, die die Gesunderhaltung des Bürgers durch dessen eigene Verantwortungswahrnehmung betreffen. Solche Beratungen führen zu konkreten Festlegungen im Territorium, sie profilieren aber auch den Abgeordneten als Sachkundigen bei der Erläuterung unserer Gesundheitspolitik.

So ist allen Mitgliedern des Ausschusses für Gesundheitswesen gemeinsam: sie sammeln Erfahrungen über die Durchsetzung gesundheitspolitischer Ziele, sie sind der Praxis verbunden, sie halten enge Verbindung zu ihren Wählern und zu den Volksvertretungen in ihrem Wahlkreis. Die Probleme der Stadt, des Kreises sind ihnen gut bekannt. Immer haben sie ein Ohr dafür, was die Bürger bewegt, sind jederzeit für diese zu sprechen. Und die Bürger nutzen diese Möglichkeit.

Das Bewußtsein, gebraucht zu werden, macht die Abgeordnetentätigkeit so wertvoll, denn so werden viele Anregungen und Hinweise der Bürger, im Falle der Mitglieder des Ausschusses für Gesundheitswesen verständlicherweise verstärkt auch mit den Mitarbeitern aus unseren Gesundheits- und Sozialeinrichtungen zur weiteren Verbesserung der umfassenden gesundheitlichen Betreuung verallgemeinert und in den Gesetzgebungsprozeß einbezogen.

Literatur

1. Gesetz über die örtlichen Volksvertretungen in der DDR vom 4. Juli 1985. Die örtlichen Volksvertretungen im Dienst der Bevölkerung
2. Christoph, K. H., Gläß, K.: humanitas 3/86 S. 10
3. Schwedter Initiativen vom 1. operativen Einsatz des Volkskammerausschusses für GSW. humanitas 21/86 S. 7

Die demokratische Mitwirkung der Bürger bei der Arbeitsweise ihrer Gesundheitseinrichtungen über Gesellschaftliche Beiräte und eine davon abgeleitete rationelle Betreuungsorganisation

H. Metzig

Immer mehr messen unsere Bürger die Funktionstüchtigkeit des Gesundheitswesens daran, inwieweit und wie schnell ihre Erwartungen an diese Einrichtung erfüllt werden. Mit Recht haben deshalb die subjektiven Faktoren bei der Leitung der Gesundheitseinrichtungen, aber auch in der Tätigkeit jedes Arztes, aus der Sicht des Bürgers eine zunehmende Bedeutung. Es geht dabei um Ausprägung vertrauensvoller Beziehungen zwischen den Einrichtungen und den Bürgern des Territoriums. Aus der Dynamik dieses Prozesses mit seiner wechselseitigen Beeinflussung resultiert die Forderung an die ärztliche Leitungtätigkeit, die Bürger selbst stärker einzubeziehen. „Diese aktive Mitbestimmung entscheidet auf allen Ebenen und in allen Bereichen über das Vertrauensverhältnis zwischen Staat und Bürger, festigt dieses Verhältnis und ist der Weg, auf dem sich im Sozialismus Staat und Gesellschaft immer enger miteinander verbinden", formulierte Genosse Hager auf der Gesellschaftswissenschaftlichen Konferenz. Und er fährt fort, daß „sie zugleich auch die beste Methode ist, um Bürokratismus, wo immer er auftritt, entgegenzuwirken".

In der Arbeit der Polikliniken und Ambulatorien der Stadt Leipzig hat sich die Einbeziehung der Bürger in die Leitung durch die Bildung und planmäßige Arbeit „Gesellschaftlicher Beiräte" bewährt. In ihnen wirken zahlreiche Bürger aus dem Wohngebiet, Mitarbeiter von Betrieben und Einrichtungen sowie Vertreter gesellschaftlicher Organisationen mit. Gesellschaftliche Beiräte wurden bereits vor Jahren an allen größeren ambulanten Einrichtungen der Stadt gebildet. Trugen sie anfangs mehr den Charakter eines Organs zur materiellen Unterstützung der Einrichtungen, z. B. mit Werterhaltungsmitteln, so hat sich heute immer mehr eine beratende Funktion herausgebildet. Eine 1982 ausgearbeitete „Rahmenrichtlinie zur Arbeitsweise der Gesellschaftlichen Beiräte für ambulante und soziale Einrichtungen in der Stadt Leipzig" hat die Entwicklung arbeitsfähiger, die Leiter der Einrichtungen regelmäßig beratender Beiräte in diesem Sinne beeinflußt. Bewährt hat sich dabei, daß nicht schematisch vor-

gegangen wurde. So ist z. B. die Zusammensetzung des Gesellschaftlichen Beirates immer abhängig von den territorialen Bedingungen.
Die Leitung des Gesellschaftlichen Beirates der Poliklinik Südwest wird von einem Direktor eines Großbetriebes, der des Ambulatoriums Großzschocher von einer Fachärztin für Allgemeinmedizin, und der des Ambulatoriums Dölitz vom Vorsitzenden eines Wohnbezirksausschusses der Nationalen Front ausgeübt. Auf der Grundlage eines Jahresarbeitsplanes werden kommunalpolitisch wichtige medizinisches Personal sowie Bürger gleichsam interessierende Fragen beraten.
Alle Gesellschaftlichen Beiräte beschäftigen sich regelmäßig mit Einschätzungen der Wirksamkeit der medizinischen Betreuung im Territorium, der Entwicklung des Vertrauensverhältnisses zwischen den Bürgern und der Einrichtung sowie der Auswertung von Kritiken bzw. Eingaben und leiten daraus Empfehlungen für den Leiter der Einrichtung ab. Gemeinsam mit dem Gesellschaftlichen Beirat wurden durch die Leitungen der Polikliniken Ost, Südost und West Patientenforen organisiert und durchgeführt. Bewährt haben sich auch Gespräche mit kleinen Patientengruppen, wie sie im Ambulatorium Möckern durchgeführt werden. Die Mitglieder dieses Beirates führten im Versorgungsbereich operative Kontrollen zur rationellen Organisation des Bestellsystems und der Auslastung der Spätsprechstunden durch, im Bereich des Ambulatoriums Dölitz unterstützte der Gesellschaftliche Beirat die Chefärztin beim Konzentrationsprozeß ärztlicher Arbeitsplätze.
Das Vertrauensverhältnis belastende Verhalten von Mitarbeitern, aber auch von Patienten, wird ausgewertet. Es werden Analysen zur Patientenzufriedenheit erarbeitet und Ursachen beraten, warum z. B. Patienten die Gesundheitseinrichtung ihres Wohngebietes nicht aufsuchen. Im Ambulatorium Großzschocher informiert der Gesellschaftliche Beirat regelmäßig über die Betreuungssituation älterer Bürger in den Wohngebieten. In der Poliklinik Südost gehen vom Gesellschaftlichen Beirat Aktivitäten zur Sicherung der Betreuungsqualität aus. Hin und wieder wurde uns die Frage gestellt, ob die Bürger mit der notwendigen Sachkunde die Spezifik der Arbeit der Mitarbeiter des Gesundheitswesens beurteilen können. Die fachliche Kompetenz des Arztes, des Zahnarztes, der Krankenschwester und aller anderen Mitarbeiter ist unbestritten. Aber die objektiven und subjektiven Bedingungen zur immer besseren Befähigung dieser fachlichen Kompetenz können schon durch die Hinweise und Ratschläge der Bürger positiv beeinflußt werden.
Unsere Leiter möchten heute nicht mehr auf die Mitwirkung der Gesellschaftlichen Beiräte verzichten. Es entspricht dem Charakter unserer sozialistischen Gesellschaft, daß sich immer mehr Bürger verantwortungsbewußt an der Vorbereitung, Durchführung und Kontrolle von Entscheidungen, die ihre Arbeits- und Lebensbedingungen betreffen, beteiligen. Das zeigt sich an der Bereitschaft von vielen Bürgern, in unseren Beiräten aktiv mitzuwirken.
In der Arbeit der Gesellschaftlichen Beiräte an den Polikliniken und Ambulatorien wurde die Erkenntnis gewonnen, daß die Bürger mit großer Verantwortung wertvolle Hinweise für die Qualifizierung der Leitung der ambulantmedizinischen Betreuung geben. Das bewahrt zugleich vor subjektiven Fehleinschätzungen und erzieht zur kritischen Wertung der eigenen Arbeit.
Die Gesellschaftlichen Beiräte sind für uns eine wichtige Hilfe und Unterstützung bei der Wahrnehmung unserer spezifischen Aufgaben im Rahmen des

Gesundheitsschutzes der Bevölkerung. Die Einflußnahme auf gesundheitspolitische Schwerpunkte, Hygiene der Wohn- und Arbeitsumwelt gehört in den Polikliniken Südost, West, Süd und Ost bereits zur Selbstverständlichkeit.

Auf der Grundlage des bewährten Zusammenwirkens mit Betrieben und Einrichtungen im Versorgungsbereich wurde in den Wohnbezirken der enge Kontakt zwischen Hausarzt – in der Regel der Facharzt für Allgemeinmedizin – und Wohnbezirksausschuß der Nationalen Front hergestellt.

Die meisten Allgemeinmediziner arbeiten heute in der Stadt mit den WBA-Vorsitzenden und den Mitgliedern sehr eng zusammen. Damit wird einerseits die Arbeit des Arztes befruchtet, weil er über das soziale Umfeld seiner Patienten viele Informationen erhält, die zugleich seine unmittelbare ärztliche Entscheidung im Interesse des Patienten qualifiziert. Nur aus dem langjährigen Kennen des Patienten, aus der Kenntnis der dialektischen Wechselwirkung zwischen Mensch und Umwelt, ist eine vertrauensvolle und wirksame ärztliche Tätigkeit möglich. Andererseits wird damit der Gesundheitsschutz immer mehr zum gesamtgesellschaftlichen Anliegen. Das Gefühl der Geborgenheit und Sicherheit im Bürger wächst. Die Förderung der Gesundheit aller Bürger als praktische Aufgabe erhält somit eine breite Basis.

Diese Arbeitsweise ist zugleich auch ein Beitrag zur Erhöhung der Qualität und Effektivität der medizinischen Betreuung. Dies entspricht auch dem Gesetz über die Örtlichen Volksvertretungen vom 4. 7. 1985, § 78.

Aus mehrjährigen Erfahrungen läßt sich zusammenfassend einschätzen, daß die Arbeit mit Gesellschaftlichen Beiräten

1. die enge Verbindung von Gesundheitseinrichtung und Wohngebiet, von Arzt und Bürger, die ärztliche Tätigkeit bereichert,
2. die Bereitschaft unserer Bürger, an der Verbesserung der Arbeit der Gesundheitseinrichtungen mitzuwirken, zugleich ihre persönliche Verantwortung für ihre eigene Gesundheit erhöht,
3. die Verantwortung für den Gesundheitsschutz aller Bürger sich in enger Wechselwirkung zwischen den Bürgern eines Wohngebietes und Mitarbeitern des Gesundheitswesens vollzieht,
4. die Gesamtbetreuungssituation im Versorgungsbereich einer Poliklinik mit Gesellschaftlichem Beirat sich positiv entwickelt und
5. die Einflußnahme auf das gesamtgesellschaftliche Anliegen des Gesundheitsschutzes sich ausgeprägter darstellt, je konkreter die Arbeitsplätze und die Vorstellungen für die inhaltliche Arbeit sind.

Aus der Spezifik des Berufes trägt dafür der Arzt auch eine persönliche Verantwortung. Somit ist die ärztliche Tätigkeit zugleich auch ein Teil Kommunalpolitik.

Erschließung von Leistungsreserven im örtlich geleiteten Gesundheitswesen durch optimale Leitung und Organisation am Beispiel eines Kreiskrankenhauses

U. Schädlich

Das Kreiskrankenhaus Auerbach ist ein Krankenhaus der Kategorie B mit erweiterter Aufgabenstellung. Zur Verfügung stehen die Fachgebiete Innere

Medizin, Chirurgie, Traumatologie, Gynäkologie/Geburtshilfe, Pädiatrie/Neonatologie, HNO, ITS und Chronisch Kranke sowie für die Diagnostik Labor Stufe 2, Radiologie, Funktionsdiagnostik. Die Gesamtkapazität umfaßt 585 Betten. Alle Fachabteilungen sind in einem Haus untergebracht, ein Ergebnis einer territorialen Rationalisierungsmaßnahme, die 1983 abgeschlossen wurde. Der Klinik angeschlossen ist die Kreispoliklinik mit 18 Fachabteilungen. Die Gesamtstruktur entspricht den Festlegungen der Rahmenkrankenhausordnung (siehe Schema 8).

Im Mittelpunkt der Leitung, Planung und Organisation einer Gesundheitseinrichtung, also auch eines Krankenhauses, steht die bewußte, zielgerichtete und rationelle Gestaltung des medizinischen Betreuungsprozesses.

Dies erfordert

- die planmäßig proportionale Entwicklung der verschiedenen Fachgebiete und Leistungsbereiche der Grundbetreuung sowie die Abstimmung mit der spezialisierten und hochspezialisierten Betreuung;
- die Organisation des arbeitsteiligen Prozesses in der Einrichtung, aber auch mit anderen Gesundheitseinrichtungen des Territoriums;
- den rationellsten Einsatz aller Fonds, vor allem des verfügbaren gesellschaftlichen Arbeitsvermögens.

Um die Wirksamkeit der Leitung und Planung zu erhöhen, sind wissenschaftliche Leitungsmethoden und Hilfsmittel für die Entscheidungsfindung erforderlich. Dazu gehört die Arbeit mit Kennzahlen, Richtwerten, Normativen und weiteren Orientierungswerten sowie der Übergang von einer bisher praktizierten kapazitätsorientierten Planung zur Leistungsplanung.

Im volkswirtschaftlichen Sinne werden Arbeitsleistungen in Menge und Qualität der Arbeitsergebnisse gemessen. Die Arbeit im Gesundheitswesen gestattet keine direkte Messung der Arbeitsergebnisse, so daß der Leistungsprozeß, d. h. der medizinische Betreuungsprozeß, in seinen hauptsächlichsten Dimensionen untersucht und falls erforderlich verändert werden muß. Leistungen beinhalten immer die in einer bestimmten Zeit zu erbringende oder erbrachte Arbeit. Der Zeitaspekt, vor allem die Zeitverwendung, wird allgemein als ein wichtiges Kriterium für die medizinische Betreuung anerkannt. Er ist jedoch allein für die Qualitätsbeurteilung nicht aussagefähig. Deshalb muß der Zeitaufwand für bestimmte Tätigkeitsarten stets im Zusammenhang mit einer medizinisch-fachlichen Qualitätsbeurteilung der durchgeführten Leistungen und des erreichten Ergebnisses untersucht und interpretiert werden.

Um Leistungsreserven für den medizinischen Betreuungsprozeß erschließen zu können, sind Maßnahmen zur Qualifizierung des Betreuungsniveaus ebenso erforderlich wie die Verbesserung der Arbeits- und Betreuungsorganisation. Welche Möglichkeiten bestehen auf diesem Gebiet?

1. Leistungsbezogener Arbeitskräfteeinsatz

Die inhaltlichen Veränderungen der stationär-medizinischen Betreuung, die Altersstruktur der Beschäftigten im Pflegebereich (60 % unter 30 Jahre) sowie die Auswirkung sozialpolitischer Maßnahmen erfordern einen effektiven Arbeitskräfteeinsatz.

Leitungsstruktur Kreiskrankenhaus/Kreispoliklinik Auerbach

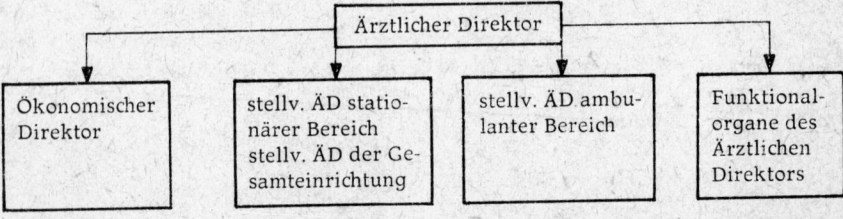

Ökonomischer Direktor	stellv. ÄD stationärer Bereich stellv. ÄD der Gesamteinrichtung	stellv. ÄD ambulanter Bereich	Funktionalorgane des Ärztlichen Direktors

– Leiter Haushalt und Finanzen
– Leiter Arbeitsökonomie
– Leiter Planung und Statistik
– Leiter allgemeine Versorgung
– Leiter wirtschaftliche Versorgung
– Leiter Technik
  • allgemeine Technik
  • Medizintechnik
	– Abt. Innere Medizin
	– Abt. Chirurgie
	– Abt. Traumatologie
	– Abt. Gynäkologie/ Geburtshilfe
	– Abt. HNO
	– Abt. Pädiatrie/ Neonatologie
	– Abt. ITS
	– Abt. Chron. Kranke
	– Funktionsbereich
	  • Röntgen
	  • Labor
	  • Funktionsdiagnostik
	  • Physiotherapie
		– Abt. Allgemeinmedizin
		– Abt. Innere Medizin mit dem Herz-Kreislauf-, Diabetes-, Rheuma- und Struma-Dispensaire
		– Abt. Chirurgie
		– Abt. Urologie
		– Abt. Onkologie
		– Abt. Dermatologie
		– Abt. Ophthalmologie
		– Abt. Neurologie/ Psychiatrie
		– Abt. Gynäkologie/ Schwangerenberatung
		– Abt. Pädiatrie
		– Abt. HNO
		– Abt. Allgemeine Stomatologie
		– Abt. Kieferorthopädie
		– Abt. Kinderstomatologie
		– Abt. PALT
		– ambulanter Funktionsbereich
		  • Röntgen
		  • Labor
		  • Funktionsdiagnostik
		  • Physiotherapie
		– Abt. Zahntechnik
			– Kaderleiter
			– Oberin
			– Sicherheitsinspektor

Der gegenwärtige Bezug der Arbeitskräfteplanung ist in erster Linie auf Kapazitäten gerichtet (Schwester oder Arzt pro Bett). Dies orientiert zwangsläufig auf die Erweiterung bestehender Kapazitäten und ist extensiv determiniert. Demgegenüber sollten Umfang und Qualität der Arbeit berücksichtigt und stimuliert werden. Dieser Forderung wird besser Rechnung getragen, wenn die von Przybill und Walther (1) erarbeitete Arbeitskräfterichtwertmethodik Anwendung findet. Sie berücksichtigt folgende Kriterien:

- Pflegefaktor (es werden drei Pflegeaufwandsgruppen unterschieden);
- verfügbare Anzahl von Arbeitskräften sowie der sich daraus ergebenden Arbeitszeit;
- Einsatzkoeffizient der Mitarbeiter;
- prozentualer Anteil der direkten Patientenbetreuungszeit bezogen auf die Arbeitszeit.
  Kapazitätsbezug ist nicht das Planbett, sondern das durchschnittlich belegte Bett.

Die besprochene Arbeitskräfterichtwertmethodik wird in unserer Einrichtung mit Erfolg praktiziert. Sie bietet die Möglichkeit der Leistungseinschätzung und -stimulierung und ermöglicht für den Arbeitskräftebedarf erstmals den Übergang von einer kapazitäts- zur leistungsorientierten Planung. Wesentlich für die Anwendung der Arbeitskräfterichtwertmethodik ist auch eine neue Form der Zusammenarbeit zwischen leitenden Ärzten/Schwestern und der Abteilung Arbeitsökonomie.

2. Qualitätsgerechter Einsatz der Arbeitskräfte

Die weitere Verbesserung der Qualität der medizinischen Betreuung stellt vor allem für den Pflegebereich die Aufgabe, mittlere medizinische Kräfte von Arbeiten zu entlasten, die nicht unmittelbar der Patientenbetreuung dienen. Analysen zur Arbeitszeitverwendung beweisen, daß die Höhe des Zeitanteils für wirtschaftliche Tätigkeit unmittelbar die Zeit für die direkte Patientenbetreuung beeinflußt, während die indirekte Betreuungszeit nahezu konstant ist. Krankenpflege bedeutet in erster Linie direkte Patientenbetreuung. Deshalb sind Tätigkeiten, die den direkten Betreuungsauftrag der Krankenschwester stören, schrittweise zu zentralisieren und zu rationalisieren. Die Profilierung „Zentraler Dienste" im Krankenhaus ist in diesem Sinne eine bedeutsame Aufgabe für Ökonomen, Ärzte und leitende Schwestern. Es muß erreicht werden, den Pflegezeitfonds für die Patienten zu erhöhen und den Arbeitsablauf auf Station zu verbessern. Innerhalb der „Zentralen Dienste" ist der „innerbetriebliche Hol- und Bringedienst" für die Entlastung der stationär tätigen Schwester von besonderer Bedeutung, weil 70 bis 80 Prozent der Ver- und Entsorgungsleistungen auf Station enden bzw. beginnen. Für eine Klinik mit rund 600 Betten, 8 Fachabteilungen und 22 Funktionseinheiten sind unter Beachtung der baulichen Bedingungen (ein Klinikstandort) sechs VbE für den „innerbetrieblichen Hol- und Bringedienst" erforderlich. Auf diese Weise können im Pflegebereich erhebliche Arbeitszeitreserven erschlossen werden. Eine VbE im Hol- und Bringedienst bedeutet den Gewinn an Arbeitszeitfonds für drei VbE im Pflegebereich. Man kann von einem Rationalisierungseffekt von 1:3 sprechen.

Arbeitszeitstudien beweisen, daß der Anteil der wirtschaftlichen Tätigkeit von 32 % auf 18 % zurückging. Dies zeigt, daß es möglich ist, Leistungsreserven zu erschließen, deren Nutzung im Interesse des Betreuungsauftrags leitungsmäßig abgesichert werden muß.

3. Erhöhung der Arbeitskontinuität durch Verbesserung der Kooperation

Die Zusammenarbeit zwischen den verschiedenen Leistungsträgern eines Krankenhauses muß den höheren Anforderungen des medizinischen Betreuungsprozesses entsprechen.

Der Pflegebereich hat bei arbeitsorganisatorischen Regelungen nach allgemeiner Erfahrung das Primat. Die Teilaufgaben sind inhaltlich, zeitlich und räumlich vor allem in Verantwortung der leitenden Schwestern abzustimmen. Bewährt haben sich nur solche Organisationsformen, die überschaubar sind und die Unterstützung der Kooperationspartner finden. Einmal getroffene Festlegungen sind keine Garantie für eine gut funktionierende Zusammenarbeit.

In der Zeit von 6.00 bis 9.00 Uhr erfolgt bei uns keine planbare Diagnostik oder Physiotherapie für Patienten, für die eine Begleitung durch die Schwester notwendig ist. Die Anforderungen für Labor, Röntgen, Funktionsdiagnostik und Physiotherapie für den Folgetag sind durch den Hol- und Bringedienst den jeweiligen Abteilungen täglich bis 14.30 Uhr zu überbringen.

Die Schwestern haben die Aufgabe, die qualitativen Anforderungen für diagnostische Leistungen einzuhalten. Richtlinien für Labor- und Röntgenuntersuchungen sowie ein Indikationskatalog für Physiotherapie stehen zur Verfügung und werden belehrt.

Durch Arbeitszeitstudien konnte der Nachweis erbracht werden, daß 60 bis 70 % der Tätigkeit im Pflegeprozeß planbar ist. Daraus resultiert die Möglichkeit der Arbeit nach Ablaufplänen. Auf diese Weise kann man Hektik abbauen und die Betreuungsorganisation verbessern.

In dem Maße, wie es gelingt, derartige Leistungsreserven zu erschließen, können solche Aufgaben wie Pflegedokumentation oder Gruppenpflege schrittweise realisiert werden.

Entscheidend für die Qualität der medizinischen Betreuung, die die Kapazitätsnutzung einschließt, sind zweckmäßige Formen der Zusammenarbeit zwischen klinischen und ambulanten Fachabteilungen.

Diesbezüglich existieren in unserer Einrichtung folgende Festlegungen:
- Einweisung für planbare Zugänge auf der Basis abgestimmter Diagnostik- und Therapiestandards sowie Bereitstellung der ambulanten Dokumentation, Röntgenfilme usw.;
- Erfassung der Kennziffer „prätherapeutische Liegezeit" nach Brauner (2) für chirurgisch profilierte Fachabteilungen;
- Einsatz ambulanter Nachbehandlungsstandards für bestimmte Erkrankungen;
- Arbeitsteilung zwischen Klinik und Ambulanz im diagnostischen Bereich (Labor, Röntgen, Funktionsdiagnostik);
- gemeinsame Absicherung der Bereitschaftsdienste;
- Gewährleistung der gegenseitigen Vertretbarkeit in den einzelnen Fachgebieten;

– fachspezifische Weiterbildung, wobei die Klinik ihre Leitfunktion laut Rahmenkrankenhausordnung wahrnimmt.

4. Multidisziplinäre Nutzung diagnostischer und therapeutischer Kapazitäten

Mit der Zunahme kooperativer Prozesse in Diagnostik und Therapie wachsen die Anforderungen an Leitung und Organisation. Es entwickelt sich auch im Kreiskrankenhaus eine neue Form der Arbeitsteilung, aber zugleich die Möglichkeit, Kapazitäten und Ausrüstungen multidisziplinär zu nutzen.
Nach unseren Erfahrungen nimmt der sogenannte „Funktionsbereich" eine zentrale Stellung ein. Er ist neben dem Stationsbereich (Pflegebereich) der Klinik und dem Sprechstundenbereich der Ambulanz zu einem weiteren Leistungsträger geworden. Unter „Funktionsbereich" versteht man in diesem Zusammenhang alle diagnostischen und therapeutischen Abteilungen, die zur Vorbereitung, Sicherung und Unterstützung der stationären und ambulanten Betreuungsaufgaben erforderlich sind.

Danach wären folgende Abteilungen zum Funktionsbereich zu zählen:
– Röntgen, Labor, Funktionsdiagnostik;
– zentraler Operations- und Anästhesiebereich;
– Physiotherapie, Zahntechnik, Pathologie, Rehabilitation und Arbeitstherapie.

Durch die differenzierten Kooperationsbeziehungen und die unterschiedlichen Unterstellungsverhältnisse ergeben sich eine Vielzahl von Aufgaben, die einer Lösung bedürfen. Obwohl die Sicherung funktioneller Beziehungen von größerer Bedeutung ist als Strukturlösungen, sollte tendenziell ein einheitlicher Funktionsbereich angestrebt werden. Nach unseren Erfahrungen ist es notwendig, Organisationslösungen für die Gestaltung folgender ausgewählter Ziele zu finden:
– *tagesfertige Grunddiagnostik* nach abgestimmtem, möglichst breitem Methodenspektrum und nach vereinbarten Indikationsprinzipien;
– *Notfalldiagnostik und Akutbehandlungen*
  Auch dafür sind ein Methodenspektrum von hoher Aktualität und Zuverlässigkeit, neue Organisationsformen und entsprechende Disponibilität der Arbeitskräfte erforderlich.
– *Vermeidung von Doppeluntersuchungen durch abgestimmte Betreuung und Datenerfassung im Territorium*
  Doppeluntersuchungen resultieren nicht selten aus den sich überschneidenden Betreuungsbereichen mit isolierter Aufgabenstellung.

5. Erschließung von Leistungsreserven durch Leistungsvergleich

Der Beschluß des Sekretariats des ZK der SED vom 12. 7. 1985 enthält die Aufgabe, „konsequent auf die Erreichung von Bestwerten zu orientieren" (3) und den Leistungsvergleich zur Überwindung von Niveauunterschieden der medizinischen Betreuung zu nutzen.
Wir führen den Leistungsvergleich zwischen sechs Kreiskrankenhäusern des Bezirkes Karl-Marx-Stadt in den Fachgebieten Innere Medizin, Chirurgie, Gynäkologie/Geburtshilfe, der Krankenpflege und der Ökonomie.

Eine Wertung der Analysenergebnisse und anderer Informationen erfolgt nach Expertenberatung. Die notwendigen Schlußfolgerungen werden in den Einrichtungen eigenverantwortlich abgeleitet. Durchschnittswerte sind nicht mit guter oder schlechter Qualität gleichzusetzen. Sie haben orientierenden Charakter. Das Ziel besteht darin, das ökonomische Denken und Handeln der Mitarbeiter weiterzuentwickeln und den Betreuungsprozeß sowie die Betreuungsergebnisse auf ausgewählten Gebieten zu untersuchen und zu bewerten. Für die Auswahl der Kriterien wurde ein Bezugssystem erarbeitet. Es dient als Hilfsmittel und nicht als Schema. Dieses Bezugssystem baut auf einem Paradigma von Donabedian (4) sowie auf Überlegungen von Senftleben (5) auf. Es werden drei Dimensionen berücksichtigt, die für die Bewertung des Leistungsprozesses von Bedeutung sind.

1. Personelle, organisatorische und materiell-technische Rahmenbedingungen;
2. Leistungen des medizinischen Betreuungsprozesses;
3. Ausgewählte Betreuungsergebnisse.

Die Rahmenbedingungen einer Einrichtung müssen beim Leistungsvergleich bekannt sein, weil man wissen muß, unter welchen Voraussetzungen medizinische Leistungen erbracht werden. Ein linearer Zusammenhang zwischen Rahmenbedingungen und Betreuungsergebnissen besteht sicher nicht.

Ein wesentlicher Aspekt für den Leistungsvergleich ist die Untersuchung der medizinischen Leistungen sowie ausgewählter Behandlungsergebnisse. Es zeigt sich, daß der Vergleich von Leistungen, die unter ähnlichen Bedingungen arbeitende Kollegen liefern, für die Qualitätsbeurteilung sehr günstig ist.

Zur Anwendung kommt weiterhin ein kombinationsfähiges, aufeinander abgestimmtes Kennziffernsystem, um Leistungen, soweit möglich, darstellen zu können (siehe Anlage). Bei der Kennziffernproblematik wurde ein Vorschlag von Keck (6) berücksichtigt, zwischen

– Kennziffern des Aufwandes an lebendiger Arbeit,
– Kennziffern des Aufwandes an vergegenständlichter Arbeit und
– Kennziffern der Qualität der Arbeit

zu unterscheiden.

Leitung und Organisation der Arbeitstätigkeit ist jedem Arbeitsprozeß immanent. Die Beschäftigung mit Bestlösungen im Gesundheitswesen ist ebenso notwendig wie in anderen gesellschaftlichen Bereichen. Auf einige Möglichkeiten, Leistungsreserven im örtlich geleiteten Gesundheitswesen zu erschließen, wurde eingegangen, wobei ein Großteil der Ergebnisse aus der langjährigen Zusammenarbeit mit der Abteilung Arbeitsökonomie des ISOG Berlin resultiert.

Anlage

Kennziffernkatalog für den Leistungsvergleich

1. Kennziffern des Aufwandes an lebendiger Arbeit
   – *Arbeitskräftebesetzungskennziffern* (Anwendung der Arbeitskräfterichtwertmethodik)
   – *Zeitaufwandskennziffern* für bestimmte Tätigkeiten

2. Kennziffern des Aufwandes an vergegenständlichter Arbeit
   – *Leistungs- und Aufwandskennziffern* für bestimmte Fachabteilungen (wie z. B.

Bettenauslastungsgrad, Bettenumschlagszahl, durchschnittliche Verweildauer, Krankenhausversorgungstage, Anzahl der Behandlungsfälle usw.)
- *Verbrauchskennziffern* für Medikamente, Verbandstoffe, Desinfektionsmittel, Wäsche, Energie usw.

3. **Kennziffern zur Charakterisierung des Leistungs- bzw. Betreuungsprozesses und ausgewählter Ergebnisse**

 - *ausgewählte Kennziffern des Betreuungsprozesses:*
   - fachspezifisches Leistungsprofil, diagnostizierte und behandelte Patienten, diagnostische und therapeutische Leistungen
   - Anwendungsgrad wissenschaftlich anerkannter Normen
   - ausgewählte prophylaktische Leistungen
 - *ausgewählte Ergebniskennziffern:*
   - Morbiditäts-, Letalitäts- und Mortalitätsquote
   - Komplikationsrate
   - Rehabilitationsergebnisse bei Krankheiten mit großer Inzidenz (Myokardinfarkt, Apoplexie)
   - Wirksamkeit der stationär-ambulanten Kooperation erfaßt mit den Kennziffern prätherapeutische Liegezeit und prästationäre Wartezeit

Literatur

1. Przybill, Norbert: Methoden der Bestimmung des Arbeitskräftebedarfs und Orientierungswerte zum Arbeitskräfteeinsatz in der medizinischen Grundbetreuung. Informationsmaterial Institut für Sozialhygiene und Organisation des Gesundheitswesens „Maxim Zetkin" Berlin, Seite 17.
2. Brauner, G.: Die abgestimmte Behandlung zwischen ambulantem und stationärem Sektor in der Allgemeinchirurgie und ihr Einfluß auf die Behandlungsergebnisse in 5 Erkrankungsgruppen. Das stationäre und ambulante Gesundheitswesen, Bd. 26, Volk und Ges., Berlin 1977, 59–78.
3. Beschluß des Sekretariats des ZK der SED vom 12. 7. 1985.
4. Donabedian, A.: An Exploration of Structure, Process and Outcome as Approaches to Quality Assessment. International Working Conference of the Robert-Bosch-Foundation, Ludwigsburg (1979), Oct. 2.–5.
5. Senftleben, H.-U.: Neue methodische Zugänge zur ärztlichen Qualitätssicherung. Qualitätssicherung ärztlicher Leistungen. Deutscher Ärzte-Verlag GmbH, 1981.
6. Peuker, P., Keck, A.: Zu theoretischen und methodologischen Fragen von Leistungsvergleichen im Gesundheitswesen. In: Zeitschrift für die gesamte Hygiene, 28 (1982) 9, S. 652.

Beispiele und Möglichkeiten der Erhöhung der Qualität und Effektivität von Betreuungsprozessen durch territoriale Rationalisierung
E. Engel

Die gemeinsame Beratung des ZK der SED und des Ministerrates der DDR mit den Vorsitzenden der Räte der Kreise und den Oberbürgermeistern im Oktober 1986 in Berlin war auch dem Rat des Kreises Leipzig-Land Anlaß, Bilanz zu ziehen, wie es entsprechend den Möglichkeiten des Territoriums gelungen ist, den größeren Entscheidungsraum, den das Gesetz über die örtlichen Volksvertretungen für die Räte des Kreises eröffnet, Leistungs- und Effektivitätsreserven zu erschließen und damit nicht nur die ökonomischen Ergebnisse der Betriebe und Einrichtungen zu erhöhen, sondern auch die Arbeits- und Lebensbedingungen für die Bürger des Kreises sichtbar zu verändern.

In dieser Bilanz des Kreises wird das Gesundheits- und Sozialwesen mit einer über Jahre positiven Arbeit auf dem Gebiet der territorialen Rationalisierung beispielgebend für andere Bereiche des Rates genannt.

So ist es im Kreis nicht nur gelungen, die Grundbetreuung in ihrer Einheit von ambulanter und stationärer Betreuung so auszubauen, daß der Bürger im Wohngebiet den Arzt seines Vertrauens finden kann und die arbeitsmedizinische, die stomatologische, die gynäkologisch/geburtshilfliche, kinderärztliche Betreuung abgesichert bzw. gut erreichbar ist – darüber hinaus konnten in gemeinsamer Verantwortung der Räte der Städte und Gemeinden, der Betriebe, zumeist unter Leitung der Gesundheitseinrichtungen selbst erhebliche Rekonstruktions- und Werterhaltungsmaßnahmen im Rahmen territorialer Rationalisierung durchgeführt werden, deren Größenordnung den Rahmen kreislicher Bilanzierungsmöglichkeiten weit überschritten hätte.

Wesentliche Ausgangspunkte der langfristigen Leitung und Planung der vielschichtigen medizinischen Betreuungsprozesse bilden folgende spezifische Gegebenheiten des Kreises Leipzig-Land:

- Kreisstruktur des größten Landkreises mit 5 Städten und 45 Gemeinden ohne eigene Kreisstadt um die Bezirksstadt,
- rückläufige Entwicklung der Bevölkerung im Landkreis durch Wohnungsbau in der Stadt Leipzig mit hohem Anteil alter Bürger (siehe Tabelle 27),
- dichtes Verkehrsnetz zur Stadtmitte der Stadt Leipzig und kaum vorhandene Querverbindungen im Kreis,
- leistungsfähige Industrie und Landwirtschaft mit 75 000 Werktätigen und ca. 40 000 Ein- und Auspendlern,
- erheblicher Flächenentzug bzw. auch Ortsverlagerungen durch Braunkohlentagebau im südlichen und nachfolgend nördlichen Bereich des Kreises,
- medizinische Betreuungsbereiche traditionell gewachsen nach verkehrstechnisch erreichbaren Gegebenheiten mit stationären Einzugsbereichen in den Fachgebieten Innere Medizin und Chirurgie von und zur Stadt Leipzig,
- 5 Krankenhäuser in den Städten mit angeschlossenen Poliklinikbereichen, davon (bis 1979) 3 Krankenhäuser mit dem Status eines Kreiskrankenhauses mit den Abteilungen Innere, Chirurgie, Gynäkologie und Geburtshilfe.
- ein leistungsfähiges Betriebsgesundheitswesen mit 3 Ambulatorien einschließlich einer Betriebspoliklinik und ein Fachkrankenhaus für Neurologie und Psychiatrie mit bezirklichen und überbezirklichen Betreuungsaufgaben,
- ein Versorgungszentrum für Pharmazie- und Medizintechnik,
- als besondere Situation das Nichtvorhandensein eines eigenen Krankentransportes durch Anbindung an den Krankentransport der Großstadt, gemeinsame ärztliche Besetzung der SMH unter Leitung der Stadt Leipzig.

Erhöhung von Qualität und Effektivität der Betreuungsprozesse bedeutet im Kreis Leipzig, die inhaltliche Arbeit der stationären und ambulanten Einrichtungen, denen der nahegelegenen und damit für den Bürger erreichbaren und vergleichbaren Kliniken und Ambulanzen der Stadt Leipzig und der Karl-Marx-Universität, inhaltlich abgestimmt anzugleichen.

Die Lösung dieser komplexen Aufgabenstellung ist nur erreichbar durch die

Tabelle 27 Entwicklung der Einwohnerzahl im Kreis Leipzig

Jahr	Einwohner	davon im Rentenalter	Anteil zur Gesamtbevölkerung
1975	161 204	38 268	23,7 %
1985	142 423	31 713	22,3 %
1986	139 035	29 990	21,5 % lt. EDS

Realisierung der Perspektiv- und jährlichen Volkswirtschaftspläne sowie auf dem Wege der territorialen Rationalisierung und Zusammenarbeit entsprechend der Entwicklungskonzeption des Rates des Kreises, der Gemeinschaftsarbeit mit den Ratsbereichen, den Volksvertretungen in den Städten und Gemeinden, den Ausschüssen der Nationalen Front, den Betrieben, Genossenschaften und Einrichtungen des Territoriums, zwischen den Gesundheitseinrichtungen im Kreis, der Nachbarkreise und der Stadt Leipzig.
Im Zentrum der territorialen Rationalisierung und Gemeinschaftsarbeit stehen die

– rationelle vorausschauende Planung und Profilierung der Leistungsprozesse und der Betreuungsorganisationen, einschließlich Analysen der Arbeitskräfte- und Qualifikationsstruktur im Gesundheitswesen, sowie Fragen der Aus- und Weiterbildung, der Seßhaftmachung besonders ärztlicher Kader in Zusammenarbeit mit den örtlichen Räten,
– Rationalisierung und Arbeitsorganisation in der unmittelbaren Patientenbetreuung im ambulanten, stationären und stomatologischen Bereich,
– rationelle Gestaltung der Arbeitsabläufe in den Funktionsbereichen, wie Labor, Röntgen, Physiotherapie und Zahntechnik,
– Analyse der Bausubstanz und Rationalisierung der Grundfonds-, Material- und Energieökonomie, sowie der materiell-technischen Sicherstellung, einschließlich der Investitionen, Werterhaltung, Wäschereiversorgung, sowie Einsatz des Fuhrparks, die Versorgung mit Arzneimitteln und Medizintechnik.

Besonderer Wert wird der ständigen Verallgemeinerung erreichter Erfahrungen und Ergebnisse beigemessen.

So im Rahmen von
– Gesundheitskonferenzen unter Verantwortung der örtlichen Räte oder der Gesundheitseinrichtungen in den Territorien,
– Schwestern- und Rationalisierungskonferenzen im Kreismaßstab,
– Teilnahme der Abgeordneten des Kreistages, der örtlichen Räte, sowie der Bürgermeister an Planabrechnungen und -diskussionen der Einrichtungen des Gesundheits- und Sozialwesens,
– der Abschluß von Kommunalverträgen zwischen den Räten der Städte und Gemeinden und den Gesundheitseinrichtungen
und nicht zuletzt
– die Bildung von Gesellschaftlichen Beiräten,
– Leistungsvergleiche in allen Bereichen des Gesundheits- und Sozialwesens als bewährte Formen der territorialen Zusammenarbeit.

An Hand einiger Beispiele soll im folgenden dargestellt werden, wie Qualität und Effektivität von Betreuungsprozessen durch Maßnahmen der territorialen Rationalisierung verbessert werden können.

Als Vergleichszeitraum wird die Entwicklung von 1975 bis 1986 gewählt, wozu in Tabelle 28 ausgewählte Kennziffern gegenübergestellt sind.

Tabelle 28   Entwicklung ausgewählter Kapazitäten im Gesundheits- und Sozialwesen des Kreises Leipzig

	1975	1985	1986
Grundfonds			
Bruttobestand GM i. TM	68 532	84 968	88 527
Arbeitskräfte			
in Personen ∅	3 324	3 832	3 862
in VbE ∅	2 939	3 471	3 525
Ärzte			
stationär (in Pers.)	80	134	132
ambulant (in Pers.)	154	164	175
Zahnärzte	51	93	95
Davon stationär tätige Ärzte			
in Fachrichtungen:			
Innere Medizin	24 (5 A.)	29 (5 A.)	29 (5 A.)
Chirurgie	22 (4 A.)	26 (2 A.)	26 (2 A.)
Gyn./Geburtsh.	6 (3/3 A.)	15 (3/2 A.)	15 (3/2 A.)
ärztl. Arbeitsplätze ges.	168	186	180
zahnärztl. Arbeitsplätze	68	87	88
Gesamtbettenzahl	2 963	2 677	2 662
darunter:			
Innere Medizin	460 (5 E.)	492 (5 E.)	482 (5 E.)
darunter:			
Chronisch Kranke	84 (2 E.)	78 (2 E.)	73 (2 E.)
Chirurgie	313 (4 E.)	213 (2 E.)	213 (2 E.)
Gynäkologie	71 (3 E.)	71 (3 E.)	71 (3 E.)
Geburtshilfe	50 (3 E.)	40 (2 E.)	40 (2 E.)
Neugeborenenbetten	–	40 (2 E.)	40 (2 E.)
Betten f. präpartale Betreuung	51 (3 E.)	15 (1 E.)	15 (1 E.)
Neurologie	52 (1 E.)	81 (1 E.)	81 (1 E.)
Psychiatrie	1 863 (1 E.)	1 634 (1 E.)	1 619 (1 E.)

A. = Abteilungen, E. = Einrichtungen

Wie angeführt, verfügt der Kreis Leipzig über traditionell, zumeist nach 1945 gewachsene Krankenhäuser mittlerer Größe, denen bereits seit Mitte der sechziger Jahre alle ambulanten Einrichtungen, einschließlich Staatspraxen, in verkehrstechnisch günstigen Versorgungsbereichen zugeordnet waren.

Lediglich zwei dieser Einrichtungen waren als Zweckbauten errichtet. Darüber hinaus bestanden Einzugsbereiche für die stationäre Versorgung entsprechend den Verkehrsbedingungen von und zur Stadt Leipzig.

Aus der Vielzahl der Einrichtungen, die neben der Sicherung der Grundbetreuung eine ständige Bereitschaft auch in Nachtdiensten stationär und ambulant erbringen mußten, resultierten

- Zersplitterung der personellen, besonders ärztlichen Besetzung und materiellen Ausstattung mit sich daraus zwangsläufig ergebender Limitierung der Behandlungsmöglichkeiten,
- geringe Möglichkeiten zur wissenschaftlichen Arbeit durch Bindung besonders der ärztlichen Kader an Routinearbeiten,
- langfristige Delegierung der Weiterbildungsassistenten in der Fachausbildung an große Kliniken mit damit verbundener hoher Fluktuation, besonders junger Ärzte, wegen interessanterer Behandlungsmöglichkeiten und wesentlich besserer Arbeits- und Lebensbedingungen.

Daraus ergab sich als eine erste Hauptrichtung der Rationalisierung der stationär-medizinischen Betreuung

- die Profilierung von 2 Krankenhäusern des Kreises (im nördlichen und südlichen Bereich) als Zentren der Aus- und Weiterbildung sowie die
- Profilierung bestehender Abteilungen mit dem Schwerpunkt der Beseitigung der Zersplitterung, besonders in den operativen Fachgebieten Chirurgie und Geburtshilfe/Gynäkologie.

Damit verbunden war die Konzentration der medizinischen Kader, der Werterhaltungskapazitäten, der Geräteinvestitionen, der Aufbau von interdisziplinären Wachstationen, Konzentration der Kapazitäten von Labor und Röntgen, Sterilisationsanlagen und weiterer materieller Voraussetzungen.

Die Profilierung der chirurgischen Abteilungen erforderte

- eine gründliche ideologische Vorbereitung der Bevölkerung, und besonders des medizinischen Personals,
- Abstimmung mit der Stadt Leipzig, insbesondere mit dem Krankentransport des DRK und der SMH,
- eine Neuaufteilung der Einzugsbereiche der chirurgischen Versorgung im Landkreis selbst und zur Stadt Leipzig,
- exakte Abstimmung der stationären und ambulanten chirurgischen Abteilungen über Aufnahme- und Einweisungsmodus.

Mit Beginn der Profilierung wurden in beiden chirurgischen Abteilungen arbeitsorganisatorische Maßnahmen in Form des operationskapazitätsgesteuerten Aufnahmeverfahrens wirksam. Die Auslastung der Abteilungen ging bei deutlicher Verkürzung der Verweildauer und erheblicher Steigerung der Anzahl der Operationen und ihres Schweregrades zunächst wider Erwarten zurück. Die Wartezeiten auf planbare chirurgische Eingriffe liegen heute in beiden Einrichtungen bei durchschnittlich 4–6 Wochen, freie Betten für akute Erkrankungen oder Geschwulstleiden sind jederzeit sofort vorhanden, und unter den Bedingungen eines Kreises mit einer außerordentlich geringen Anzahl von Feierabend- und Pflegeheimplätzen werden Langzeitpatienten ordnungsgemäß stationär betreut. Die Konzentration der chirurgischen Betreuung brachte erhebliche Vorteile in der kadermäßigen Stabilisierung, die Fluktuation ärztlicher Kader wurde abgebaut, die Aus- und Weiterbildung erfolgt nach einheitlichen Kriterien, Anästhesieabteilungen mit interdisziplinären Wachstationen wurden in beiden Häusern aufgebaut.

Das fachliche Profil wurde im Rahmen der Konzeption des Bezirksarztes mit dem der benachbarten großen Kliniken abgestimmt, der Zugriff zur hochspezialisierten Betreuung ist in indizierten Fällen jederzeit möglich.

Im Rahmen der territorialen Profilierungskonzeption des Kreises wurde ferner eine ehemalige chirurgische Abteilung in eine urologische Abteilung (40 Betten) mit kreislicher und überkreislicher Aufgabenstellung in der ambulanten und stationären Betreuung umgewandelt.

Entsprechend zentraler Forderungen konnte damit eine quantitative und qualitative Verbesserung der Betreuung der Patienten in diesem Fachgebiet erreicht werden.

Die Inneren Abteilungen wurden schwerpunktmäßig in Abstimmung mit der Stadt Leipzig profiliert. Die Erweiterung der Bettenkapazität für die Grundbetreuung erfolgte im dem größten Neubaugebiet der Stadt Leipzig nächstgelegenen Einzugsbereich.

Die Profilierung der gynäkologisch-geburtshilflichen Einrichtungen erfolgte langfristig und ist gegenwärtig mit der Umprofilierung einer Einrichtung für die präpartale und gynäkologische Betreuung und von zwei Abteilungen für Geburtshilfe und Gynäkologie abgeschlossen.

Die ambulante Grundbetreuung wurde entsprechend den vorhandenen Strukturen weiter ausgebaut und in der Einheit von Krankenhaus als Leiteinrichtung und angeschlossener Poliklinikbereiche weiter profiliert.

Die Zersplitterung der Einrichtungen wurde somit weitgehend abgebaut, und es wurden gute Voraussetzungen für eine hausärztliche Betreuung geschaffen.

Anfängliche Vorbehalte bei der Bevölkerung des Kreises wegen z. T. längerer Wege sind heute nicht mehr vorhanden.

Die Vorteile der ambulanten Voruntersuchung in den gut ausgebauten chirurgisch-ambulanten Abteilungen in Wohnortnähe entlasten den Zeitfonds der Patienten, und die exakte Vorplanung des Operationstermines ist sowohl für die berufliche als auch für die soziale Situation (Betreuung von Kindern u. a.) günstig.

Aus gesundheitspolitischer Sicht sind durch diese Rationalisierungsmaßnahmen nicht nur Fragen der Effektivität im Einsatz der Kräfte und Mittel, sondern insbesondere gesundheitspolitische Forderungen nach höherer Wissenschaftlichkeit der Arbeit und Betreuungsqualität gelöst worden.

Auf dem Gebiet der Stomatologie wurde bereits 1968 ein Struktur- und Netzplan für den Kreis erarbeitet, was in enger Zusammenarbeit mit der Arbeitsgruppe „Arbeitsstudium" der Gesellschaft für Krankenhauswesen durch umfassende Arbeitszeit- und Arbeitsplatzstudien erfolgte.

Die Ergebnisse dieser Arbeitsstudien führten bereits Anfang der 70er Jahre zu einer Dokumentation der erbrachten Leistungen der Stomatologen sowie deren Arbeitszeit.

Entsprechend der genannten Struktur des Kreises erforderte die Vervollkommnung der Organisation der stomatologischen Betreuung Leitungsstrukturen, die von der zentralen Empfehlung für den Einsatz eines Kreiszahnarztes, der Errichtung einer stomatologischen Kreispoliklinik bzw. einer Kreisjugendzahnklinik abweichen.

Im Ergebnis der Analyse der konkreten Bedingungen erfolgte der leitungsmäßige Anschluß der Stomatologie an die bestehenden sechs medizinischen Versorgungsbereiche durch Aufbau leistungsfähiger stomatologischer Abteilungen. Die Leiter dieser Abteilungen erhielten den Status eines Stellvertreters des Ärztlichen Direktors im medizinischen Versorgungsbereich.

Besonderer Wert wurde auf die Organisation der Aus- und Weiterbildung der Stomatologen, der stomatologischen Schwestern, der Fachschwestern für Zahn- und Mundhygiene, der Zahntechniker und der Fachschüler gelegt. Es wurden sechs Konsultationsstützpunkte für die Bereiche Stomatologie, Kieferchirurgie, Periodontologie, Prothetik und Kinderstomatologie gebildet. Ein Oberarzt koordiniert und kontrolliert im Kreismaßstab die Fachzahnarztausbildung, die in allen medizinischen Versorgungsbereichen durchgeführt wird.

Ein territorialer Hol- und Bringedienst innerhalb der Versorgungsbereiche sowie im Kreismaßstab ist organisiert. An einer Ausdehnung auf die Zahntechnik im Kreismaßstab wird gearbeitet. Gut bewährt haben sich Anfänge einer zentralen Sterilisation im stomatologischen Sektor sowie eine Konzeption zur Gestaltung aller zahnärztlichen Arbeitsplätze nach einheitlich vorgegebenen Gesichtspunkten.

Ein gemeinsamer Bereitschaftsdienst der Zahnärzte der Stadt Leipzig und des Kreises Leipzig vervollkommnet die gut funktionierende stomatologische Betreuung im Kreis durch territoriale Zusammenarbeit.

Wichtige Rationalisierungsmaßnahmen erfolgten auf dem Gebiet der Röntgen-Diagnostik im Kreis.

Die Integration von stationärer und ambulanter fachärztlicher Betreuung erforderte langfristig eine Konzentration der radiologischen Kapazitäten in Zentren, zumeist angebunden an die stationären Abteilungen.

Durch Einbeziehung der Röntgen-Diagnostik der poliklinischen Abteilungen für Lungenkrankheiten und Tuberkulose konnte eine höhere Geräteauslastung und damit eine Verringerung des vorher vorhandenen Geräteparkes erreicht werden. Diese Maßnahmen erforderten jedoch eine langfristige Vorplanung und Projektierung der damit verbundenen zumeist erheblichen Baumaßnahmen.

Ein weiterer Vorteil des verbesserten und abgestimmten Mitarbeitereinsatzes der Röntgenabteilungen zeigt sich in der Absicherung der Diagnostik im stationären und ambulanten Bereich sowie während der Früh-, Spät- und Sonnabendsprechstunden, einschließlich der erforderlichen Leistungen im Bereitschaftsdienst.

Durch Arbeit mit einem Indikationskatalog für Röntgenuntersuchungen, der für den Stadt- und Landkreis gemeinsam erarbeitet wurde, sowie eine exakte Dokumentation aller Röntgenaufnahmen im SV-Ausweis ist eine gezielte und indikationsgerechte Röntgenuntersuchung sowie die Vermeidung unnötiger Doppeluntersuchungen zunehmend möglich.

Weitere Vorteile sind

– kurze Befundübermittlungszeiten einschließlich kurzer Voranmeldezeiten für Kontrast- und Spezialuntersuchungen,
– sparsamer und effektiver Einsatz von Arbeits- und Verbrauchsmaterial.

Zur Sicherung einer kontinuierlichen Arbeitsfähigkeit der Röntgenabteilungen wurde ein festgelegtes System der Materialplanung und -bereitstellung aufgebaut.

Jährlich zu aktualisierende Richtwerte für jede einzelne Position wurden erarbeitet.

Verbrauchskontrolle und die erforderliche Zuführung werden durch den Kreisfachberater in Zusammenarbeit mit dem Pharmazeutischen Zentrum im Auftrage des Kreisarztes koordiniert.

Die Erfahrungen des Kreises Leipzig wurden durch die Berufung des Kreisfachberaters zum Beratenden Facharzt für Radiologie des Bezirksarztes auf den gesamten Bezirk Leipzig ausgedehnt. Der Notwendigkeit einer rationellen Leitung und Organisation der vielfältigen Versorgungsprozesse durch das Apothekenwesen wurde im Kreis Leipzig beginnend mit dem Jahre 1970 dadurch Rechnung getragen, daß Zentralisierungs- und Rationalisierungsmaßnahmen zur Versorgung mit medizinischen Verbrauchsmaterialien, medizinischen Erzeugnissen und ausgewählten unspezifischen Erzeugnissen sämtlicher Einrichtungen des Gesundheits- und Sozialwesens des Kreises durchgeführt wurden. Ausgangspunkt war die im Jahre 1979 durch Ratsbeschluß erfolgte Angliederung des Apothekenwesens des Kreises Delitzsch an das damalige Versorgungszentrum für Pharmazie und Medizintechnik des Kreises Leipzig.

Aus dieser Kooperation entstand 1985 entsprechend der „Verordnung über die Aufgaben, die Leitung und Organisation des Apothekenwesens" das Pharmazeutische Zentrum der Kreise Leipzig/Delitzsch. Es umfaßt insgesamt 22 Apotheken (15 im Kreis Leipzig, 7 im Kreis Delitzsch) und sechs zentrale Abteilungen (wie z. B. die Abteilung Medizintechnik, Qualitätssicherung) mit insgesamt 250 Mitarbeitern.

Durch diese leitungsstrukturellen und -organisatorischen Maßnahmen sowie eine planmäßige und zielgerichtete Arbeit der Kreistherapiekommission, die (wie die Kreisgerätekommission) unter Leitung des Kreisarztes steht und der leitende Ärzte des Kreises sowie Apotheker angehören, konnten ein einheitliches Versorgungsniveau, eine im wesentlichen stabile Arzneimittelversorgung für die Gesundheitseinrichtungen und für den einzelnen Bürger gesichert, die Durchsetzung einer wissenschaftlichen Arzneimitteltherapie vorangetrieben und Arzneimittelverluste gesenkt werden. Gleichzeitig ergaben sich neue Anforderungen an die Arbeit der Apotheker und Pharmazie-Ingenieure.

Als Mitglieder der Kreistherapiekommission oder in Ärzte-Dienstberatungen bzw. Weiterbildungsveranstaltungen in den Gesundheitseinrichtungen nehmen sie zunehmend Einfluß auf die Durchsetzung einer wissenschaftlichen Arzneimittelanwendung, auf die Erhöhung der Sicherheit beim Umgang mit Arzneimitteln und Rezepten, den gezielten Einsatz von hochwertigen und Importpräparaten, die Erweiterung der Kontrollfunktion zur Durchsetzung der gesetzlichen Bestimmungen im Arzneimittelverkehr, sowie auf die Vermeidung von Verlusten in den Gesundheitseinrichtungen.

So konnte die jährliche Steigerungsrate von ca. 2 % im Arzneimittelverbrauch in den letzten Jahren erheblich unter dem Bezirks- und DDR-Durchschnitt gehalten werden.

Mit den ausgewählten Beispielen wurden Wege und Möglichkeiten aufgezeigt, wie auch unter komplizierten bzw. spezifischen territorialen Bedingungen für den Patienten spürbar eine Erhöhung von Qualität und Effektivität der ambulanten und stationären Betreuung erreichbar ist.

Die Konzeption der territorialen Rationalisierung beinhaltet darüber hinaus Maßnahmen zur Verbesserung der Arbeits- und Lebensbedingungen für die Mitarbeiter des Gesundheits- und Sozialwesens. So gibt es vertragliche Bindungen mit Betrieben des Territoriums zur Nutzung von Urlaubsplätzen, Kinderferienlagern, Mittagessenversorgung u. a.

Es bestehen Wohnungskommissionen der Gesundheitseinrichtungen, die mit den Verantwortlichen der Räte der Städte und Gemeinden eng zusammenarbeiten. Mitarbeiter des Gesundheits- und Sozialwesens sind als Abgeordnete an den Entscheidungsfindungen für das Territorium beteiligt.

Bei der Führung der Prozesse wird davon ausgegangen, daß die Erwartungen der Bürger an das Gesundheits- und Sozialwesen in den nächsten Jahren wachsen werden. Aktive Einbeziehung der Bürger in Fragen der Prophylaxe, der Gestaltung der hygienischen Bedingungen im Territorium und in den Betrieben, der Gesundheitsschutz für Mutter und Kind, die Sicherung der sozialen Betreuung der alten Bürger werden einen großen Stellenwert neben der medizinischen Betreuung haben.

Diese Aufgaben sind auf Grund der außerordentlich angespannten Arbeitskräftesituation nur durch neue Überlegungen des rationelleren Arbeitskräfteeinsatzes möglich.

Bei allem Stolz über erreichte Ergebnisse in der Werterhaltung und Rekonstruktion der Einrichtungen – im Kreis werden jährlich allein durch territoriale Rationalisierung 3–4 Millionen Mark für Werterhaltung wirksam – kann nicht außer acht gelassen werden, daß der Verschleißgrad der Bausubstanz der Einrichtungen im Kreis bei 66 % liegt.

Langfristige Vorbereitung und Projektierung für Schwerpunktbaumaßnahmen sind deshalb genauso wie die Planung kurzer Bauzeiten unabdingbar, damit Belastungen für Patient und Personal minimiert werden.

Der Einsatz der Rechentechnik für die Leitung und Planung des Gesundheits- und Sozialwesens für das Jahr 1987 wurde konzipiert und durch Einsatz des ersten Personalcomputers sowie Mitnutzung vorhandener Rechentechnik in Betrieben des Territoriums vorbereitet.

Wenn im Kreis Leipzig planmäßig unter Nutzung vieler Möglichkeiten der territorialen Rationalisierung mit großem Engagement der Bürgermeister und Betriebe des Territoriums und unter aktiver Beteiligung der Ärztlichen Direktoren und ihrer Kollektive für den Bürger erlebbar vieles geschaffen werden konnte, so war das auch möglich, weil der Kreisarzt und das Kollektiv in der Fachabteilung des Rates für den Bürger und alle Partner „Name und Gesicht" haben, Entscheidungen sachkundig treffen und begründen können.

Genauso wie der Hausarzt als Arzt des Vertrauens alle Mitglieder der Familie kennt, sollte der Kreisarzt um das Vertrauen seines Rates, der Mitarbeiter im Bereich Gesundheits- und Sozialwesen kämpfen, Bürgermeister, Abgeordnete und Leiter, Betriebe und Einrichtungen mit ihren spezifischen Aufgaben und Sorgen kennen und sie begeistern für die gesundheitliche und soziale Betreuung. Darüber hinaus sollten sich Maßnahmen der territorialen Rationalisierung unter Anwendung der wissenschaftlichen Arbeitsorganisation und von Leistungsvergleichen niemals auf ein Krankenhaus oder einen Kreis beschränken.

So gelingt es zunehmend besser, die Förderung, Erhaltung und Wiederherstellung von Gesundheit und Leistungsfähigkeit unter Einbeziehung aller Verantwortlichen im Territorium mit effektivem Einsatz der vorhandenen Kräfte und Mittel zu realisieren.

Literatur

Peuker, P.: Gemeinschaftsarbeit im Territorium planmäßig organisieren – Wege zu höheren Leistungen und steigender Qualität der medizinischen Betreuung. Organisation – Zeitschrift für Leitungs- und Verwaltungsorganisation der sozialistischen Staatsorgane 18 (1984) 4 (29–32)
Peuker, P.: Leistungsvergleich aus dem örtlich geleiteten Gesundheitswesen – Erfahrungen aus dem örtlich geleiteten Gesundheitswesen Organisation 19 (1985) 1 24/25

Methoden zur Beurteilung der medizinischen Betreuung im Territorium am Beispiel des Bezirkes Halle

H. Heuschkel; I. Zschaege

Methoden zur Beurteilung von Qualität und Effektivität der medizinischen Betreuung unter territorialem Aspekt gewinnen zunehmend an Bedeutung (1).
Die Leitung und Planung sozialer Prozesse erfordert ein komplexes Methodeninstrumentarium zur Analyse, zum Vergleich und zur Bewertung von Qualität, Wirksamkeit und Effektivität des Leistungsgeschehens im Gesundheits- und Sozialwesen der Bezirke und Kreise (2).
Ausgehend von den Erfahrungen im Bezirk Halle, die in verschiedenen DDR-Zeitschriften publiziert wurden, läßt sich die für staatliche Leitungs- und Planungsentscheidungen der Bezirks- und Kreisärzte praktikable Methodenpalette im wesentlichen zu drei Komplexen zusammenfassen, die nachstehend beschrieben werden:

1. Erarbeitung von Indikatorenkatalogen,
2. Anwendung von Analysenmethoden und
3. Aufbau spezieller Inspektions- und Rapportsysteme sowie Festlegung einheitlicher Handlungsstrategien.

In die *Erarbeitung von Indikatorenkatalogen* sind diejenigen Faktoren einzubeziehen, die sich qualitätsbestimmend auswirken, und zwar aus der Sicht

- des Bürgers, wobei die Zugänglichkeit der medizinischen Grundbetreuung und die Patientenzufriedenheit im Mittelpunkt stehen,
- der Leitung und Planung, insbesondere durch die Staatsorgane, wobei die Schaffung der Voraussetzungen und Bedingungen für die medizinische Betreuung sowie der Leistungsvergleich zur Erschließung von Reserven besondere Bedeutung haben und
- der Medizin, wobei die wissenschaftlich begründeten medizinischen Handlungen im Vordergrund stehen.

Die Praxis zeigt, daß es zweckmäßig ist, getrennte Indikatorenkataloge für diejenigen Sachverhalte zu erarbeiten, die häufig zu analysieren sind (3). Dabei ist von den gesundheitspolitischen Zielstellungen, der Durchsetzung der komplexen langfristigen Betreuungsprogramme der DDR zur Verbesserung des

Gesundheitszustandes der betreuten Population und den differenzierten Aufgaben der örtlichen Räte auf der Grundlage des Gesetzes über die örtlichen Volksvertretungen auszugehen.

Das Vorhandensein anwendungsbereiter Indikatorenkataloge hat den Vorteil, daß nicht jedesmal über den gleichen Sachverhalt, die hierfür zu benutzenden Indikatoren und ihre Kombination sowie ihre Darstellungsform (Tabellenprogramm) neu und mit großem Zeitaufwand nachgedacht werden muß. Durch dieses „Vordenken" wird die Arbeit maßgeblich rationalisiert. Eine weitere Beschleunigung und Rationalisierung der Informationsbereitstellung läßt sich in diesem Zusammenhang aus dem zielgerichteten Einsatz der EDV für die Leitung und Planung einschließlich der Entwicklung einer adäquaten soft-ware erreichen.

In der praktischen Arbeit der Abteilung Gesundheits- und Sozialwesen des Rates des Bezirkes Halle haben sich 7 Indikatorenkataloge für die Qualitätsbeurteilung im wesentlichen aus der Sicht des Bürgers sowie der Leitung und Planung seit Jahren bewährt. Nachfolgend sollen drei dieser Indikatorenkataloge vorgestellt werden:

1. Zur Beurteilung der Zugänglichkeit des Gesundheits- und Sozialwesens und zur Erschließung von Reserven in der medizinischen Betreuung wird seit 1981 die Methode „Medizinische Grundbetreuung" als Leistungsvergleich der Kreise des Bezirkes geführt. Die Methode umfaßt den Indikatorenkatalog und die Festlegung der erforderlichen Leitungsmaßnahmen, die sich auf den Auswertungs- und Kontrollmodus beziehen (s. Schema 9).

2. Zur kontinuierlichen Analyse des erreichten Niveaus des Gesundheitsschutzes für Mutter und Kind wurde ein entsprechender Indikatorenkatalog entwickelt (s. Schema 10).

3. Zur umfassenden und differenzierten Beurteilung von Stand und Entwicklung der medizinischen und sozialen Betreuung in einem Territorium, gemessen an den gesundheitspolitischen Schwerpunktaufgaben sowie den konkreten Zielen der Beschlüsse des Rates des Bezirkes, wurde der Indikatorenkatalog „Kreischarakteristik", insbesondere zur Vorbereitung komplexer Inspektionseinsätze, entwickelt.

   Er enthält überwiegend Indikatoren über das Gesundheits- und Sozialwesen und wird ergänzt durch solche zur Bewertung der Wahrnehmung der Verantwortung der örtlichen Räte auf der Grundlage des Gesetzes über die örtlichen Volksvertretungen und ihrer Organe sowie durch einzelne Indikatoren des Gesundheitszustandes (s. Schema 11).

Die Erarbeitung einer allgemein gültigen *Analysenmethode,* die durch Untersetzung mit entsprechenden Indikatoren für die unterschiedlichsten Sachverhalte zu verwenden ist, dient der Qualifizierung und Rationalisierung der analytischen Arbeit (s. Schema 12).

Auf der Grundlage sachbezogener Indikatorenkataloge ist die Methode der Analyse anzuwenden und die Lagebeurteilung unter voller Ausschöpfung des zur Verfügung stehenden Informationsfonds aus dem staatlichen Berichtswesen, den Informationen aus der operativen Tätigkeit und den Eingaben vorzunehmen, um schnell auf eine entsprechende Situation reagieren zu können.

Ausgehend davon, daß demographische Situation und ökonomische Struktur den

Schema 9

> Leitungsmethode „Leistungsvergleich der Kreise des Bezirkes Halle
> auf dem Gebiet der medizinischen Grundbetreuung"

1. Indikatorenkatalog: 25 Kennziffern
   - unmittelbar patientenwirksame Faktoren
     (10 verbindliche Kennziffern)
     • Anmeldezeiten auf Diagnostik und Therapie
   - Faktoren, die sich mittelbar auf Qualität und Effektivität auswirken
     (15 orientierende Kennziffern)
     • Arbeitsorganisation im Gesundheitswesen
     • Qualifizierung der Mitarbeiter

2. Leitungsaufgaben
   - Kreisarbeitsgruppe
     • Kontrolle der Dokumentation in den Einrichtungen
     • Auswertung nach vorgegebenem Modus
     • Information über Festlegungen an die Bezirksarbeitsgruppe
   - Bezirksarbeitsgruppe
     • Analyse
     • Kontrolle der Durchsetzung
     • Vorbereitung des Erfahrungsaustausches
     • Schlußfolgerungen für die Planung

Schema 10

> Indikatorenkatalog „Gesundheitsschutz für Mutter und Kind"

6 Komplexe   66 Kennziffern

1. Geburtenentwicklung   9
   - allgemeine Fertilität
   - altersspezifische Fertilität
   - Lebendgeborene
   - Familienplanung
   - Aborthäufigkeit

2. Schwangerenbetreuung   27
   - Beratungsstellen
   - Anzahl der Schwangeren
   - prophylaktische Untersuchungen
   - Psychoprophylaxe- und Mütterschulkurse

3. Geburtshilfe   6
   - Betten in der Fachabteilung Geburtshilfe
   - Betten für Neu- und Frühgeborene
   - Inkubatoren/Couveusen
   - Verweildauer bei normaler Entbindung
   - Komplikationsrate bei Geburten

4. Mütterberatung   16
   - Beratungsstellen
   - Anzahl der Betreuten
   - Hausbesuchstätigkeit

5. Säuglingssterblichkeit   6

6. Müttersterblichkeit   2

Schema 11

Indikatorkatalog „Kreischarakteristik"	
7 Komplexe:	Kennziffern: 498
1. Sozialökonomische Struktur, Demographie, Werktätige	24
2. Übersicht über Einrichtungen und Leitungsstruktur des Gesundheits- und Sozialwesens	
3. Medizinische Betreuung	244
– Ärztebestand, Fluktuation, Absolventenlenkung, Wohnraumbereitstellung	
– stationär: Leistungsprofil, Kapazitäten, personelle Besetzung, Leistungen, Wartezeiten auf planbare Op	
– ambulant: Arbeitsplatzprofil, Standortverteilung, personelle Besetzung, Sprechstundenorganisation, Anmeldezeiten, Hausbesuchstätigkeit	
– BGW: Qualifikation der Betriebsärzte, arbeitsmedizinische Betreuung, Krankenstand	
– Gesundheitspolitische Schwerpunktaufgaben	
• Mutter und Kind: Betreuungsumfang, Säuglingssterblichkeit	
• Krebsvorsichtsuntersuchungen bei Frauen	
• Notfallbetreuung: SMH, Ärzte mit SMH-Ausbildung, Rettungsstellen, ITS-Betten, Besetzung mit Anästhesisten	
– Ausstattung mit Medizintechnik	
4. Sozialwesen und Rehabilitation	29
5. Planerfüllung Kapazitäten, Investobjekte, Werterhaltung, Arbeitskräfte, personelle Besetzung je Kapazitätseinheit; medizinische Forschung	114
6. Fondseffektivität spezifischer Materialverbrauch und -bestand gegenüber den vom Rat des Bezirkes vorgegebenen Richtwerten, VK-Limit und -Verbrauch nach Verwendungszwecken, Ausstattung mit Fahrzeugen, Planerfüllung SERO	63
7. Neuerer- und MMM-Bewegung	24

spezifischen Bedarf an Grundbetreuung sowohl für die Bürger in den Wohngebieten als auch für die Werktätigen in den Betrieben und damit die Leitung und Planung des Gesamtprozesses erheblich bestimmen, genügt es nicht mehr, den Betreuungsprozeß zu organisieren und Erfüllungswünsche zu kontrollieren, sondern gerade im Bereich der medizinischen Grundbetreuung auf der Basis exakter analytischer Tätigkeit unbegründete Unterschiede, möglicherweise Disproportionen und bestimmte Trends frühzeitig zu erkennen und strategisch zu beachten (3).

Daraus erwächst die Notwendigkeit, Analysen in 2 Formen bereitzustellen:

1. als Situationsbericht, aus dem ein kurzer Überblick über die Gesamtentwicklung und zu lösende Schwerpunktprobleme als Hinweis für eine gezielte operative Arbeit oder eine tiefergehende fachliche Analyse zur Ursachenermittlung zu entnehmen ist, sowie
2. als Langzeitanalyse, aus der die Entwicklung im Fünfjahrplanzeitraum oder die Entwicklungstendenzen in größeren Zeiträumen in unterschiedlichen Bereichen der Grundbetreuung zu erkennen sind. Hierdurch werden die Planaufgaben zunehmend präziser formuliert, was insbesondere die Unter-

Schema 12

Methode zur Erarbeitung statistischer Analysen

---

1. Formulierung der Aufgabenstellung
   - Gegenstand, Zweck, Empfänger der Analyse
2. Zusammenstellung eines geeigneten Kennziffernsystems
   - Mit welchen Kennziffern bzw. Kennziffernkombinationen kann der Gegenstand statistisch beschrieben werden?
   - Welche Gliederungen (sachlich, zeitlich, territorial) sind erforderlich?
   - Wie sind die Kennziffern darzustellen?
3. Bereitstellung der Zahlenwerte
   - Informationsquelle
   - Bearbeitungstechnologie
4. Bewertung des Zahlenmaterials
   - Grundsatz: sachlich, nicht formal!
   - Feststellen von Unterschieden, Entwicklungstrends und Zusammenhängen durch Vergleich (zeitlich, territorial, mit Zielstellungen)
   - mathematisch-statistische Sicherung der Feststellungen
   - Ursachenermittlung
     • methodisch bedingt
     • sachlich bedingt: weitere Analyse erforderlich!
5. Verbale Aussage
   - Formulierung der festgestellten, abgesicherten und sachlich bedingten Unterschiede, Trends, Zusammenhänge
   - Darstellung der Ursachen
   - Schlußfolgerungen und Vorschläge für Veränderungen in Richtung Ziel

---

setzung der fachlichen Aufgabenstellung mit den entsprechenden personellen, materiellen und finanziellen Fonds betrifft.

Eine qualifizierte Analysentätigkeit setzt jedoch unabdingbar das Vorhandensein eines Kollektivs methodisch und zur Beurteilung der Sachlage befähigter sowie zur interdisziplinären Zusammenarbeit bereiter Kader und deren systematische Qualifizierung voraus, eine nicht zu unterschätzende Aufgabe im Leitungsprozeß.

Das Ziel *spezieller Inspektionseinsätze* besteht darin,

- komplexe Kontrollen über Stand und Entwicklung des Gesundheits- und Sozialwesens einschließlich der Wahrnehmung der Verantwortlichkeit der örtlichen Räte sowie der Leiter im Gesundheitswesen durchzuführen,
- punktuell, spezielle Leistungsbereiche und schwerpunktmäßige Leitungsaufgaben des Gesundheits- und Sozialwesens zu kontrollieren sowie
- die Leitungstätigkeit im Hinblick auf Ursachenentwicklung bestehender Probleme, insbesondere in der medizinischen Grundbetreuung und die Nutzung des Leistungsvergleiches als staatliche Leitungsmethode und Organisationsform des sozialistischen Wettbewerbes sowie den Wahrheitsgehalt der übermittelten Informationen zu überprüfen.

Voraussetzung hierfür ist eine gründliche umfassende Vorbereitung zur Vermittlung einer konkreten Lagekenntnis.

Das Ziel *spezieller Rapportsysteme* besteht darin, die Planvorbereitung und -durchführung, insbesondere die Entwicklung der medizinischen Grundbetreuung leitungsmäßig zu führen. Vor-Ort-Rapporte haben den Bauablauf von Invest- und Werterhaltungsmaßnahmen zum Gegenstand.

Ergänzt werden diese Maßnahmen durch *einheitliche Handlungsstrategien* in Form verbindlicher Ordnungen und Orientierungen zur Sicherung des einheitlichen Vorgehens in allen Kreisen. So konnte z. B. durch die vom Bezirksarzt erlassene „Ordnung über die Leitung und Planung der medizinischen Forschung im Bezirk Halle" eine neue Qualität wissenschaftlichen Arbeitens in den territorialen Einrichtungen des Gesundheitswesens erreicht und der Promotionsstand der Ärzte positiv beeinflußt werden.

Kollektiv erarbeitete, mit den zuständigen Fachvertretern und Kreisärzten beratene Entwicklungskonzeptionen für die einzelnen Fachgebiete, wie z. B. für die Neurologie, Stomatologie, Psychiatrie und Allgemeinmedizin, sind nicht nur Grundlage für die Fünfjahres- und Volkswirtschaftspläne, sondern gleichzeitig verbindliche fachlich differenzierte Zielvorgaben und somit eine fachliche Untersetzung der vorgenannten Pläne.

Zusammenfassend läßt sich einschätzen, daß die Qualitätskontrolle durch zwei sich ergänzende bzw. sich wechselseitig beeinflussende Elemente charakterisiert werden kann:

1. Notwendige Hilfsmittel sind Indikatorenkataloge für die ständige Analyse der Situation in den Fachgebieten bzw. in den verschiedenen Teilbereichen der medizinischen Grundbetreuung.

   Dabei bedeutet Bewertung der medizinischen Arbeit praktisch das Messen des Erreichten an den Zielstellungen, deren konkreter Ausdruck das Gefühl der Geborgenheit der Bürger, der Plan, Vorgaben in bestätigten Entwicklungskonzeptionen, gesetzliche Regelungen oder erreichte Durchschnitte sind.

2. Ergänzend in den Indikatorenkatalogen und Analysen muß die operative Kontrolltätigkeit zur Ermittlung der Ursachen einer Entwicklung sowie als Grundlage für Entscheidungen hinsichtlich der Organisation der medizinischen Betreuung, der Diagnostik- und Therapiemethoden sowie von Qualifikationserfordernissen eingesetzt werden.

Die Erfahrung der Praxis im Bezirk Halle mit den gegenwärtig angewendeten Methoden zur Beurteilung der medizinischen Betreuung in einem Territorium zeigen, daß schnellere Fortschritte bei der Qualität und Effektivität der medizinischen Grundbetreuung erreicht werden könnten, wenn Indikatoren zur Qualitätsbeurteilung aus medizinischer Sicht fachgebietsweise zumindest für die 5 häufigsten Schwerpunktdiagnosen zur Verfügung stehen würden, weil sich die Ergebnisse dieser Arbeit unmittelbar auf den Gesundheitszustand der Mehrzahl der Bürger auswirken.

Literatur

1. Peuker, P.: Theoretisch-methodische Aspekte der Analyse der Effektivität der medizinischen Betreuung unter vorwiegend territorialen Gesichtspunkten, unveröffentlichte Eröffnungsverteidigung auf dem 12. Forschungsseminar 1986 (Manuskript bei Akademie für Ärztliche Fortbildung, Lehrstuhl Politische Ökonomie)
2. Vgl. Protokollbände des II. Sozialhygienekongresses 1985 in Leipzig
3. Heuschkel, H., Zschaege, I.: Anforderungen an die Leitungstätigkeit zur Gestaltung der medizinischen Grundbetreuung in industriellen Ballungsgebieten; IX. Theoretisches Kolloquium der Gesellschaft für Sozialhygiene in Bad Schmiedeberg, 1984

Leistungsvergleiche und Erfahrungsaustausche – Bestandteil staatlicher Leitungstätigkeit und Wettbewerbsführung im Gesundheits- und Sozialwesen

P. Drews; R. Müller

Die Beschlüsse des XI. Parteitages der SED stellen dem Gesundheits- und Sozialwesen verpflichtende Aufgaben, mit den vorhandenen und auch weiterhin wachsenden Ressourcen der medizinischen und sozialen Betreuung Qualität, Wirksamkeit und Effektivität in allen Bereichen entscheidend zu verbessern.

Wie die Erfahrungen bei der Umsetzung des „Bitterfelder Beschlusses" lehren, werden in den Bezirken und Kreisen spürbare Fortschritte bei der Verbesserung des Gesundheitsschutzes der Bevölkerung sowie der rationellen und effektiven Nutzung der Fonds und Kapazitäten erzielt, wo Leistungsvergleiche und Erfahrungsaustausche plan- und aufgabenbezogen zum festen Bestandteil der staatlichen Leitungstätigkeit und Wettbewerbsführung geworden sind.

Besonders nach dem XI. Parteitag der SED werden Leistungsvergleiche und Erfahrungsaustausche immer wirksamer für die Erschließung von Leistungs- und Effektivitätsreserven genutzt. Mit ihrer 4. öffentlichen Abrechnung gaben die Gesundheitseinrichtungen des Bezirkes Rostock erneut ein verallgemeinerungswürdiges Beispiel dafür, welche Rolle der subjektive Faktor bei der umfassenden Mobilisierung der qualitativen Faktoren des Leistungsanstiegs zu spielen vermag.

Aber auch aus den anderen Leistungsbereichen des Gesundheits- und Sozialwesens sind hervorragende Ergebnisse publiziert worden, wie mit Hilfe von Erfahrungsaustauschen und Leistungsvergleichen ungerechtfertigte Niveauunterschiede abgebaut und Erfahrungen fortgeschrittener Kollektive und Einrichtungen im breiten Umfange verallgemeinert wurden (1).

Mit ihrem „Offenen Brief" vom 20. September 1982 gaben der Minister für Gesundheitswesen und die Vorsitzende der Gewerkschaft Gesundheitswesen der Erwartung Ausdruck, daß im Ergebnis der Leistungsvergleiche „zur Verwirklichung der Beschlüsse des X. Parteitages der SED die Leistungen des Gesundheits- und Sozialwesens im Interesse der Gesundheit und sozialen Geborgenheit der Bevölkerung weiter gesteigert werden (2). Sie forderten die Bezirks- und Kreisärzte, die staatlichen Leiter und gewerkschaftlichen Leitungen aller Leistungsbereiche und Leitungsebenen dazu auf, die Leistungsvergleiche als festen Bestandteil in die Leitungstätigkeit und den sozialistischen Wettbewerb zu integrieren. Als Anleitung zum Handeln wurden mit der „Orientierung zur Führung von Leistungsvergleichen . . ." sowie mit der „1. Ergänzung zur Orientierung . . ." vom 1. Juli 1983 die Grundsätze, Ziele und Verantwortlichkeiten der Vergleichsbewegung im Gesundheits- und Sozialwesen herausgearbeitet und gleichzeitig Leistungs- und Aufwandskriterien für ausgewählte Leistungsbereiche vorgegeben (3, 4).

Das Gesundheits- und Sozialwesen mit seiner sozial-humanen Funktion im Prozeß der gesellschaftlichen Reproduktion, mit seiner spezifischen Verantwortung für Gesundheit, Leistungsfähigkeit und Lebensfreude der Bürger, für die Erhaltung und Mehrung des gesellschaftlichen Arbeitsvermögens, mit seinem indirekten Einfluß auf das Nationaleinkommen, mit seinem hohen Anteil an Hoch- und Fachschulkadern, mit einem ständig steigenden Anteil an moderner, wertintensiver Medizintechnik, bietet vielfältige Voraussetzungen und Ansätze für den Vergleich von Leistungen und den Austausch von Erfahrungen. Jeder Leiter im Gesundheits- und Sozialwesen, der sich ernsthaft die Frage stellt, ob er mit seinem Kollektiv täglich alle subjektiven Faktoren und verfügbaren Fonds in höchste Qualität und Effektivität umsetzt, um Leben zu bewahren und Gesundheit wiederherzustellen, kommt zwangsläufig zu Fragen des Vergleiches mit anderen Kollektiven, zu Fragen des Erfahrungs- und Informationsaustausches.

Alle bisherigen Erfahrungen zeigen, daß sich der Leistungsvergleich zu einer bedeutenden Form des bewußten aktiven Mitwirkens der Bürger und ihrer Gemeinschaften an der staatlichen Leitung entwickelt hat. In seinen Mittelpunkt rückt im Gesundheitswesen immer mehr, den Plan der Einrichtung, den Volkswirtschaftsplan des Territoriums allseitig, in hoher Qualität und effektiv zu erfüllen, einschließlich der Verbesserung der Arbeits- und Lebensbedingungen der Mitarbeiter. Dabei gelingt es zunehmend besser, auf der Grundlage klarer Vorgaben mit dem sozialistischen Wettbewerb die Initiative der Arbeitskollektive auf die Schwerpunkte der Pläne zu konzentrieren.

Die durch die Leistungsvergleiche erreichten Resultate und Erfahrungen wurden breit veröffentlicht und somit allen Leitern und Mitarbeitern des Gesundheits- und Sozialwesens zur Nachnutzung in ihrer eigenen Arbeit zugängig gemacht (5, 6, 7, 8, 9, 10). Diesem Anliegen diente auch ein zentraler Erfahrungsaustausch 1983 in Berlin (11). Mit theoretischen und methodologischen Problemen des Leistungsvergleichs im Gesundheitswesen befaßte sich u. a. Peuker (11, 12, 13).

Aufbauend auf ihre dabei gewonnenen Erkenntnisse sowie in Anlehnung an Hilbert, Müller und Ritzschke verstehen wir unter dem Leistungsvergleich im Gesundheits- und Sozialwesen eine dem sozialistischen Gesundheits- und Sozialwesen wesenseigene, in allen Leistungsbereichen und Ebenen ständig anwendbare Methode der politischen Führung und Leitung medizinischer und sozialer Betreuungs- und Hilfsprozesse, um durch verbindliche Nutzung der Erfahrungen der Besten mit dem sozialistischen Wettbewerb unter breitester Einbeziehung der Mitarbeiter planmäßig Reserven zur Leistungssteigerung aufzudecken und für die weitere Erhöhung der Qualität und Effektivität der Arbeit betreuungswirksam zu machen (14).

In der Praxis haben sich folgende Arbeitsschritte bzw. -etappen für die Organisierung und Führung von Leistungsvergleichen bewährt:

- die Aufgabenstellung,
- die Auswahl der Vergleichskriterien,
- der Kennziffernvergleich einschließlich Orientierung an zentralen Bestwerten,
- die gründliche Analyse der Ursachen von festgestellten Leistungs- und Effektivitätsunterschieden,
- der Erfahrungsaustausch zur Vermittlung der Erfahrungen der Besten,
- die verbindliche Anwendung der gewonnenen Erfahrungen,
- die moralische und materielle Stimulierung der besten Arbeitsergebnisse.

Als unabdingbare Voraussetzung für betreuungswirksame Ergebnisse gilt es, bereits im Vorfeld des Leistungsvergleiches bei allen beteiligten Leitern und Mitarbeitern die erforderlichen politisch-ideologischen Positionen und Haltungen zu schaffen.

Die Aufgabenstellung durch die Bezirks- und Kreisärzte sowie die Leiter der Einrichtungen erfordert neben der Auswahl und Festlegung der Einrichtungen und Kollektive, die sich vergleichen sollen, die Vorgabe von gesundheits- und sozialpolitischen Zielstellungen (8). Dabei hat sich im Bezirk Schwerin die Führungskonzeption des Bezirksarztes, die jährlich präzisiert und ergänzt wird, als wichtiges Leitungsdokument zur Führung der Leistungsvergleiche bewährt. Bei der Auswahl der Einrichtungen und Kollektive ist weitgehend zu berücksichtigen, daß nur Vergleichbares miteinander verglichen werden kann. In der Praxis gleicht jedoch kein Krankenhaus genau einem anderen, keine Poliklinik völlig einer anderen, bestehen objektive Unterschiede z. B. in den materiell-technischen Bedingungen, in der personellen Besetzung, in der Qualifikationsstruktur der Mitarbeiter. Das Wissen um diese Unterschiede darf aber nicht dazu führen, den Leistungsvergleich völlig zu negieren. Vielmehr geht es darum, die unterschiedlichen Voraussetzungen und Bedingungen durch Nutzung verschiedener Arten des Leistungsvergleichs, durch eine sorgfältige Auswahl der Vergleichskriterien und bei der verantwortungsbewußten Beurteilung der erreichten Arbeitsergebnisse zu berücksichtigen. Eine Unterschätzung vorhandener Unterschiede wirkt sich erfahrungsgemäß wie das Hervorstreichen von Besonderheiten negativ und hemmend auf die Vergleichsbewegung aus (12).

Voraussetzung für die Auswahl der „richtigen" Vergleichskriterien ist die kritische Analyse des konkreten Ist-Zustandes, der bei der Verwirklichung des Maßnahmeplanes für die Entwicklung der medizinischen und sozialen Betreuung der Bürger bis zum Jahre 1985, bei der Erfüllung des Fünfjahrplanes, des Planes der Einrichtung sowie bei der Realisierung des bestätigten Leistungsprofils erreicht wurde. Bewährt hat sich, den Leistungsvergleich und Erfahrungsaustausch immer auf wenige Schwerpunktaufgaben (maximal 5–6) zu konzentrieren. Mit dieser Verfahrensweise wurden besonders im Bezirk Rostock verallgemeinerungsfähige Erfahrungen gesammelt. Dabei ist zu berücksichtigen, daß es nicht möglich ist, alle Leitungsprobleme in den Kollektiven und Einrichtungen durch den Leistungsvergleich einer Lösung zuzuführen. Dort, wo es gilt, die sozialistische Gesetzlichkeit durchzusetzen bzw. Ordnung und Sicherheit zu gewährleisten, bedarf es nicht des Leistungsvergleichs, sondern einer straffen staatlichen Leitung und Kontrolle. Die Vergleichskriterien sollten so gewählt sein, daß im Ergebnis des Vergleichs die ungerechtfertigten betreuungsrelevanten Unterschiede von Ergebnis und Aufwand zwischen den Einrichtungen und Kollektiven überwunden werden können.

So war zum Beispiel ein Ergebnis des Leistungsvergleiches ausgewählter Polikliniken im Bezirk Potsdam die Erkenntnis, daß der Anteil der Hausbesuche an den Gesamtkonsultationen im Fachgebiet Allgemeinmedizin zwischen 5 und 13 % schwankt bei einem etwa in allen Einrichtungen gleichen Zeitanteil für Hausbesuche an der patientenwirksamen Arbeitszeit. Diese Tatsache führte zu organisatorischen Veränderungen im Betreuungsangebot für die Bürger. Ein anderes Ergebnis ist die weitgehend einhellige Feststellung, daß in den Spätsprechstunden von 18.00 bis 19.00 Uhr nur noch ca. 25 % der Anzahl der Patienten vorstellig werden, die die Sprechstunde von 17.00 bis 18.00 Uhr in Anspruch nehmen. Hier waren gemeinsam mit den örtlichen Räten, Leitungen der Betriebe, Betriebsparteiorganisationen und Gewerkschaftsleitungen Maßnahmen notwendig, um die Spätsprechstunden stärker von den Werktätigen zu nutzen.

In diesem Zusammenhang sei darauf hingewiesen, daß es nach unserer Auffassung keinen Leistungsvergleich geben kann, der nicht zugleich den für die erreichte Leistung erforderlichen Aufwand berücksichtigt. Andererseits sind bei Aufwandsvergleichen immer die erzielten Arbeitsergebnisse in die Beurteilung und Wertung einzubeziehen.

Vor dem Vergleich der ausgewählten Leistungskriterien bzw. Kennziffern empfiehlt es sich, diese für die Vergleichspartner eindeutig zu definieren. Die Vergleichszeiträume und Abrechnungsformen sind durch den übergeordneten staatlichen Leiter verbindlich festzulegen. Dabei besagen unsere Erfahrungen, daß häufige Veränderungen der Kennziffern und Abrechnungsetappen der Vergleichsbewegung eher schaden, als sie zu fördern. Bewährt hat sich, die von den einzelnen Partnern des Leistungsvergleichs erreichten Ergebnisse in Form von Tabellen bzw. Graphiken darzustellen und unter Orientierung an den zentralen und bezirklichen Bestwerten für die Analyse der festgestellten Niveauunterschiede von Leistung und Aufwand zu nutzen. Die gründliche Analyse der Ursachen unterschiedlicher Qualität und Effektivität in der Arbeit von Kollektiven und Einrichtungen stellt zweifellos hohe Anforderungen an das politische und fachliche Verantwortungsbewußtsein der beteiligten Leiter und Mitarbeiter, geht es doch um optimale Leistungen im Interesse unserer Bürger und der Gesellschaft, und nicht um ein Leistungsniveau nach subjektiven Vorstellungen, nach „eigener Prägung". Kritische und selbstkritische Analyse und Erfahrungsaustausch zur Vermittlung der Erfahrungen der Besten sind sozusagen das „Herzstück" des Leistungsvergleichs, denn im Leistungsvergleich geht es nicht um ein formales Gegenüberstellen von Zahlen, die Verteilung von Zensuren bzw. die Ermittlung des Punktbesten.

Die im Ergebnis der Leistungsvergleiche und Erfahrungsaustausche gewonnenen Erfahrungen und Erkenntnisse sind durch Leitungsentscheidungen der dafür verantwortlichen staatlichen Leiter verbindlich in der Arbeit der Einrichtungen, Arbeitskollektive und Mitarbeiter anzuwenden. Dazu hat sich die Aufnahme in den Plan der Einrichtung bzw. den Volkswirtschaftsplan des Territoriums und die Wettbewerbsbeschlüsse bewährt. Für die Führung des Leistungsvergleiches auf Bezirks- oder Kreisebene ist die Einbeziehung der beauftragten oder beratenden Ärzte unerläßlich. Ebenso ist die Einbeziehung der in den Ständigen Kommissionen Gesundheits- und Sozialwesen tätigen Abgeordneten der örtlichen Volksvertretungen nicht nur wünschenswert, sondern unbedingt notwendig.

Im Bezirk Schwerin werden 1985 unter Verantwortung der beauftragten und beratenden Ärzte des Bezirksarztes folgende Leistungsvergleiche durchgeführt:

- zwischen den Arbeitshygieneinspektionen der Kreise,
- zwischen den Kreishygieneinspektionen,
- in der Stomatologie,
- im Blutspende- und Transfusionswesen,
- zwischen den Frühgeborenenzentren Schwerin, Güstrow und Wittenberge,
- zwischen der Chirurgischen Klinik des Bezirkskrankenhauses und den chirurgischen Abteilungen der Kreiskrankenhäuser mit erweiterter Aufgabenstellung Güstrow und Wittenberge,
- zwischen der Frauenklinik des Bezirkskrankenhauses und den gynäkologisch-geburtshilflichen Abt. der Kreiskrankenhäuser Güstrow und Perleberg,

- im Impfwesen, in der Grippeschutzimpfung,
- in der Kardiologie, in der Rheumatologie,
- in der Nephrologie, in der Diabetologie,
- im Laborwesen,
- im Apothekenwesen,
- im Jugendgesundheitsschutz,
- in der Schnellen Medizinischen Hilfe.

Die Vergleichskriterien werden im Leitungskollektiv des Bezirksarztes nach gründlicher Beratung bestätigt, die Abrechnung der erreichten Ergebnisse erfolgt vor dem gleichen Gremium.

Wenig Erfahrungen liegen bisher zum Leistungsvergleich zwischen staatlichen Organen (Fachabteilungen der Räte der Bezirke, Kreise) vor. Maßstab kann hier sicherlich nur das Betreuungsergebnis sein, Inhalt, die Qualität und Effektivität staatlicher Leitungstätigkeit und -methoden, mit denen ein größtmöglicher gesellschaftlicher Nutzen erreichbar ist. Hierzu bieten z. B. das Gesetz über die örtlichen Volksvertretungen, die Rahmenkrankenhausordnung und die zu erwartende Rahmenordnung für die ambulante medizinische Betreuung ableitbare Kriterien. Unseres Erachtens ist es notwendig, Methoden zur Erhöhung der Qualität und Wirksamkeit der Arbeit der Staatsorgane unter Einbeziehung der Abgeordneten wissenschaftlich zu entwickeln und in der Praxis durchzusetzen.

Literatur

1. Vgl. Peuker, P.: Lesematerial für das Leitungskaderstudium an der Akademie für Ärztliche Fortbildung der DDR, Berlin 1984 und 1987
2. L. Mecklinger, E. Gerboth: Offener Brief zur Führung von Leistungsvergleichen vom 20. September 1982, in: Verf. u. Mitt. MfGe Nr. 8 S. 97
3. Orientierung zur Führung von Leistungsvergleichen im Gesundheits- und Sozialwesen vom 20. September 1982, a. a. O., S. 98-103
4. 1. Ergänzung zur Orientierung zur Führung von Leistungsvergleichen im Gesundheits- und Sozialwesen vom 1. Juli 1983, nicht veröffentlicht
5. H. Heuschkel, I. Zschaege: Für eine bessere medizinische Grundbetreuung, Leistungsvergleich der Kreise im Bezirk Halle, in: organisation 1983/4, S. 12-13
6. R. Müller: Zur staatlichen Leitungsverantwortung bei der Organisation von Leistungsvergleichen, in: Materialien der Karl-Marx-Konferenz des GSW, S. 121-124
7. Besseren nachzueifern - Keine Ermessensfrage, Erfahrungen mit Leistungsvergleichen im Bezirk Karl-Marx-Stadt, in: humanitas 13/83, S. 14
8. P. Drews: Mit den Besten vergleichen - die Besten erreichen, Ergebnisse und Erfahrungen bei der Führung von Leistungsvergleichen zur Verbesserung der gesundheitlichen und sozialen Betreuung der Bürger im Bezirk Schwerin, in: Informationen für Ärzte, Zahnärzte und Apotheker Nr. 48/1984, S. 3-4, Herausgeber Rat des Bezirkes Schwerin, Abt. Gesundheits- und Sozialwesen
9. M. Reuter: Das Leistungsvermögen wird mobilisiert..., Von der zweiten öffentlichen Auswertung der Leistungsvergleiche im Bezirk Rostock, in: humanitas 10/84, S. 4
10. A.-C. Losensky: Zentraler Erfahrungsaustausch zum Führen und Organisieren von Leistungsvergleichen in Berlin, in: humanitas 24/83, S. 14
11. P. Peuker, A. Keck: Zu theoretischen und methodologischen Fragen von Leistungsvergleichen im Gesundheitswesen, in: Z. ges. Hyg. 28 (1982) 9, S. 652-654

12. P. Peuker: Leistungsvergleich in der medizinischen Arbeit, in: organisation 19 (1985) 1, S. 24–25
13. P. Peuker: Territoriale Aspekte des Leistungsvergleichs, in: Protokoll des II. Sozialhygienekongresses Leipzig, 1985
14. K. Hilbert, R. Müller, G. Ritzschke: Leistungsvergleiche fördern Leistungsanstieg, Die Wirtschaft, Berlin 1984

Perspektivisches Netz allgemeiner Krankenhäuser

H. Harych; D. Riedel

Für das perspektivische Netz allgemeiner Krankenhäuser gelten die gesundheitspolitischen Prämissen, wie sie im vorangehenden Beitrag zum Netz von Ambulatorien und Polikliniken bereits dargestellt wurden. Auch hier ist das Vorhandensein einer langfristigen Entwicklungskonzeption die Grundlage für entsprechende Beschlüsse der örtlichen Organe.

Der Begriff allgemeines Krankenhaus umfaßt nach unserem Verständnis *alle* stationären medizinischen Einrichtungen mit Ausnahme der sogenannten Fachkrankenhäuser wie Nervenkliniken, Tuberkuloseheilstätten und orthopädische oder ähnliche Spezialeinrichtungen. Zu den allgemeinen Krankenhäusern zählen folglich auch die medizinischen Hochschuleinrichtungen.

Die Investitionstätigkeit der letzten 15 Jahre war im stationären Bereich gekennzeichnet durch die Schaffung einer Reihe leistungsfähiger Großkrankenhäuser, die in der Regel über fast alle medizinischen Fachdisziplinen verfügen. Mit der Fertigstellung auch der letzten noch im Bau befindlichen Einrichtungen dieser Art kann von einer weitgehenden Überwindung territorialer Disproportionen in der Leistungsebene Bezirkskrankenhaus bzw. medizinische Hochschuleinrichtung gesprochen werden.

In welcher Richtung künftig das Netz der allgemeinen Krankenhäuser in der DDR weiterentwickelt werden soll, wurde in der Rahmenkrankenhausordnung von 1979 zunächst nur angedeutet. Da ist die Rede von Krankenhäusern der Gruppe B (also Kreiskrankenhäuser), für die die Räte der Bezirke eine sogenannte Aufgabenstellung festlegen können. Diese Kreiskrankenhäuser mit erweiterter Aufgabenstellung sollen (zusätzlich zu den 4 großen Fachgebieten) über weitere Fachabteilungen verfügen und damit auch überkreisliche Aufgaben erfüllen. Wie sieht nun das Gesamtkonzept aus, in das sich solche erweiterten Kreiskrankenhäuser, die ja in vielen Territorien bereits mehr oder weniger ausgeprägt sind, sinnvoll einfügen?

Bevor darauf im einzelnen eingegangen werden kann, soll die auf dem Gebiet des Krankenhauswesens in den letzten Jahrzehnten abgelaufene Entwicklung noch einmal in drei Punkten vergegenwärtigt werden:

1. Im Zeitraum zwischen 1950 und 1983 ist die Gesamtzahl aller Krankenhäuser von 1 063 auf 541 vermindert worden. Dieser Prozeß ist teilweise Ausdruck der Tatsache, daß kleine Standorte aufgegeben bzw. einer anderen Nutzung zugeführt wurden. Daneben ermöglichte die organisatorische Zusammenführung von mehreren kleineren Standorten zu einem einheitlich geleiteten Krankenhaus Strukturveränderungen, die zu größeren und damit leistungsfähigeren Fachabteilungen führten. Der Prozeß der Verringerung der Zahl

der Krankenhäuser ist noch im Gange. Auf seinen Verlauf sollte mittels eines perspektivischen Planes für die Gestaltung des Krankenhausnetzes Einfluß genommen werden.

2. Der differenziert verlaufende Prozeß der personellen und medizintechnischen Vervollkommnung in den stationären Einrichtungen hat zu einer Abstufung des Krankenhausnetzes geführt. Während die Kreiskrankenhäuser sich auf die Gewährleistung der medizinischen Grundbetreuung beschränken sollen, haben die Bezirkskrankenhäuser und medizinischen Hochschuleinrichtungen darüber hinaus die Aufgabe, das gesamte Spektrum spezialisierter sowie ausgewählte hochspezialisierte Leistungen zu erbringen. Mit der Schaffung von erweiterten Kreiskrankenhäusern ist diese Aufgabenstellung zweckmäßig zu modifizieren. Das ist sicher noch nicht mit der erforderlichen Klarheit geschehen.

3. Die Zahl der Krankenhausbetten pro 1 000 EW ist zunächst von 10,2 im Jahre 1950 auf 12,1 im Jahre 1962 angestiegen. Seitdem ist die Bettenzahl gesunken und hat im Jahre 1983 wieder den Wert von 10,2 pro 100 EW erreicht. Diese Reduzierung war möglich, weil neue Behandlungsverfahren eine beträchtliche Verkürzung der Verweildauer nach sich zogen, und sie war notwendig, weil die Einführung neuer medizintechnischer Verfahren und Methoden nicht ohne die Nutzung von Krankenzimmern für die Installation der dazu erforderlichen Technik realisierbar war. Auch der Prozeß der Verminderung der Bettenzahl scheint offenbar noch nicht zum Abschluß gekommen zu sein. Darauf deutet auch der in der Bettenmeldung ausgewiesene Belegungsgrad der allgemeinen Krankenhäuser von nur 74 % im Jahre 1983 hin. Für die Beantwortung der Frage nach dem künftigen Bedarf an Krankenhausbetten ist eine genaue Definition dieses Begriffes vor allem hinsichtlich der Betreuung von Pflegefällen und langfristig chronisch Kranken erforderlich.

Bei der Konzipierung eines sinnvoll abgestuften Netzes allgemeiner Krankenhäuser mußte nun ein Kompromiß gefunden werden zwischen der Forderung nach leichter Zugänglichkeit der stationären Betreuung für den Bürger und der Notwendigkeit, seltenere und aufwendige Leistungen (sowohl aus Gründen der Effektivität als auch zur Gewährleistung einer hohen Qualität) auf ausgewählte Standorte zu konzentrieren.

Die Entscheidung, bestimmten Kreiskrankenhäusern eine erweiterte Aufgabenstellung zu übertragen, ist Ausdruck der Tatsache, daß es inzwischen eine ganze Reihe von Leistungen gibt, die nicht auf die Bezirkskrankenhäuser und medizinischen Hochschuleinrichtungen beschränkt geblieben sind, die aber (aus Gründen der notwendigen Qualifikation der Mitarbeiter oder wegen der erforderlichen aufwendigen Medizintechnik) auch nicht in *jedem* Kreiskrankenhaus erbracht werden können.

In diesem Zusammenhang stellt sich auch die Frage nach den Mindestgrößen stationärer Fachabteilungen. Im Unterschied zu den sogenannten optimalen Größenordnungen dominiert bei der Festlegung von Mindestgrößen der Gesichtspunkt, daß auch eine kleine Fachabteilung mit mindestens zwei stationär tätigen Ärzten besetzt sein sollte, um in Urlaubs-, Krankheits- und anderen Vertretungsfällen eine qualifizierte fachärztliche Betreuung zu gewährleisten. Daraus ergibt sich eine Mindestbettenzahl, die je nach Fachdisziplin zwischen 20 und

40 liegt. Fachabteilungen mit 10 bis 20 Betten, die es gegenwärtig an einer Reihe von Kreiskrankenhäusern vor allem für solche Disziplinen wie HNO, Ophthalmologie und auch Dermatologie noch gibt, sind deshalb abzulehnen. (Für Intensivtherapieabteilungen gelten selbstverständlich andere Maßstäbe.) Durch eine geeignete Abstufung des Netzes allgemeiner Krankenhäuser ist dafür zu sorgen, daß die häufigen stationären Leistungen insbesondere der großen Fachgebiete an einer größeren Zahl von Standorten angeboten werden als seltenere Leistungen, denn nur so ist die Forderung nach Einhaltung der Mindestgrößen zu vereinbaren mit der nach leichter Zugänglichkeit der Krankenhäuser.

Da der Leistungsanstieg im stationären Bereich auch beeinflußt wird durch den zweckmäßigen Einsatz der vorhandenen Kapazitäten und die Entwicklung der Kooperationsbeziehungen in und zwischen den Krankenhäusern, steht vor uns die Aufgabe, deren Leistungsprofil sinnvoll aufeinander abzustimmen und das arbeitsteilige Zusammenwirken der verschiedenen Fachgebiete zu vervollkommnen. Eine unnötig große Anzahl stationärer Einrichtungen mit gleichem Aufgabenprofil führt zu Engpässen sowohl bei der Ausstattung als auch hinsichtlich des Mitarbeiterbedarfs.

Aus der an sich verständlichen Absicht, möglichst alles für die Behandlung der Patienten bereitzuhalten und auch seltenere Eingriffe selbst vornehmen zu können, resultiert der Wunsch nach möglichst umfassender Ausstattung aller Krankenhäuser. Gerade für weniger häufige Leistungen fehlen dann aber Routine und Erfahrung bei Ärzten und Schwestern. Hier ist Beschränkung auf das Notwendige und kooperative Zusammenarbeit mit anderen Einrichtungen die bessere Lösung sowohl in bezug auf die Patientenbetreuung als auch hinsichtlich Investitions- und Betriebskosten. Vor allem in kleineren Krankenhäusern wird es bekanntlich zunehmend schwieriger, den Anschluß an das durch die Fortschritte der medizinischen Wissenschaft und der Medizintechnik bestimmte hohe Niveau der stationären Betreuung aufrechtzuerhalten.

Die Gewährleistung der vollen Operationsbereitschaft rund um die Uhr bedeutet für die in solchen kleinen Einrichtungen tätigen Chirurgen und (soweit überhaupt vorhanden) Anästhesisten teilweise Dauerbereitschaftsdienst über das ganze Jahr.

Die Probleme bei der Vervollkommnung der stationären Betreuung akut erkrankter Patienten sind also nur durch eine abgestufte Konzentration der weniger häufigen und der verhältnismäßig aufwendigen Leistungen zu lösen. Dabei ist zu berücksichtigen, daß der zu konzipierende Konzentrationsgrad eine solche Flexibilität aufweisen muß, daß auch in dünn besiedelten Gebieten eine angemessene Dichte des Netzes allgemeiner Krankenhäuser gewährleistet werden kann, ohne die geforderten Mindestgrößen für die einzelnen Fachabteilungen zu unterschreiten. Dazu wurde von folgender im Schema 13 dargestellten Abstufung der Krankenhausversorgung ausgegangen:

Die **erste Stufe der Krankenhausversorgung,** die weitgehend identisch ist mit dem Begriff der stationären Grundbetreuung, umfaßt die häufigen und verhältnismäßig unkomplizierten Leistungen in den Fachgebieten Innere Medizin, Chirurgie, Gynäkologie/Geburtshilfe, Pädiatrie einschließlich Kinderinfektion sowie zunehmend **auch** ausgewählte psychiatrische Leistungen. Die territoriale

• Innere Medizin
• Chirurgie
• Gynäkologie/
  Geburtshilfe
• Pädiatrie
• ausgew. psychiatr.
  Leistungen
	Grund-
	betreuung
		ab KKH für
		mindestens
		40 TEW

• HNO, Ophthalmologie
• ITS, Frühgeburten
• orthop./urolog.
  Leistungen
• traumatologische,
• gastroenterolo-
  gische,
• kardiologische
  Subspezialisie-
  rungen
	erweiterte
	Grund-
	betreuung
		ab erweitertes
		KKH
		für mindestens
		150 TEW

• seltene und auf-
  wendige Leistun-
  gen aller Fach-
  gebiete
• endokrinologische,
• nephrologische,
• gefäßchirurgische
  u. a. Subspeziali-
  sierungen
• Strahlentherapie
• Kinderchirurgie
• Stomatologie usw.
	spezialisierte
	Betreuung
		ab BKH bzw.
		medizinische
		Hochschuleinrich-
		tungen
		für mindestens
		320 TEW

Verantwortung für die erste Stufe liegt in der Kreisebene, und ein normales Kreiskrankenhaus sollte diese Leistungen für einen Betreuungsbereich von mindestens 40 000 Einwohner erbringen.

Für die **zweite Stufe** der Krankenhausversorgung, die weitgehend mit der erweiterten Aufgabenstellung im Sinne der Rahmenkrankenhausordnung identisch ist, gibt es begriffliche Schwierigkeiten. Es zählen dazu die häufigen und unkomplizierten Leistungen in solchen Fachgebieten wie HNO und Ophthalmologie, die Erwachseneninfektion als Teil der Inneren Medizin, die Intensivtherapie, die Betreuung gesunder Frühgeborener, Grundbetreuungsleistungen orthopädischer und urologischer Natur sowie ausgewählte subspezialisierte Leistungen der großen Fachgebiete, vor allem traumatologische, gastroenterologische und kardiologische Leistungen. Die Rahmenkrankenhausordnung hat dieser Stufe außerdem die Fachabteilung Neurologie zugeordnet. Fachexperten diskutieren zunehmend, daß wegen der außerordentlich aufwendigen Ausstattung dieser Abteilungen die Zuordnung zur Leistungsebene Bezirkskrankenhaus erfolgen sollte. Da neben dem Bezirkskrankenhaus und den medizinischen Hochschuleinrichtungen auch die Fachkrankenhäuser für Neurologie und Psychiatrie über derartige Abteilungen verfügen, dürfte bei der gegenwärtigen stationären Morbidität eine ausreichende Streuung und damit Zugänglichkeit gegeben sein.

Diese zweite Stufe wird in der Regel als Bestandteil der spezialisierten Betreuung angesehen. Das gilt vor allem unter dem Aspekt, daß die genannten Leistungen von der Abteilung Gesundheits- und Sozialwesen des Rates des Bezirkes geplant werden sollten, um eine einheitliche Entwicklung zu gewährleisten. Sinnvoller wäre es, von erweiterter stationärer Grundbetreuung zu sprechen, die an den Kreiskrankenhäusern mit erweiterter Aufgabenstellung erbracht werden soll. Die Zusammenführung einer Reihe kleinerer Fachgebiete an einem erweiterten Kreiskrankenhaus für ein mehrere Kreise umfassendes Territorium ist Voraussetzung für die Gewährleistung einer hohen Qualität bei der Erbringung dieser Leistungen, insbesondere wenn die Behandlung des Patienten das Zusammenwirken mehrerer Fachgebiete erfordert. Die territoriale Verantwortung für das Leistungsprofil dieser zweiten Stufe der Krankenversorgung liegt – wie begründet – in der Bezirksebene. Ein erweitertes Kreiskrankenhaus sollte zusätzlich zu den Grundbetreuungskapazitäten der ersten Stufe für einen Kooperationsbereich von mindestens 150 000 Einwohnern Kapazitäten zur Realisierung aller Leistungen der zweiten Stufe besitzen.

Die **dritte Stufe der Krankenhausversorgung** bleibt den Bezirkskrankenhäusern und medizinischen Hochschuleinrichtungen vorbehalten. Die erwähnten begrifflichen Schwierigkeiten bestehen zwangsläufig auch hier. Daß es sich dabei um spezialisierte Betreuung handelt, steht zwar außer Frage; aber werden die Leistungen, die das Profil des erweiterten Kreiskrankenhauses ausmachen, ebenfalls als spezialisierte Betreuung bezeichnet, dann können Mißverständnisse und Fehlinterpretationen nicht ausbleiben.

Inhaltlich handelt es sich bei dieser dritten Stufe der Krankenhausversorgung um diejenigen Leistungen, die bei der Definition der ersten und zweiten Stufe ausgeschlossen wurden, also um seltene und aufwendige Leistungen aller Fachgebiete, insbesondere um weniger häufige subspezialisierte Leistungen etwa der Endokrinologie, Nephrologie, Gefäßchirurgie usw. sowie um kleine Fachgebiete wie Strahlentherapie, Kinderchirurgie, stationäre Stomatologie (Kieferchirurgie) u. a. Die Dermatologie wird dieser Versorgungsstufe ebenfalls zugeordnet, weil die geringe Morbidität auf diesem Gebiet und damit der relativ geringe Bettenbedarf eine Konzentration dieser Kapazität sinnvoll erscheinen läßt.

Es liegen inzwischen für 10 Fachgebiete Kataloge der spezialisierten stationärmedizinischen Leistungen im Sinne dieser Abstufung vor. Die Ermittlung der Häufigkeit solcher Leistungen wird Aufschluß darüber geben, um welchen Umfang es sich dabei handelt und welche Kapazitäten dafür erforderlich sind.

Ein Bezirkskrankenhaus bzw. eine medizinische Hochschuleinrichtung haben also für ihren unmittelbar benachbarten Betreuungsbereich sowohl die Aufgaben eines Kreiskrankenhauses wahrzunehmen, für einen in der Regel darüber hinausgehenden Kooperationsbereich auch die Funktion eines Kreiskrankenhauses mit erweiterter Aufgabenstellung zu realisieren, und für einen meist noch größeren Einzugsbereich von mindestens 320 000 Einwohnern Leistungen der dritten Stufe der Krankenhausversorgung, d. h. spezialisierte Leistungen im engeren Sinne.

Darüber hinaus gibt es einige sogenannte **hochspezialisierte Leistungen**, deren Häufigkeit außerordentlich gering ist. Sie werden nur an bestimmten Zentren erbracht, die vom Ministerium für Gesundheitswesen festgelegt werden. Dabei handelt es sich vor allem um solche Leistungen, die sich z. B. noch im Stadium der Praxiseinführung befinden oder die mit einem extrem hohen medizin-technischen Aufwand verbunden sind, wie zum Beispiel Nierentransplantationen oder die Computertomographie. Für solche Leistungen gilt in besonderer Weise daß die Grenzen zwischen den einzelnen Versorgungsstufen nicht ein für allemal festlegbar sind, sondern entsprechend der Entwicklung von medizinischer Wissenschaft und Medizintechnik flexibel zu handhaben sind.

Auf der Grundlage dieser Überlegungen zur Abstufung des Netzes der allgemeinen Krankenhäuser wurden in Zusammenarbeit mit den Bezirksärzten perspektivische Krankenhausstandorte für die Betreuung akut erkrankter Patienten ausgewählt, die in den nächsten Jahrzehnten im Rahmen des Planes vorrangig entwickelt werden sollen. Das erfordert, daß die im Prozeß der Grundfondsreproduktion des Krankenhauswesens verfügbaren Investitionsmittel auf die Rekonstruktion und Modernisierung dieser Standorte zu konzentrieren und für andere allgemeine Krankenhäuser die einfache Reproduktion zu sichern ist.

Die perspektivisch vorgesehenen Standorte von Kreiskrankenhäusern sollen alle Leistungen der stationären Grundbetreuung im engeren Sinne für den eigenen Kreis und gegebenenfalls für Teile von Nachbarkreisen, die über kein eigenes Krankenhaus verfügen, erbringen.

In einer Reihe von Städten sollen die vorhandenen Krankenhäuser zu Kreiskrankenhäusern mit erweiterter Aufgabenstellung profiliert werden. Das macht bei den meisten dieser Standorte umfangreiche Rekonstruktions- und Modernisierungsmaßnahmen erforderlich. Der größte Teil der Investitionsmittel der nächsten Fünfjahrplanperioden sollte deshalb für diese wichtige Aufgabe verwendet werden.

Einige Städte verfügen über Bezirkskrankenhäuser oder medizinische Hochschuleinrichtungen. Diese werden häufig auch Standorte weiterer Kreiskrankenhäuser bzw. Kreiskrankenhäuser mit erweiterter Aufgabenstellung sein, so daß die Gesamtzahl der im perspektivischen Netz vorzusehenden allgemeinen Krankenhäuser etwa bei 180 Krankenhäusern liegen wird. Gegenwärtig existieren in der DDR mehr als 300 stationäre Einrichtungen, die den Charakter eines allgemeinen Krankenhauses haben. Ein großer Teil von ihnen sind Orts- und Stadtkrankenhäuser, die nur über ein bis drei Fachabteilungen verfügen. Sie können in Zukunft beispielsweise zu Fachabteilungen für chronisch Kranke, als Rehabilitationsabteilungen oder als psychiatrische Tageskliniken des nächstgelegenen perspektivischen Standortes umprofiliert werden.

Die Auswahl der 160 Standorte für die künftige Versorgung akut Erkrankter und die zweckmäßige Profilierung der dort vorhandenen allgemeinen Krankenhäuser sollen es ermöglichen, daß die Patienten eines Territoriums entsprechend dem abgestimmten Leistungsprofil der Einrichtungen eingewiesen werden. Am Beispiel des Fachgebietes Chirurgie soll das kurz veranschaulicht werden:

- An Kreiskrankenhäusern wird in der Regel nur die sogenannte allgemeine Chirurgie betrieben;
- erweiterte Kreiskrankenhäuser verfügen über eine interdisziplinäre Intensivtherapieabteilung. Sie sollen u. a. die traumatologische Versorgung für den

erweiterten Kooperationsbereich übernehmen und eine ständige Operationsbereitschaft sichern.

- Bezirkskrankenhäuser und medizinische Hochschuleinrichtungen haben darüber hinaus beispielsweise die kinder- und gefäßchirurgischen Fälle für das gesamte Territorium zu behandeln.
- Solche Leistungen wie Herz- und Transplantationschirurgie würden schließlich nicht primär nach territorialen Gesichtspunkten organisiert, sondern sind als hochspezialisierte Leistungen nur an einigen Zentren vertreten.

Das perspektivische Netz allgemeiner Krankenhäuser sieht also für 160 Städte das Leistungsprofil von mindestens der ersten Stufe der Krankenhausversorgung vor, d. h. der stationären Grundbetreuung im engeren Sinne. Das entspricht einem mittleren Aktionsradius von 15 km, wobei dieser Wert zwischen 11 km im Bezirk Karl-Marx-Stadt und 19 km im Bezirk Neubrandenburg variiert. 60 bis 65 Krankenhausstandorte, nämlich die der erweiterten Kreiskrankenhäuser und der Bezirkskrankenhäuser bzw. medizinischer Hochschuleinrichtungen, sollen über das Profil der zweiten Stufe verfügen. Daraus ergibt sich ein mittlerer Aktionsradius für Leistungen der erweiterten Grundbetreuung von etwa 25 km.

Für die 25 bis 30 Standorte der dritten Stufe, also für spezialisierte Leistungen, die nur an Bezirkskrankenhäusern und medizinischen Hochschuleinrichtungen erbracht werden sollen, ergibt sich ein durchschnittlicher Aktionsradius von rund 35 km.

Mit diesen Werten kann eine angemessene Zugänglichkeit zur stationären Betreuung auch für die Bewohner entlegener Gemeinden gewährleistet werden. Für die Versorgung von Notfällen ist die Entfernung bis zum nächsten Krankenhaus von zweitrangiger Bedeutung. Entscheidend ist hier das rechtzeitige Eintreffen der Schnellen Medizinischen Hilfe, die den Patienten in das für den jeweiligen Fall am besten ausgestattete Krankenhaus bringt. Häufig wird es sich dabei nicht um die nächstgelegene stationäre Einrichtung handeln.

Durch die Profilierung von Kreiskrankenhäusern mit erweiterter Aufgabenstellung kann gerade in Kreisen, für die das nächste Bezirkskrankenhaus bzw. die nächstgelegene medizinische Hochschuleinrichtung relativ weit entfernt ist, auch eine Verbesserung bei der stationären Weiterbehandlung von schweren Unfällen erreicht werden. Daneben sind erweiterte Kreiskrankenhäuser aber auch dann vorgesehen, wenn (beispielsweise in Ballungsgebieten) eine unnötige Konzentration stationärer Kapazitäten auf einen Standort vermieden werden soll.

Im Regelfall kann davon ausgegangen werden, daß die zu profilierenden Kreiskrankenhäuser mit erweiterter Aufgabenstellung zumindest ansatzweise schon vorhanden sind. Es kommt darauf an, zu verhindern, daß nach und nach immer mehr Kreiskrankenhäuser, die gegenwärtig zum Beispiel über eine HNO- oder ophthalmologische Fachambulanz verfügen, durch die Schaffung weiterer stationärer Abteilungen ihren Anspruch auf den Status eines erweiterten Kreiskrankenhauses zu untermauern versuchen. Dadurch würde die angestrebte Konzentration der wenigen häufigen und verhältnismäßig aufwendigen Leistungen auf die dafür ausgewählten Standorte unterlaufen werden. Auch die Aufteilung der erweiterten Aufgabenstellung auf zwei oder mehr benachbarte Standorte kann eigentlich nur als Übergangslösung akzeptiert werden, weil das Zusammenwirken der verschiedensten Fachärzte dann nicht in dem erforderlichen Umfang realisiert werden kann und auch die gemeinsame Nutzung der vorhandenen Medizintechnik kaum möglich ist. In der Regel ist nur für die Einrichtungen der ersten und zweiten Stufe der Krankenhausversorgung die Bezeichnung Kreiskrankenhaus mit erweiterter Aufgabenstellung vorgesehen. In Einzelfällen handelt es sich aber um Einrichtungen, die bereits den Status eines Bezirkskrankenhauses besitzen (z. B. Meiningen). Bei den Einrichtungen, für die auch die dritte Versorgungsstufe vorgesehen ist, handelt es sich fast ausnahmslos um Bezirkskrankenhäuser bzw. medizinische Hochschuleinrichtungen. In Einzelfällen (z. B. Riesa) sind auch Kreiskrankenhäuser dafür vorgesehen. Sie müßten jedoch zunächst das volle Profil eines erweiterten Kreiskrankenhauses erhalten um später auch Aufgaben eines Bezirkskrankenhauses übernehmen zu können.

Die vorgesehene Profilierung von Kreiskrankenhäusern mit erweiterter Aufgabenstellung (entsprechend den Bestimmungen der Rahmenkrankenhausordnung von 1979) und die damit verbundene Schaffung von leistungsfähigen Kapazitäten der qualitativen Notfallversorgung und der chirurgisch-operativen Tätigkeit für einen die Kreisgrenzen überschreitenden Kooperationsbereich ist eine logische Weiterentwicklung des Krankenhausnetzes. Diese Maßnahme ist heute in ihrer Tragweite vergleichbar mit der in der Rahmenkrankenhausordnung von 1954 getroffenen Entscheidung, einzelne Kreiskrankenhäuser zu Bezirkskrankenhäusern zu entwickeln.

Rekonstruktion und Modernisierung an den vorgesehenen Standorten sollen zeitlich jeweils dann einsetzen, wenn der Verschleiß der Bausubstanz Investitionen erforderlich macht. Dabei kann man davon ausgehen, daß etwa 20 % dieser Standorte heute bereits weitgehend das für ein erweitertes Kreiskrankenhaus vorgesehene Leistungsprofil besitzen. Weitere 60 % sind langfristig durch Rekonstruktions- und Erweiterungsmaßnahmen so zu entwickeln, daß sie die für den jeweiligen Standort vorgesehenen Leistungen im erforderlichen Umfang erbringen können. Die restlichen 20 % werden aus unterschiedlichen Gründen in längeren Zeiträumen voraussichtlich ganz oder zum überwiegenden Teil neu gebaut werden müssen. Eine abgestufte Konzentration der Betreuung akut Erkrankter und die damit verbundene weitgehende Trennung von der sogenannten Langzeit-Patientenversorgung ist auch im internationalen Maßstab zu beobachten. Dabei dürfte auch die Kostenfrage eine maßgebende Rolle spielen. Es wird davon ausgegangen, daß die Belegung von Betten für akut Kranke durch Patienten, die den dort vorhandenen hohen Ausstattungsgrad und Mitarbeitereinsatz nicht benötigen, zu einer Blockierung von Kapazitäten und Fonds führt. Eine Nutzung der im perspektivischen Netz nicht mehr als allgemeine Krankenhäuser vorgesehenen Standorte in dem bereits skizzierten Sinne würde sicherstellen, daß die vorhandene Bausubstanz sinnvoll restgenutzt wird und daß die dort beschäftigten Mitarbeiter für neue Aufgaben des Gesundheitswesens gewonnen werden könnten. Die gegenwärtige Struktur des Bettenangebots entspricht bezüglich des Bettenbedarfs für akut Kranke der verschiedenen Fachdisziplinen und der notwendigen Differenzierung bezüglich chronisch Kranker und Pflegefälle nicht mehr den tatsächlichen Gegebenheiten. Eine Analyse des Bettenauslastungsgrades nach Fachgebieten macht deutlich, wo Bettenmangel besteht und wo offenbar Überkapazitäten vorhanden sind. Einer